U0384565

人际沟通

庄淑梅 主编

清华大学出版社
北京

内 容 简 介

　　《人际沟通》共十二章，重点介绍了人际关系基本理论、人际沟通的相关理论、医患关系及沟通的理论基础、医疗机构内部关系及沟通、临床工作中的语言沟通和非语言沟通、临床工作中的沟通艺术和实践，涵盖医务人员与门诊患者、急诊患者、内外科住院患者、妇产科患者、患儿、老年患者及特殊患者的沟通方法和技巧、医患沟通实用技能、医疗冲突与医疗纠纷处理以及在职业发展中的沟通技巧等内容。为方便教学增加了案例分析、知识链接、实践与思考以及章节思维导图等配套资源。将课程思政元素融入各章节理论及数字资源教学内容之中，通过各章节知识点及案例的剖析及阐述，凸显课程思政教育的价值和意义，培养学生同理心、责任心和社会责任感。本教材可供本科、研究生的人际沟通教学以及临床医务人员继续教育培训使用。

版权所有，侵权必究。举报：010-62782989，beiqinquan@tup.tsinghua.edu.cn。

图书在版编目（CIP）数据

　　人际沟通 / 庄淑梅主编. -- 北京：清华大学出版社，2024. 9.
　　ISBN 978-7-302-67465-8
　　Ⅰ. R192.6
　　中国国家版本馆 CIP 数据核字第 20244J9X12 号

责任编辑：肖　军
封面设计：常雪影
责任校对：李建庄
责任印制：杨　艳

出版发行：清华大学出版社
　　　　　　网　　址：https://www.tup.com.cn，https://www.wqxuetang.com
　　　　　　地　　址：北京清华大学学研大厦 A 座　　　　　　邮　　编：100084
　　　　　　社总机：010-83470000　　　　　　　　　　　　邮　　购：010-62786544
　　　　　　投稿与读者服务：010-62776969，c-service@tup.tsinghua.edu.cn
　　　　　　质量反馈：010-62772015，zhiliang@tup.tsinghua.edu.cn
印 装 者：三河市人民印务有限公司
经　　销：全国新华书店
开　　本：185mm×260mm　　　　　　**印　　张：**18.5　　　　　　**字　　数：**366 千字
版　　次：2024 年 10 月第 1 版　　　　　　　　　　　**印　　次：**2024 年 10 月第 1 次印刷
定　　价：68.00 元

产品编号：102504-01

编者名单

主　编　庄淑梅

副主编　林　梅　付丽　高丽

编　委　（以姓氏笔画为序）

王　岚　天津医科大学护理学院

王　焕　天津医科大学护理学院

王秀琴　盘锦职业技术学院医疗护理学院

王振丽　新疆科技学院医学院

方　云　华中科技大学同济医学院附属协和医院血液科

付　丽　天津医科大学第二医院护理部

庄淑梅　天津医科大学护理学院

刘海迎　天津医科大学总医院重症医学科

刘懿微　天津市环湖医院手术室

许婧睿　天津医科大学研究生院

李秋环　山东大学齐鲁医院血液科

李彩霞　鄂尔多斯应用技术学院医学系

沈悦好　天津医科大学总医院护理部

张　华　天津医科大学护理学院

张　燕　天津医科大学护理学院

张会娟　中国医学科学院血液病医院（中国医学科学院血液学研究所）干细胞移植中心

张怡楠　天津医科大学护理学院

张春慧　郑州大学护理与健康学院

张美霞　鄂尔多斯应用技术学院医学系

张晓红　天津医科大学护理学院

陈　慧　天津医科大学护理学院

林　梅　天津医科大学总医院护理部

周雪莹　天津市天津医院护理部

庞晓丽　天津中医药大学护理学院

屈怡彤　天津医科大学护理学院

赵　珊　天津医科大学护理学院

赵丽红　右江民族医学院护理学院

侯亚红　中国人民武装警察部队特色医学中心神经创伤及修复研究所

洪菲菲　天津中医药大学护理学院

高　丽　首都医科大学护理学院

高雅杰　天津医科大学医政医管处

黄冬雪　天津医科大学总医院重症医学科

康　娟　天津市第一中心医院风湿免疫科

梁慧敏　天津医科大学护理学院

景建玲　天津医科大学护理学院

解文君　中国医学科学院血液病医院（中国医学科学院血液学研究所）护理部

谭晓娟　天津医科大学口腔医院护理部

薛　军　天津医科大学第二医院护理部

魏　娜　天津医科大学护理学院

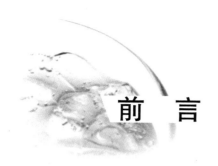

前　言

　　人际沟通是一门研究人与人之间交流和理解的学科，涉及多种沟通方式以及在各种情境下的有效沟通技巧。《人际沟通》教材旨在帮助医学、护理等专业学生、医务工作者全面理解人际沟通的基本理论和基础知识，掌握人际沟通的方法和实用技巧，帮助医学生和医务人员提高人际沟通能力，促进信任医患关系的建立，构建和谐医疗环境和氛围。

　　本教材共十二个章，分为人际沟通理论篇和人际沟通实践篇。人际沟通理论篇重点介绍了人际关系基本理论、人际沟通的相关理论、医患关系及沟通的理论基础、医疗机构内部关系及沟通；人际沟通实践篇主要包括临床工作中的语言沟通和非语言沟通、临床工作中的沟通艺术，涵盖医务人员与门诊患者、急诊患者、内科住院患者、外科住院患者、妇产科患者、患儿、老年患者以及特殊患者的沟通方法和技巧，医患沟通实用技能、医疗冲突与医疗纠纷处理以及在职业发展中的沟通技巧等内容。为便于师生学习使用，教材增加了案例分析、知识链接、实践与思考以及章节思维导图等配套资源。教材编写中将课程思政元素融入各章节理论及数字资源教学内容之中，以微观视角展现宏观视野，通过各章节知识点及案例的剖析及阐述，凸显课程思政教育价值和意义，培养学生同理心、责任心和社会责任感，以局部映照全局，使学生在学习中深刻领悟人生价值和职业责任。

　　教材编写力求内容丰富、形式多样，从人际沟通理论到沟通实践进行了全面系统论述，深入浅出、通俗易懂、语言流畅、实用性强。本教材可供本科、研究生的人际沟通教学以及临床医务人员继续教育培训使用。

庄淑梅

2024 年 10 月

目 录

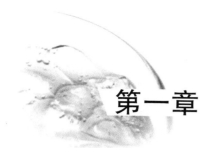

第一章

绪　论

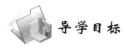 **导学目标**

基本目标：

识记

1. 解释人际沟通的含义。

2. 陈述人际沟通的作用。

理解

1. 明确人际沟通与人际关系之间的辩证关系。

2. 理解人际沟通在医务工作中的意义。

3. 能够结合实际，正确把握人际沟通的重要性。

运用

1. 结合临床，把握医务工作与人际沟通的关系。

2. 结合临床，掌握人际沟通在医务工作中的意义。

发展目标：通过相关知识的教学，使学生掌握人际沟通基本技巧，强化沟通能力的学习和训练。

思政目标：培养学生具备良好的沟通能力和职业修养，构建和谐医患沟通，加快推进健康中国建设，努力全方位、全周期地保障人民健康。

导　言

　　人类社会由各种人际关系所组成，深入社会生活的各个方面，对群体的凝聚力及心理环境有非常重要的作用，同时也直接影响个人的微观心理环境。医疗卫生单位作为社会的缩影同样如此。医务工作主要包括医务人员与患者及社会有关人群交流和为患者提供健康服务，由此产生了医务人员在医疗卫生单位内部各部门间的广泛联系和交往，建立并形成人际关系。人际沟通作为建立和形成人际关系的起点，是发展和改善人际关系的重要手段。自人类社会诞生之际，沟通随之产生，并伴随着人类社会的进步而不断发展。在原始社会，人类通过声音、肢体语言等方式进行沟通；文明的发展、进化及认知进步使得人类学会了运用符号、语言、文字进行交流沟通；近现代则随着生产力和科学技术的发展，电脑、手机等电子媒介的应用，人类可以通过视频、电话、短信等方式进行沟通。沟通已经成为人类社会发展的重要组成部分。个体想立足于这个社会，就必须学会有效的沟通方式。

近十年来，随着党领导下的卫生健康事业逐步发展壮大，以及人民健康水平持续提高，作为保障人民群众生命安全和身体健康的医务人员不仅要承担治病救人、救死扶伤的使命，还要具备良好的沟通能力，构建和谐医患沟通，加快推进健康中国建设，努力全方位、全周期保障人民健康。

案例

患者：男性，55岁，农民，糖尿病1年。进入诊室后，患者神情紧张、焦虑不安，自述是第一次来市区的三甲医院就医，不了解医院的就诊和报销流程，担心医药费昂贵，家中无法承担。在问诊过程中，接诊的张医生耐心地询问患者的病情和各项指征，并注意到其多次询问具体的报销流程。张医生详细介绍了报销制度和流程，患者和家属非常感谢医生。

1.1案例分析

问题：患者感谢张医生的原因是什么？

第一节　人际沟通概述

有人类活动的地方，就存在着沟通。联合国教科文组织在国际21世纪教育委员会的报告中指出："学会共处是对现代人最基本的要求之一。"沟通（communication）存在于人类生活的各个方面，既是人与人之间情感交流和心灵互动的途径，也是个体之间传递信息的重要方式，同时在人类社会生活中占据重要地位。人际沟通在日常生活、学习、工作中起到重要的作用，是建立良好人际关系的基础。

一、人际沟通概述

（一）人际沟通的含义

"沟通"的中文本意指开沟而使两水相通。"沟通"一词，从字面上看，"沟"指凹陷下去的部分，就是"断开的地方"；"通"，就是要使陷下去、断开的两边能够连接起来。两者结合意为彼此连通、相通。《左传·哀公九年》就有："啾，吴城邗，沟通江淮"的记载。"沟通"一词在西方源于拉丁文"communis"，它有两个意思：一个是"to be common"；一个是"to share"。它们分别是达成一致，达成共识进而共享的意思。有研究者认为"人际沟通"是人与人之间的互动过程，是两个或两个以上的人在面对面接触中不断适应、不断了解对方的过程。《大英百科全书》中解释："沟通就是用任意方法，彼此交换信息，即指一个人与另一个人之间以视觉、符号、电话或其他工具为媒介，所从事交换信息的办法。"美国著名政治家拉斯韦尔解释："沟通就是什么人说什么，由什么路线传至什么人，达到什么结果。"《新华字典》中解释："沟通是使两方联通。"几十年来，来自不同学科的研究者给沟通提出了无数的定义，这些定义尽管表述各不相同，但都包含以下几层含义：①沟通首先是信息的传递与互享；②沟通的内容不仅要被传递到，还要被充分理解；③沟通是有意图地施加影响；④有效的沟通并不是沟通双方达成一致的意见，而是准确地传达和理解信息的含义；⑤沟通是一个双向、互动的反馈和理解过程。综上所述，沟通是指信息发送者遵循一系列共同规律，凭借一定媒介将信息传送给信息接受者，并反馈以达到理解的过程。

人际沟通（interpersonal communication）是指人们运用语言或非语言符号系统进行信息、意见、知识、态度、思想、观念以至情感等交流沟通的过程。在沟通的过程中，人们不仅仅是单纯的信息交流，也是思想和情感的相互渗透、共享。因此，人际沟通中双方的关注和投入程度决定了沟通的品质。有学者认为，人际沟通的品质决定了人际沟通的定义，人际沟通只有在一方将另一方视为独一无二的个体，并有积极的互动时才能成立。

人际沟通作为沟通的一种主要形式，主要是通过语言、文字、肢体语言等方式来实现的。人际沟通的含义包括：①人际沟通是人与人之间联系的形式与程序；②人际沟通是传递信息、沟通思想、交流感情的过程；③人际沟通是彼此了解、相互信任的互动过程；④人际沟通是人们通往彼此心灵的桥梁；⑤人际沟通的要求是各种信息的正确表达与被理解；⑥人际沟通的目的是影响他人认知和行为，建立一定的人际关系。

（二）人际沟通的作用

人际沟通存在于我们生活的所有领域，人的大多数活动都是通过沟通进行的。人与人之间的告知、劝说、协调、分享、支持、反对、号召等言行都必须通过有效沟通来完成。通过管理沟通过程中的各个要素，可以达到有效沟通的目的。

1. 获取知识和信息　人们可以通过与家人、教师、朋友、同事等各种交往对象进行有效沟通，了解并掌握学习、工作、生活的知识与技能，开阔视野，互通信息。

2. 树立良好的形象　沟通方式可以反映一个人的文化背景、内在修养、性格特征等多种信息，采用正确而有效的沟通则可以彰显个人形象。若一个组织或者一个集体成员都采用有效沟通的方式，则能够塑造一个组织或集体的良好形象。

3. 营造和谐的人际关系　有效沟通有助于增进彼此之间的交流与理解，取得交往对象的尊重与支持，削减因沟通不善而带来的矛盾与冲突，进而营造和谐的人际关系。有效沟通不仅有利于个人的生活与工作，更有利于整个社会的良性运行。

（三）人际沟通与人际关系之间的辩证关系

人际关系（interpersonal relationships）是指人们在社会生活中，通过相互认知、情感互动和交往行为所形成和发展起来的人与人之间的相互关系，这种相互关系是交往双方在需求上的满足程度和状态的反应。通过人际沟通，人们可以建立和发展人际关系；由于人际关系的存在，人际沟通即具有了前提。人际沟通与人际关系互为基础。人际沟通与人际关系之间既有密切联系，又有一定区别。主要区别在于：

1. **人际沟通是人际关系建立和发展的基础**　离开了人际沟通的行为，人际关系就不能建立和发展。人际沟通是建立人际关系的基础，是建立和发展人际关系的途径。因此，不论人际关系的形式和类型如何，人际关系的建立和发展都是人与人之间沟通的结果。医务人员职业成功的原因之一是良好的人际沟通能力。

2. **人际沟通状况决定人际关系状况**　人际关系是人们在社会交往活动中形成的心理关系，而人际沟通则是建立和发展人际关系的一种手段，是一项自然而然的、无所不在的活动。正如人体内的脉管系统整体连接一样，人际沟通连着整个社会系统。如果沟通双方在情感和心理上有着广泛而长期的联系，说明他们之间已建立了较为密切的人际关系，其表现为心理距离亲近。如果双方在情感和心理上缺乏沟通和联系，说明他们之间心理距离疏远，难以相容，就会出现人际关系紧张。同时，人际关系一旦确定之后，又会影响并制约人际沟通的频率和状态。但人际沟通频率的高低与人际关系的亲疏并无比例关系。因此，不同类型的人际关系，在沟通频率与关系亲疏方面也有着明显的差异。

二、人际沟通的意义

患者需要与医务人员沟通，希望从医务人员那里了解更多疾病相关的治疗、护理的内容以及预防、保健、康复的知识。由此可见，患者对自己的生活质量和健康需求都给予了更多的关注，对医疗质量也提出了更高的要求。这就需要医务人员不断提高自身的沟通能力和职业素质，为患者提供更为优质的医疗服务。

医务人员的服务对象是人，人是一个具有生理、心理、社会、精神和文化的多个层面的统一体。在临床实践中，医务人员需要应用医学理论知识和技术，为服务对象提供服务。为了给患者提供良好的服务，医务人员必须具有良好的沟通技巧，与患者、患者家属以及与患者相关的所有健康保健系统的成员建立和发展良好的人际关系。运用适当的沟通技巧，医务人员可以收集到服务对象全面而准确的健康资料，以制订切实可行的治疗和护理计划。同时，通过适当的沟通技巧，医务人员还可以向患者进行健康教育，从而促进患者的康复。因此，一名合格的医务人员有必要掌握人际沟通的有关理论、原则和技巧，进而具备良好的人际沟通能力，与同行合作为患者提供高质量的医疗服务。

1. **社会活动需要沟通**　人类生存离不开人际交往。正如马克思所说："社会——

不管其形式如何——究竟是什么呢？是人们交互作用的产物。"所以说，没有人际交往，就没有人类社会。在学校，教师之间、学生之间、行政人员之间需要交往，教师、学生和行政人员之间也需要交往；在商店，营业员之间、顾客之间、管理人员之间需要交往，营业员、顾客和管理人员之间也需要交往。但是沟通本身也不是一件容易的事情，由于不同的文化背景、交流方式，可能会导致无效沟通，甚至弄巧成拙。故与他人交往、与他人合作就需要恰当的人际沟通技巧，需要具备良好的人际沟通能力。良好的人际沟通能力能够促进良好人际关系的产生，形成和谐、友好、亲密的人际关系则是形成更广泛的社会交往的基础。而人与人之间的相处和谐、合作共赢，又是构建社会主义和谐社会的关键之处。

2. **医护职业需要**　一个人无论从事哪个行业，都需要与他人沟通。在医务工作中，行政管理人员之间、医务人员之间、患者之间需要交往，行政管理人员、医务人员和患者之间也需要交往。护理工作的实践证明，护士需要用70%的时间与他人沟通，包括与患者沟通，与医生沟通，与其他护士沟通，与其他健康服务者沟通。现代医学模式要求医务人员不仅应具备扎实的专业知识和技能，还应具有良好的沟通能力，这样才能更好地与患者交流，充分获取患者的信息，争取患者的配合；更好地与其他同事配合，才能省时高效地完成医疗救治工作。此外，医务人员的沟通能力还是建立良好的医患关系和护患关系的重要条件，医疗纠纷的发生与医患沟通障碍有着密切的关系，患者投诉很大程度上来源于医务人员的沟通不到位，故加强医务人员的人际沟通能力是构建和谐医患关系的重要举措。

3. **个人发展需要**　沟通能力是一个人生存与发展必备的能力，是决定一个人成功的必要条件。只有与他人进行良好的沟通，才能建立良好的人际关系。在现代社会中，每个人都希望通过有效的人际沟通建立良好的人际关系，并在良好的人际氛围中创造发展机会，实现个人的奋斗目标。

（1）正确评价自己：良好的人际关系有助于提高个人在认知、规范和评价方面的能力。每个人对自己的评价都可能因个人所处的环境、接受的教育、内在的因素而产生差异，都想通过他人的评价来帮助进行自我判断，在观察自己对他人的作用中了解自己，获得在自我评价中有参考价值的信息。如果不经过他人的看法来证实自己，自我评价的结果就可能不现实。当自我评价同时也得到他人的认可和支持时，这种评价就能够得以强化。

（2）增强个人实力：通过有效的人际沟通建立良好的人际关系，有助于增强个人的实力。现代社会的高度分工和多维合作，迫切需要人们学会沟通，并具有协调和合作的能力，所谓"找米下锅，借鸡生蛋"等都是通过友好合作的途径，充分利用"外脑"来充实自己的大脑，丰富自己的知识，增加自己的实力。当今社会，一个人缺乏良好的沟通技巧，就不可能与他人建立良好的人际关系；没有良好的人际关系，就无法在社会竞争中立于不败之地。

（3）促进良性竞争：对于现代社会的创业者来说，创造条件，把握机会是走向成功的必经之路。马太效应显示：机会帮助成功，成功带来更多的机会。在社会主义市场经济条件下，人们崇尚平等规则下的实力竞争。良好的人际沟通能力，可以帮助一个人在职场中更好地展现自己的情商和才智，获得更多的竞争机会；可以帮助一个人在每次机会到来的时候把握机会，获得成功。

（4）促进自我实现：生活在社会中的人们，不仅有"生老病死"方面的生理需要，"衣食住行"方面的安全需要，还有社会交往的需要、被人尊重和理解的需要以及自我成就、自我实现的需要。所有这些需要，都必须通过有效的人际沟通，建立良好的人际关系之后才能实现。只有一个人与他人建立良好的关系后，才能实现和满足一个人的生理需要、安全需要、社交需要、尊重需要和自我实现需要。

1.2知识链接

第二节　医务工作与人际沟通的关系及意义

案例

实习第1天，实习生小刘着装整齐、提前10分钟到达科室。进入科室后，小刘面带微笑，向科室的各位医生、护士、护工打招呼。带教老师将实习生们领入病房内，向他们介绍病房设备时，小刘也微笑着和各位患者打招呼；在患者有需求时，小刘热心地帮助患者。尽管小刘对各项操作流程都不熟练，操作技术也不精湛，但仍然认真地完成了各项任务。在操作完成后，小刘没有休息，向带教老师请教自己遇到的问题，或者来到病房巡视，主动帮助患者解决问题。小刘给科室的老师和病房的患者留下深刻的印象，下班时还得到了老师的表扬，小刘自己也感觉收获满满。

1.3案例分析

思考：实习生小刘是如何建立起良好人际关系的？对你有什么启发？

一、医务工作与人际沟通的关系

从人际关系角度，医务工作是医患交往、建立和发展各种人际关系的工作。在医务工作中，医务人员每天都面临着与患者的沟通，这就需要医务人员具有良好的人际沟通能力。随着生物-心理-社会医学模式的形成和发展，医学已经从"以疾病为中心"转变为"以患者为中心"，而良好的医患沟通是落实现代医学中"以患者为中心"理念的重要方式。现代医学模式要求医务人员不仅需要牢固掌握医学专业知识，还应时刻谨记"以患者为中心"的宗旨，秉承"医者仁心"的职业精神。在临床工作中，医务人员在关注如何处理健康和疾病关系的基础上，还要与患者充分沟通，充分了解患者的内心体验，做到感同身受。良好的沟通有利于医务人员与患者间建立良好的人际关系，减少医患矛盾和医疗纠纷的产生，充分落实"以人为本"的科学发展观，为建设社会主义和谐社会贡献力量。医学生作为未来的医务人员，可通过人际沟通课程的学习，树立人际沟通的意识，并在临床沟通中发挥主观能动性，通过沟通来解决患者的心理健康需求，不断提高自身的整体职业素质，最终促进医疗卫生服务质量的提升。

医学的社会属性决定了医学只有与社会大众交流，才能显现出其科学价值。医学是为社会大众服务的，经过数千年的发展，医学事业日趋先进，已形成了一整套先进的思维方式和健康理念，这些成果只有为社会大众所掌握，才能形成巨大的社会效益。有美国学者认为，投入上千亿美元，仅能使美国公民平均寿命延长1年，但是若加强对社会的健康教育，却能使美国公民的平均寿命延长10年之久。随着社会的发展，社会大众的生活节奏加快，工作压力增大，人们的心理问题和人际关系问题不断显现，这迫切需要医学指导人们学会调整心理状态、提高医学知识水平，实现"知情"，而医患沟通正是让患方知情的重要途径。医学自身的平衡发展迫切需要加强医患沟通。随着现代医学科技的发展，医学仪器在医疗活动中的作用越来越大，医患关系出现了不可否认的"物化"趋势，医患之间的"失语"状态使医学本身的人性化特征渐趋隐失，医学的发展出现了不应有的失衡状态。加强沟通正是扭转医患关系的"物化"和"失衡"状态的有效途径。简言之，人际沟通是医学走上人性化轨道的必要渠道。医患关系的良性发展需要医患沟通加以保证。我国当前的医患关系紧张是多种因素造成的，医患矛盾加剧、医患纠纷频发的背后，有相当部分的原因并非医学技术服务因素，而是医患沟通渠道不畅，医患交流的质量缺乏职业水准。因此，加强医患沟通，建立医患信任机制，正是改善医患关系的有效手段。

二、人际沟通在医务工作中的意义

良好的人际关系是不以人的意志为转移的客观存在。在社会生活中，每个人都处在多层次、多方面、多类型的人际关系网络中，特别是现代社会中，人际关系状况已成为影响个人事业发展的重要因素。美国著名人际关系专家戴尔·卡耐基曾说过："一位企业家的成功只有15%是靠他的专业知识，而85%是靠他的人际关系与领导能力。"医务人员必然置身于各种各样的人际关系网络之中，与一般的社会人际关系不同，医务人员的人际关系是围绕着为人类健康服务的目的而建立的一种专业性的人际关系，是为完成特定的医疗任务而建立和发展的人际关系，包括了与其他医务人员间的人际关系、与患者间的人际关系。患者出院后可能会继续与医务人员保持联系，但是此时就不属于医患关系，而属于一般的社交关系。在诊疗过程中，医务人员应当以积极主动的态度，学习和研究人际沟通的方法，培养良好的沟通能力，建立良好的人际关系，这不仅有助于医务人员提高自身职业素养，也有助于医患双方正确理解对方，改善医疗环境的氛围，保证医疗服务活动的顺利进行，对医务人员自身乃至整个医院、社会都具有重要的现实意义。

1. 有助于社会主义和谐社会的构建 党中央明确指出：医疗卫生事业的发展直接关系到人民群众的身体健康和生命安全，是落实科学发展观、构建社会主义和谐社会的具体体现。不良的医患关系，可能会影响到我国构建社会主义和谐社会战略目标的实现。因此，医务人员与患者间建立良好的医患沟通模式和人际关系，是建设社会主义和谐社会的重要组成部分。建立良好的人际关系不仅有利于医务人员自身的发展，也对医疗系统和社会的发展起到重要作用。

2. 有助于提高社会精神文明 良好的人际关系有利于医患矛盾的化解，有助于良好人文精神的形成。医务人员通过充分发挥主观能动性，积极主动与患者沟通，改善整体的就医氛围，进一步树立起人们心中医务人员"救死扶伤"的伟大形象，有利于在职医务人员保持"医者仁心"的本心。良好的医患关系能够加强实习医学生的职业认同感，坚定医学生"救死扶伤"的职业信念，起到聚拢医学人才的作用。对于患者而言，良好的医患关系能够增加患者对医务人员的信任感，患者能够切实感受到医务人员的温暖，树立信心积极配合治疗，有利于提高人们整体生活质量。医务人员与患者间建立良好的人际关系，还有助于社会整体道德素质的提高，改善社会风气，提高社会精神文明程度。

3. 有助于营造医院良好的人文氛围 在社会群体中，人与人之间的友好交往，会创造一个良好的社会心理气氛。同样，在医院群体中，医务人员之间、医务人员与患者及其家属之间的相互理解、信任、关心、爱护和友好，也会创造医院内良好的心理气氛。这种良好的心理气氛，能使医务人员合理的心理需要得到不同程度的满足，从而产生心情舒畅、愉快的积极情绪，激发医务人员对生活、工作的极大热情；能使患者及其家属在治疗、护理、康复的需求得到最大限度的满足，解除或转移患者及其家属紧张、忧愁、焦虑、烦闷、恐惧等消极心理，增强信赖、安全、康复的信心，使整个群体保持一种稳定、团结、融洽的良好状态。相反，倘若矛盾重重，情感冷漠，就会造成医务人员心理上的紧张或不安，使医务人员感到压抑、寂寞、苦闷。在这种心理精神状态下，医务人员会缺乏工作热情和积极性。而医务人员的心理、精神状态又直接影响着患者及其家属。整个医院的安定秩序难以维护，必然会使整个医院群体关系趋于恶化，各种问题将随之而来，其后果不堪设想。因此，学习和研究人际关系，掌握人际沟通技巧，具备良好的人际沟通能力，建立医院内和谐的人际关系，有助于创造医院良好的心理气氛，提升医疗服务质量，促进健康中国的实现。

4. 有助于充分发挥群体的智慧和才能 在现代社会中，个体想要适应社会的发展、取得事业的成功，就需要学会与他人合作和沟通，具有一定的组织能力和协调能力。良好的人际关系有利于提升团体领导者的领导和组织能力，有利于团队成员之间的相互配合、集思广益，使整个团体中充满学习和创新的气氛，充分发挥群体的创造性思维，形成高效能、高效率协作的团体。

5. 有助于提高工作效率　协调、和谐的人际关系有助于提高医务人员的工作效率，极大地调动医务人员群体工作的积极性。良好的人际关系有利于产生积极向上的工作情绪，形成和谐、融洽、友爱、团结的工作氛围，极大地减轻工作压力和紧张情绪。如果医务人员彼此之间有矛盾、猜忌、冲突，且又缺乏协作精神，必然会影响医疗质量，降低工作效率。医务人员与患者之间的彼此理解、互相关心，可增强医务人员主动性，降低医患纠纷、护患纠纷发生率。同时，良好的人际关系有助于增进群体间的团结合作，更能起到发挥整体效能，提高工作效率的作用。

6. 有助于陶冶医务人员的情操和性格　人际关系对陶冶人们的心灵情操具有重要的作用。人们在交往过程中，彼此情感上的相互交流，性格上的相互影响，行为上的相互作用，都会对另一方发生一定的影响。因此，广泛的人际交往，可以丰富和发展良好的个性，促进和更新知识结构，改进和创新思维方法，陶冶和净化心灵情操。

7. 有助于身心健康　生物医学模式向现代医学模式的转变告诉我们，影响人类健康和引起疾病的因素不仅是生物致病因素，还与人的心理因素和社会因素有着十分密切的关系。如果一个人整天工作、生活在一个关系紧张、心理压抑的环境中，在一定条件下就可能导致心身疾病，如常见的高血压、溃疡病、神经衰弱等。良好的人际关系，可以使人心情舒畅，自信心增强，工作热情增加，有安全感，有助于医务人员和患者身心健康。

8. 有助于及时交流信息　交流信息的最基本形式是人际沟通。人们在沟通过程中可以迅速、准确、广泛、直接地获取更多的知识和信息。如医务人员通过与患者的沟通，可以全面了解患者的信息，准确地收集资料、评估病情，为治疗和护理准备充分的依据；医务人员在充分的沟通后可以收集到有效的客观资料，还可以收集到一些主观资料，例如，患者的情绪状态、经济条件的压力、对疾病知识的了解程度等。通过及时有效的沟通，医务人员可以尽快与患者建立信任的关系，消除患者的疑虑，帮助患者尽快建立心理防御机制，形成积极的情绪状态，树立战胜疾病的信心，促进患者积极配合治疗，有利于疾病的痊愈。

总之，医务人员在临床工作中会遇到各式各样的人际关系，只有明确人际关系的概念、意义、特征、方式等，熟练掌握医务工作中的人际沟通技巧，才能在工作中建立、改善和发展良好的人际关系，以满足不同服务对象提高健康水平的需要，以此确保诊疗过程的顺利进行，进一步推动医疗系统事业的发展乃至整个社会的进步。

1.4 知识链接

第三节　人际沟通内容与学习方法

一、人际沟通内容

人际沟通是一门研究人与人之间交流和理解的学科。它涉及多种沟通方式以及在各种情境下的有效沟通技巧。本书旨在帮助医学生理解人际沟通的基础知识，提高沟通技能，以建立积极、有效的医护、医患关系。人际沟通课程从理论上重点介绍了人际沟通的相关理论、医患关系及沟通的理论基础、医疗机构内部关系及沟通；从实践上重点介绍了语言沟通和非语言沟通的基本知识、方式和技巧，以及临床工作中的沟通艺术，包括医务人员与门诊患者、急诊患者、内科住院患者、外科住院患者、妇产科患者、患儿、老年患者、急重症患者以及特殊患者的沟通方法与技巧。

医患沟通实用技能是医务人员必备的素质之一，通过不断学习和提高自己的沟通技能，可以更好地与患者进行沟通，提高医疗质量和患者满意度。本书第十章通过介绍C-C模式、叙事医学、巴林特小组、动机访谈应用方法和技术要点，为提高医务人员人际沟通能力，与患者建立友好的人际关系，以便更好地满足患者的需求，提高患者的满意度提供了支持。

医疗冲突是指医患双方因医疗行为而引发的争议。处理医疗冲突需要了解其产生的原因和特点，并根据具体情况采取适当的措施。本书第十一章详细介绍人际冲突、医疗环境中的冲突及医患纠纷的含义、产生原因及化解模式，并探讨相应的处理策略。处理医疗冲突需要医患双方的共同努力和合作，建立良好的沟通机制、完善医疗纠纷处理机制和提高医务人员的素质都是解决医疗冲突的重要措施。

在医务人员的职业发展中，有效的沟通技巧对于其成功至关重要，本书第十二章中介绍了医务人员在科研、健康教育、随访、临床教学、公务活动中的沟通技巧。良好的沟通技巧对于医学生和医务人员的职业发展至关重要。通过掌握不同的沟通技巧和方法，医学生和医务人员可以更好地与他人进行交流和合作，提高自己的综合素质和能力水平，为患者和社会做出更大的贡献。

随着人们的健康需求不断提高，医患沟通不足是导致医患矛盾和医疗纠纷的重要原因之一，良好的沟通是医生与患者间建立良好信任的前提，可以减少医生和患者之间的距离感，改善医患关系。医学教育中开设人际沟通课程，将有助于医学生熟悉和掌握人际沟通的基本知识和技巧，强化医学生人际沟通能力培养的意识，提高医学生人际沟通的能力，从而使医学生顺利地由学校过渡到医院，在临床实践中更加有效地学习和服务；同时良好的沟通能力也可以帮助医务人员树立以人为本、接纳患者、敬畏生命的良好形象，体现医务人员耐心、宽容、接纳的职业素养。为此，人际沟通知识的传授和人际沟通能力的培养就成为医学教育中的重要任务之一。

二、人际沟通课程的学习方法

1. 学习人际沟通的方法　从整体而言，人际沟通的学习和研究应坚持唯物论和辩证法，正如恩格斯提出的两条基本原则：一是要"从对象本身去认识对象"；二是要从"人们的现实社会关系去研究对象"。因而，学习人际沟通必须具有科学思维能力和科学的方法。除此之外，学习和研究人际沟通，应该坚持以下基本方法。

（1）理论联系实际的方法：首先，必须学好理论知识。既要学习人际沟通的基本理论、原则、规范等，还要认真学好医学相关知识，了解医学科学与社会科学的发展状况，这是学习和研究人际沟通的重要前提。其次，要坚持从实际出发。即从医学职业生活的实际出发，密切联系我国的医学实际状况和水平，密切联系我国医药卫生事业改革和医患关系的变化。

（2）观察法：就是用历史的眼光去观察和分析人际关系并对医患沟通加以研究和进行学习的方法。科学的观察不同于随意性的观察，它是抱着一定的研究目的进行的有意识的观察。观察应该有系统的设计、具体的标准和预期的结果等。观察结果应有相应的记录。在观察中应避免任何主观和偏见，要坚持观察的客观性。观察法的优点是可以实时实地观察到现象或行为的发生，可以得到不能直接或不便报道的资料，可以在特殊设计下（如通过录音、录像）或特别情景下最自然地观察研究对象的活动。观察中所得到典型个案常可代表所研究对象的一般趋势。

（3）案例分析法：案例分析法是人际沟通课程中有效的学习方法，可以帮助人们深入理解人际沟通的复杂性和多样性。通过收集各种不同类型的人际沟通案例，并对各案例进行深入的分析，包括案例中的人物关系、沟通方式以及解决问题的方式等。从案例中识别出与人际沟通相关的问题，如误解、文化差异、语言障碍等。这些问题可能会影响人际关系的建立和维护。案例分析法可以帮助人们深入理解人际沟通的技巧和策略，提高自己的沟通能力，同时也可以为人们提供一些实用的沟通建议和指导。

（4）调查法：调查法是社会与行为科学最常用的研究方法，它可用于各种群体。一般是从群体中选取样本予以研究，以期发现社会各种变量彼此影响的状况、分配状况以及它们的相互关系。调查研究从所要研究的群体中，根据抽样原理选取样本，并以样本所得结果推论整体的状况。调查法适用面广，进行速度快，记录调查结果比较方便，调查员培训较容易，所得资料也便于分析，因而适合于大规模的研究。调查法可以采取访谈法、问卷调查法，还可以利用互联网开展调查。通过对大量样本的调查和数据分析揭示人际沟通的内在联系，进而找出沟通产生和变化的外部原因。在很长的一个时期，人们注重对人际沟通的定性研究，认为不能运用定量方法研究医患、护患沟通。随着对医患沟通研究内容深入，为了满足对医患沟通的客观研究需要，医患沟通研究方法也应该丰富，调查法的运用为医患沟通的定量研究开辟了新的思路。

除了上述研究和学习方法外，系统分析、实证研究、归纳与演绎、思辨反省法、直觉体验法等也是人际沟通的研究和学习方法。

2. 如何学好人际沟通课程

（1）充分了解人际沟通的内容和目标：在开始学习之前，需要充分了解人际沟通的内容和目标，包括理论基础、实践应用等方面。这有助于医学生明确学习方向和重点，制订合理的学习计划。

（2）注重理论与实践相结合：人际沟通需要将理论知识与实践应用相结合。在学习过程中，要注重案例分析、角色扮演、小组讨论等实践活动，通过模拟真实场景和情境，提高沟通技巧和应变能力。

（3）学会倾听和理解他人：人际沟通的核心是倾听和理解他人，因此在学习的过程中要注重培养倾听和理解他人的能力。要学会观察他人的言行举止，理解他人的情感和需求，逐渐提高自己的同理心和沟通能力。

（4）反思与评估：在学习人际沟通的过程中，需要时刻反思和评估自己的表现。例如，可以回想一下最近的沟通经历，思考自己在哪些方面做得好，哪些方面需要改进。通过这种方式，可以更好地了解自己的优缺点，进而制订更有效的学习计划。此外，与他人进行沟通后，可以寻求他们的反馈意见。这可以帮助了解自己在沟通中的表现并提供改进思路。

总之，学好人际沟通需要掌握正确的学习方法和技巧，注重理论与实践相结合，培养积极心态和自信心，学会倾听和理解他人，不断反思和改进自己的沟通方式，创造良好的学习环境。通过不断学习和实践，可以提高自己的沟通能力，建立良好的人际关系。

1.5 小结

思 考 题

1. 请举例说明人际沟通在医务工作中的意义。

2. 患者张某，女性，80岁。因高龄和长期住院输液，张某的静脉穿刺条件较差。护士小王为张某进行静脉输液时，看到张某的血管，不耐烦地说："你这血管可不好扎，我没把握扎好。"张某本身对疼痛十分敏感，小王的一句话导致其对静脉输液的操作十分恐惧，拒绝小王为自己进行治疗。一旁的护士小刘赶忙微笑着向张某解释静脉输液的操作流程和重要性，并嘱咐患者："您不要紧张，深呼吸，马上就扎好了。"在和张某的聊天之际，护士小刘就顺利完成了静脉输液的操作。

（1）患者张某拒绝护士小王为其进行静脉输液的原因是什么？

1.6 参考答案

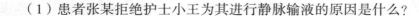

（2）通过护士小刘和患者张某的沟通过程，你得到什么样的启示？

（庄淑梅　张晓红　康　娟）

参 考 文 献

［1］　林静，王静，刘强. 人际沟通 [M]. 上海：上海交通大学出版社，2017.

［2］　史瑞芬，刘义兰. 护士人文修养 [M]. 北京：人民卫生出版社，2017.

［3］　尹梅，王锦凡. 医患沟通 (2 版) [M]. 北京：人民卫生出版社，2020.

［4］　张捷，高祥福. 医患沟通技巧 (2 版) [M]. 北京：人民卫生出版社，2020.

［5］　王岳. 医患关系与医患沟通 [M]. 北京：中国协和医科大学出版社，2022.

［6］　王晓莉，孙海娅，王淑芬. 护理礼仪与人际沟通 [M]. 北京：高等教育出版社，2021.

［7］　李秋平. 护患沟通技巧 [M]. 北京：科学出版社，2022.

［8］　刘江华，贺军. 医学生医患沟通教程 (2 版) [M]. 北京：人民卫生出版社，2021.

［9］　洪堃绿. 高效医患沟通的理论与方法 [M]. 北京：北京大学医学出版社，2020.

［10］　徐宸桢，吴嘉雯，谢颂平，宋恒雅，曾文慧. 临床医学研究生对医患沟通能力的认知及影响因素调查分析 [J]. 卫生职业教育，2022, 40 (17): 122-124.

［11］　邵建文，王锦帆. 不同医患沟通方式对门诊模拟患者情绪及需要影响的实验研究 [J]. 医学与社会，2022, 35 (08): 115-120.

［12］　唐佳梅，陈杨. 医患沟通的互动实践及影响因素——基于某三甲医院医生视角的分析 [J]. 学术研究，2022, 454 (09): 79-86+187.

［13］　邵建文，王锦帆. 不同医患沟通方式对门诊模拟患者情绪及需要影响的实验研究 [J]. 医学与社会，2022, 35 (08): 115-120.

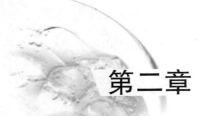

第二章
人际关系基础理论

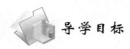 导学目标

基本目标：

识记

1．准确表达以下概念：人际关系、人际认知、人际吸引、社会情境、文化休克。

2．描述社会情境的特点及分类。

3．列举文化休克的表现。

理解

1．解释人际关系的特征。

2．举例说明人际关系的影响因素。

3．解释认知理论、吸引理论、角色理论和群体行为理论。

4．举例说明文化休克的应对及调适策略。

运用

1．合理运用人际关系的相关理论建立人际关系。

2．依据人际关系的特点及影响因素，能够解决自身的人际关系问题。

3．在具体的社会情境中，能够发现文化休克的原因。

发展目标：能够运用人际关系的相关理论，结合相应的社会情境，在日常生活、学习、工作中，建立良好的人际关系。

思政目标：通过本章学习，学生能够认识到良好人际关系的重要性，诚信友善地对待服务对象，为构建和谐社会贡献自己的力量。

导　言

人是社会的人，正如马克思所言："人的本质并不是单个人所固有的抽象物，在其现实性上，它是一切社会关系的总和。"个体生活在社会中，必然要与他人接触和交往，从而形成各种各样的人际关系。人际关系对于人的重要性，就如同阳光与空气对于人的重要性一样。人际关系是个体在社会中生存与发展的基本关系，反映个体或团体寻求社会需要满足的心理状态，因此明确人际关系的基础理论知识，有助于建立和发展良好的人际关系，人际关系和谐有助于构建和谐社会。

> **案　例**
>
> 　　一位红斑狼疮合并肺动脉高压的年轻患者在日记中写道："第一次见到王大夫时，我在想，这个年长不了我几岁的大夫能治好我的病吗？我有些怀疑又有些犹豫，但随着与王大夫一个问题接一个问题的交谈，我从他坚定自信的目光读出了希望。由于肺动脉高压，我和同室病友总担心身体器官的零部件随时会出现状况。有一天查房，我突然脱掉袜子指着脚趾甲问：'我这些脚指甲是不是因为肺动脉高压而引起了病变？'王大夫看了看我，把他的袜子也脱掉，笑着对我说：'你看，我的脚指甲也是这样的。'我想没有其他解释会比这个解释更能让我放心的了。疾病让我认识了王大夫，我开始珍惜自己的生命，出院大半年后，我第二次复查的结果显示，病情得到了暂时控制。"
>
> 　　**思考：** 请结合案例分析人际关系的特征有哪些？人际关系的功能有哪些？病例中王医生靠什么与患者建立了良好的医患关系？

2.1案例分析

第一节　人际关系概述

　　人不仅具有自然属性，而且具有社会属性，人的本质属性是社会属性。社会是人的社会，人是社会的人，人们为了满足生存发展的多种需要，几乎每天都要与他人和社会发生联系。荀子曰："人之生不能无群。"因此，在社会中生活，人际关系是必然存在的。随着现代社会的发展，人与人之间的联系越来越密切，人际关系在人们生活中的地位越加重要，良好的人际关系是人们生存发展的必要条件。

一、人际关系的相关概念

（一）关系、人际关系的概念，人际关系构建的驱动力

　　1. 关系、人际关系的概念　关系是指人与人之间、人与事物之间、事物与事物之间的相互联系。人际关系是个体在社会生存与发展的基本关系，反映个体或团体寻求社会需要满足的心理状态。

　　人际关系是与人类起源同步发生的一种极其古老的社会现象，是人类社会中最常见、最普遍的一种关系，并贯穿于人类社会历史演变过程的始终。人际关系是指人与人交往关系的总称，也被称为"人际交往"，包括亲属关系、朋友关系、同学关系、师生关系、雇佣关系、战友关系、同事关系及领导与被领导关系、护患关系等。人是

自然界的产物，也是社会的产物，每个个体均有其独特的思想、背景、态度、个性、行为模式及价值观，人际关系对每个人的情绪、生活、工作有很大的影响，甚至对组织气氛、组织沟通、组织运作、组织效率及个人与组织的关系均有极大的影响。

不同的学科对人际关系有不同的理解。社会学家认为，人际关系是社会中所有的人与人的关系，以及人与人之间关系的一切方面，包括经济关系、政治关系、法律关系、心理关系等；社会心理学家认为，人际关系是人与人在相互交往过程中形成的心理关系，反映了人与人之间心理上的亲疏远近距离；组织行为学家认为，人际关系是指人们在社会活动中形成的一种心理倾向及其相应的行为，是人们对于彼此之间的自然关系和社会关系的情绪体验。

人际关系有广义和狭义之分。从广义上看，人际关系是人与人之间的关系，包括社会中所有人与人之间的关系以及人与人之间关系的一切方面；从狭义上看，人际关系是指在社会实践中，个体为了满足自身生存与发展的需要，通过一定的交往媒介与他人建立并发展起来、以心理关系为主的一种显性的社会关系。该定义包含三层含义：首先，人际关系表明了群体中人与人相互交往过程中心理关系的亲密性、融洽性和协调性的程度，它主要指的是人与人之间的心理关系。其次，人际关系是由一系列心理成分构成的。它既有认知成分、情感成分，也有行为成分，认知成分是构成人际关系的基础，情感成分是主体的情绪状态和体验，行为成分是人际关系的外在表现，三部分互相影响、互相联系。最后，人际关系是在彼此交往活动的过程中建立和发展起来的。交往是联系个人与他人、个人与群体、群体与群体的桥梁，没有人际交往，也就无所谓人际关系。

2. 人际关系构建的驱动力　人际关系以人们的需要为基础，人际关系主要反映了人们在相互交往中物质需要或精神需要能否得到满足的心理状态。如果交往双方的需要能够得到一定程度的满足，就会产生喜欢、亲近的情绪反应，人们的心理距离就会缩短；反之，就会产生厌恶、憎恨等情绪反应，心理距离就会加大。因此，需要是建立人际关系的动力，需要的满足是建立人际关系的心理基础。有效人际关系的构建主要取决于以下几个方面：

（1）形成合力：合力，就是人的力量、能力的有机组合。人的力量、能力如果按照正确的方式组合起来，就会产生很大的力量，就会产生1+1>2的效果。"团结就是力量""人心齐，泰山移""一草一木皆有根，众人齐心方可发芽"，就是这个道理。

（2）形成互补：互补，是指集体内部，人与人之间能够互相学习、取长补短。实际上是通过交往，在多方面的双向交流中产生能力上的跃进的行为。俗话说："荷花虽好，也要绿叶扶助""取人之长，补己之短"，这是对人际关系互补的生动比喻。

（3）互相激励：所谓激励，就是激发、鼓励。对于群体中的人来说，通过互相激励，能够给群体成员带来创造活力。人际关系之所以有互相激励功能，是因为存在以下激励因素。①群体压力因素：根据现代心理学的从众心理效应原理，社会心理环境一经形成，就产生一定的群体压力，对群体成员有制约和规范的作用。人的发展方向，在很大程度上取决于社会心理环境，取决于社会心理环境所形成的群体压力。因此，要提倡健康向上的心理环境，抑制消极的群体情绪。②人际比较因素：在人的深层意识中，存在着一种时时想估计自己的驱动力，所以人们经常通过与他人的对比来评价自己。例如，一个偏僻县城的高考状元，全县的高考学子和家庭都很羡慕他，他自己也觉得自己优秀，但当他进入知名高校后，与其他更优秀的人相比较，就会觉得自己太平凡、太一般了。③竞争因素：在竞争状态下，会造成一种生机勃勃、人人争先的局面，从而提高竞争群体的整体水平。④情感激励因素：对外界刺激肯定或否定的心理反应，这就是情感。由于人是喜欢与自己合得来的人交往，有时可以因此而改变自己的态度，与自己喜欢的人保持一致。这就是人的情感互相作用、互相影响的表现。在群体内部，一部分人产生出积极向上的情感并不断作用于其他成员，使整个群体内部发出浓烈的积极情感，这就是情感激励。

（4）联络感情：人们通过彼此的互相交往，诉说各自的喜怒哀乐，增进相互间的思想感情，产生一种亲密感甚至依恋之情，从中汲取力量。因此，人际交往对人的身心健康来说，也是十分重要的。医学心理学的研究表明，孤独的人，会变得情绪低落，精神异常，其寿命多数会比乐观、开朗、爱交往的人短。

（5）交流信息：在社会生活中，信息的交流与沟通，是人们相互联系的重要形式。人们的生产、生活、工作、娱乐都离不开信息的交流。没有信息交流，就没有个人和社会的进步。当今的时代，是信息时代，信息对于每个人都更加重要，每个人都是一个信息源，既是信息的传播者，也是信息的接收者。以信息的两步传递法来看，第一步是广播、电视、报纸、互联网等传媒，第二步是通过传媒，个人接收信息，再根据自己的意愿传递给周围的人际圈。

（二）独立个体人际关系的构成及发展

1. 独立个体人际关系的构成要素　要构成人际关系，首先，需要有双方以上联成对，才能产生人际关系，这就是方对关系，它是人际关系的基础；其次，方对之间的联系要通过一定的桥梁，要通过中间媒介，这就是联系媒介；最后人们在接触交往中要采取一定的形式，这就是交往形式。

2. 独立个体人际关系的发展　人际交往双方相遇、相识、相知的发展过程可因个体差异有长有短。

美国社会心理学家欧文·奥尔特曼及达尔马斯·泰勒于1973年对人际关系进行了系统研究后认为，良好人际关系的构建与发展要经历由浅入深四个逐渐深化的过程。

（1）零接触状态：指双方尚未明确意识到对方的存在，双方完全无关，没有任何感情联结。

（2）开始注意状态：①单向注意状态是指一方开始注意到另一方的存在，想了解对方，但彼此间尚无任何接触或联系。②双向注意状态是指双方均注意到对方，已有初步印象，但仍以旁观者的态度注意，没有直接接触。

（3）表面接触状态：指一方或双方受对方的吸引，主动接近对方，通过直接接触形成表面接触的人际关系联结，但尚无任何感情卷入，只是表面的人际关系。此状态是双方的"第一印象""点头之交"，对人际关系能否建立及发展具有重要意义。

（4）情感卷入状态：指双方开始情感交流，共同的心理领域被发现且彼此相互感知，表达并分享彼此的感觉、情感及愿望。按照情感融合的程度，可分为三种状态：①轻度卷入状态：指双方共同的心理领域范围较小，有一定的心理距离，情感联系处于较低水平，彼此间沟通仅局限于个人的情趣、兴趣爱好等较浅层次的内容。②中度卷入状态：指双方感受到较多的共同心理领域，心理距离不断缩小，情感联系及融合范围逐渐扩大，开始将对方视为知己，分享彼此的私人信息、意见及情感等深层次问题。③深度卷入状态：指双方感受到许多共同的心理领域，心理距离不断接近，情感联系及融合达到相互依赖的程度，彼此间具有高度一致的感觉，双方无须任何语言就能完全理解对方的体验及感受，达到"你中有我，我中有你"的境界。

人际关系的发展虽然是一个渐进的过程，但在任何阶段都可能发生停滞。情感卷入程度，表明心理距离的远近和人际关系的深度。在现实生活中，只有极少数能发展到深度卷入阶段。

二、人际关系的特点及影响因素

（一）人际关系的特点

人际关系经过漫长的发展，已经呈现出一些基本特征，并体现出它对于个体及社会发展所具有的多元化功能和作用。

1. **互动性**　人际关系表现为人们之间思想及行为的互动过程，主要体现在：

（1）个人性：个人性是人际关系与社会关系的本质区别。人际关系的本质表现在具体个人的交往互动过程中，对互动对象的个人感受。如在人际关系中，同事之间、教师与学生之间、领导与下级等社会角色的因素则退居次要地位，而对方是否属于自己喜欢或乐意接受的对象成了重要问题。

（2）直接性：人际关系是人们在直接的，甚至是面对面的交往过程中所形成的一种关系，在这种关系中人们能切实感受到它的存在。

（3）情感色彩：不同的人际关系会引起不同的情感体验。所谓情感性是指人际交往具有明显的倾向性，而这种倾向性往往受交往者情感的影响和支配。在人际交往中，情感是交往的动力因素，如果没有情感，也就不会有人际交往。情感性表现为人们互相接近或吸引的联合情感，或相互排斥或反对的分离情感。人们为了各自的目的和需要，同各种各样的人进行交往，保持一定的联系，交往促进了感情的交流和心理上的满足。

2. **社会性**　所谓社会性，是指通过人的社会关系表现出来的属性。人是社会的产物，社会性是人的本质属性，是人际关系的基本特点。每个人都不能离开社会而单独存在，即人们在生产劳动的过程中除了要与自然界联系，还要与不同的劳动者之间发生联系。人际关系是个体社会化的重要媒介，也是个体重要的社会支持系统。

3. 明确性　人在自己的生命过程中要形成许多不同的人际关系。从纵向来看，人一出生就会自然构成母子、父子等血缘关系；上学后会形成同学、师生关系；工作后会形成上下级、同事等关系。从横向看，每个人在同一时期，可能同时扮演着诸多角色，同时处于多种人际关系中。虽然人际关系多种多样，但每一种人际关系相互之间的关系都是明确的。

4. 渐进性　社会心理学家研究证明，人际关系的发展需要经过一系列有规律的阶段或顺序。如医务人员初次与患者接触，就询问患者的许多个人问题，可能会引起患者的不安甚至反感。因此，人际交往必须遵循循序渐进的原则。

5. 动态性　人际关系的发展过程与人类社会的发展过程相似，具有不断发展变化的特性。一个人从出生起，要经过婴幼儿、少年、青年、成年、老年等生命阶段的发展阶段。由于人在发生变化，人际关系也会随之发生变化，表现为性质、形态、交往模式等的变化。社会个体需要把握人际关系多变性的特征，以便在现实生活中调整和适应人际关系的变化。

6. 多重性　人际关系具有多因素和多角色的特点。在扮演各种角色的同时，又会因为物质利益或精神因素导致角色强化或减弱，这种集多角色、多因素于一体的状况，使人际关系具有多重性的特点。

7. 复杂性　所谓复杂性，是指人际关系是纷繁复杂的，其交往层次错综复杂，交往内容丰富多彩，交往形式多种多样。人际关系的多重性及动态性，也导致了人际关系的复杂性。人是自然及社会的统一体，复杂的生理、心理及社会因素导致了个体的复杂性，而由两个以上的人所组成的人际关系将更加复杂，表现为交往动机、交往心理、交往方式等多方面的复杂性。

8. 网际性　随着网际时代的到来，一种全新模式的人际关系逐渐成形。它不仅使人际交往在心理和动机上发生改变，并且使人的交往方式、交往结构和交往形式发生了巨大的变化，其网络人际关系呈现出不确定性、复杂多变的特点。当然网络人际交往充分体现了它的快捷性、高效性、开放性等优势。

（二）人际关系的影响因素

人际关系本质是一种社会关系，这种特殊的社会关系不仅影响人们的心理状态，而且对社会群体的社会实践有重大的作用。正确处理人际关系，对于缓解紧张情绪，提高群体积极性和工作效率，具有重要意义。有的人知心朋友很多，有的人却很少交到朋友，是什么原因所造成的呢？心理学家告诉我们，影响人际关系的因素可以说是多方面的。影响人际关系的因素大致可以概括为以下几种：

1. 空间距离　在社会生活中，人们的地理位置越近，彼此交往的机会越多，相互依赖、相互帮助的时候越多，就越容易建立良好的人际关系。空间距离对于人际关系的形成并不起决定作用，但在其他条件相同的情况下，却是一个不可忽视的因素。人与人之间空间的邻近会促进彼此的相互吸引，为人际关系的建立提供了可能。通常所说的"远亲不如近邻"，就是空间距离促使人际交往实现的体现。

2. **交往频率** 交往频率是指人们相互接触次数的多少。一般而言，人们彼此交往的次数越多，相互了解的次数就越多，容易有共同的经验和话题，产生共同的感受，从而建立起密切的人际关系。但是如果人际交往仅仅限于一般的应酬或客套，而缺乏充实、真诚的交流，那么也不会建立稳固、长期、和谐的人际关系。对素不相识的人来说，交往频率无疑对其人际关系的形成起着非常重要的作用。

3. **个性品质** 个性品质是影响人际关系的重要因素。优良的个性品质，如热情、活泼、正直、真诚、善良、宽容、助人为乐等容易为他人接受和欢迎，也容易和他人建立良好的人际关系。在人际交往的初期，仪表因素往往会成为主要的人际吸引因素，但是随着交往的深入，仪表的吸引力会逐渐减弱，而个性品质的吸引力则会逐渐增强，而且这种吸引力会更持久。因此，在工作中医务人员不仅要保持良好的仪表、仪态，更要注重修炼优秀的个人品质。

4. **主观印象** 主观印象是人们在接触时各自对对方进行评判的倾向。其主要包括两个方面：一是人的身材容貌，二是人的姿态风度。尤其在与陌生人初次交往的过程中，基于"首因效应"，人的仪表、衣着、体态、举止、风度等外观因素所造成的主观印象，往往决定着彼此的态度倾向和行为特征。良好的仪表形象能给人留下美好的印象，使人产生愿意交往、保持联系的愿望，从而影响人际关系的建立和发展。

5. **相似性** 人与人之间在某些方面的相似之处是导致双方建立人际关系的一个重要因素。"物以类聚，人以群分"，人以群分的基础就在于他们对事物是否有相同的态度；"相见恨晚"，就是态度相似性在交往上的表现。当交往双方意识到彼此在某些方面具有相似之处时，如年龄、性别、学历、兴趣、爱好、态度、气质等，就会相互吸引，建立并发展良好的人际关系。在人们交往初期，信念、价值观的相似性的作用还显现不出来，这时年龄、社会背景、社会地位的相似性起着更重要的作用。随着交往的加深，信念、价值观的重要性就会凸显出来。态度和价值观的相似性作为影响人际关系的主要因素，在人际交往中起着催化作用。人们倾向于喜欢那些与自己具有相似态度和价值观的人，并与之相互吸引。

6. **互补性** 当交往双方性格、需要等方面互补时，也会产生强烈的吸引力，也会形成良好的人际关系。所谓需要的互补就是双方在交往过程中相互满足需要的心理状态，而人际关系状况反映着双方从对方那里获取某种心理满足的程度。交往双方在气质、能力、性格等方面的互补能够产生相互吸引，从而容易形成一定的人际关系。

2.2 拓展阅读

以上这些影响人际关系的因素是有机联系的。对这些因素的分析运用要以辩证的态度对待，每一个因素对人际关系的影响都不是绝对的，这些规律发生作用时还会受到具体交往情景和交往双方主观认知的影响。

（三）人际关系的类型

1. 根据形成人际关系的亲疏程度分类

（1）血缘关系：指以血亲为联系纽带、以姻缘关系为基础所形成的人际关系，包括家庭关系、亲属关系、婚姻关系等。

（2）地缘关系：指以人们生存的地理空间为背景而建立起来的人际关系，包括邻里关系、社区关系等。

（3）业缘关系：指以所从事的职业为基础而结成的人与人之间的关系，包括同事、干群关系、主客关系等。

（4）泛缘关系：指以特定时间及空间为条件而形成的人际关系，具有偶然性及不确定性，如朋友关系、路人关系。

2. 根据人际关系的控制程度分类　控制程度是指一个人在人际关系中，对引导及确定关系的愿望，包括以下三种关系：

（1）互补性人际关系：人际关系中的一方处于支配地位，另一方处于顺从地位。

（2）对称性人际关系：人际关系中的双方平均分享控制权，双方的差别不大。因有时控制权不明确，易导致双方对控制级顺从产生竞争。

（3）平行性人际关系：人际关系介于对称性与互补性之间，具有灵活性，不易产生不良的相互作用。双方的控制地位可视情况而定，不争夺控制权。

3. 根据人际需求分类　美国心理学家威廉·修茨认为每一个个体在人际互动过程中，都有三种基本的需求，即相容的需求、控制的需求和感情的需求。这三种基本的人际需求决定了个体在人际交往中所采用的行为，以及如何描述、解释和预测他人行为。三种基本需求的形成与个体的早期成长经验密切相关。这三种需求，每一种类型均会发展成为不同的人际关系。

（1）相容的需求：是指个体想要与人接触、交往、隶属于某个群体，与他人建立并维持一种满意的相互关系的需求。在个体的成长过程中，若是社会交往的经历过少，例如，儿童与父母之间缺乏正常的交往，儿童与同龄伙伴也缺乏适量的交往，那么，儿童的包容需要无法得到满足，他们就会与他人形成否定的相互关系，产生焦虑。于是他们就倾向于形成低社会行为，在行为表现上倾向于内部言语，倾向于摆脱相互作用而与人保持距离，拒绝参加群体活动。如果个体在早期的成长经历中社会交往过多，包容需要得到了过分的满足的话，他们又会形成超社会行为。在人际交往中，他们会过分地寻求与人接触、寻求他人的注意，过分地热衷于参加群体活动。如果个体在早期能够与父母或他人进行有效的适当的交往，他们就不会产生焦虑，他们就会形成理想的社会行为。这样的个体会依照具体的情境来决定自己的行为，决定自己是否应该参加或参与群体活动，形成适当的社会行为。

（2）控制的需求：是指个体控制别人或被别人控制的需求，是个体在权力关系上与他人建立或维持满意人际关系的需要。个体在早期生活经历中，若是成长于既有要求又有自由度的民主气氛环境里，个体就会形成既乐于顺从又可以支配的民主型行为倾向。他们能够顺利解决人际关系中与控制有关的问题，能够根据实际情况适当地确定自己的地位和权力范围。而如果个体早期生活在高度控制或控制不充分的情境里，他们就倾向于形成专制型的或是服从型的行为方式。专制型行为方式的个体，表现为倾向于控制别人，却绝对反对别人控制自己，他们喜欢拥有最高统治地位，喜欢为别人做出决定；服从型行为方式的个体，表现为过分顺从、依赖别人，完全拒绝支配别人，不愿意对任何事情或他人负责任，在与他人进行交往时，这种人甘愿当配角。

（3）感情的需求：是指个体爱别人或被别人爱的需求，是个体在人际交往中建立并维持与他人亲密的情感联系的需要。这种情形分三种：①当个体在早期经验中没有获得爱的满足时，个体就会倾向于形成低个人行为，他们表面上对人友好，但在个人的情感世界深处，却与他人保持距离，总是避免亲密的人际关系。②若个体在早期经历中被溺爱，他就会形成超个人行为。这些个体在行为表现上，强烈地寻求爱，并总是在任何方面都试图与他人建立和保持情感联系，过分希望自己与别人有亲密的关系，③而在早期生活中经历了适当的关心和爱的个体，则能形成理想的个人行为。他们总能适当地对待自己和他人，能适量地表现自己的情感和接受别人的情感，又不会产生爱的缺失感。他们自信自己会讨人喜爱，而且能够依据具体情况与别人保持一定的距离，也可以与他人建立亲密的关系。

修茨认为以上三种人际关系的需求行为可分为两个方面：主动的表现者和被动的期待者。因此，三种需求两个方面可以构成六种基本类型的人际关系倾向：相容-主动，控制-主动，感情-主动，相容-被动，控制-被动，感情-被动。

三、人际关系的功能

人际关系的功能，是指人际关系对社会及社会个体显示出来的影响和作用，人际关系具有多元性功能。良好的人际关系是每个人保持身心健康，开发个人内在潜能的基本需要。同时，人际关系对社会的发展也具有一定意义。

（一）人际关系的个体功能

1. 发展健全的自我意识　自我意识是指个人对自己的自然属性、社会属性和心理属性的反映。作为自然实体的个人，具有一定的生物属性及功能；作为社会实体的自我，处于一定的社会人际关系中，具有一定的社会属性及作用；作为心理实体的自我，是个人对自己心理属性的认识，包括对自己的感知、记忆、思维、智力、性格、气质、动机、需要、价值观和行为等的意识。健全的自我意识是在人际关系中发展和形成的。

2. 促进个人社会化　个人通过加入社会环境、社会关系及人与人之间的不断交往，为个体提供了大量的社会性刺激，从而保证了个体社会性意识的形成与发展。人只有通过人际关系，才能掌握特定社会环境的语言，并从中获得社会知识；通过与他人交换意见、思想及感觉，可增加自己的社会知识及能力，接受并履行相应的社会行为规范。

3. 促进身心健康　通过人际关系的建立，特别是关系双方的沟通，人们通过彼此倾诉自身的情感经历、情绪等，使自身的情感有所归属；或向他人提供情绪价值，进而增进感情，增加个人的安全感，消除个人的孤独、空虚情绪，化解个人的忧虑及悲伤，维持正常的精神心理健康。良好的人际关系对人的身体健康也有明显的影响，从普遍意义上来说，善于交往对减少疾病、延年益寿产生有利作用。

2.3 促进身心健康调查

4. 促进行为改变　人在交往过程中，彼此相互作用，相互模仿，因此人际关系对促进人的行为改变具有重要的作用。一个人的良好行为会对另一个人的行为产生很大的暗示作用，从而促进其行为的改变。

（二）人际关系的社会功能

1. 净化社会心理气氛，创造良好的社会生活空间　社会群体中人与人之间的交往与联系造成一种重要的心理现象，即社会心理气氛。良好的社会心理气氛，能使群体保持一种稳定而融洽的秩序；恶劣的社会心理气氛，使群体秩序难以维持，甚至会产生群体或社会危机。

2. 促进信息交流，调节情绪，增进团结　在社会生活中，信息的交流与沟通是人们相互联系的重要形式。人们之间通过相互交往，形成一定的社会关系。通过与他人的沟通，可以增进人们之间的相互了解，建立及协调人际关系，促进相互之间吸引及友谊关系的发展。建立人际关系及沟通，可以将信息传达给社会中的每个成员，使人们的社会行为保持一致，使社会处于和谐、稳定、有秩序的状态中。

2.4 真诚的人际关系

3. 增强合力，优化群体的整体效应，提高效率　良好的人际关系有利于提高团体效率，主要体现在两个方面：①良好的人际关系有利于团体内部形成比较融洽的群体氛围，增进群体的团结合作，有利于发挥群体的整体效能，提高工作效率。②良好的人际关系可以使每个人在需要的时候得到支持及帮助，使个人保持良好的工作心境，有利于每个人最大限度地发挥自己的能力及潜能。

思维导图2.1

第二节　人际关系的相关理论

一、认知理论

认知理论（theories of cognition）是关于有机体学习的内部加工过程，如信息、知识及经验的获得和记忆、达到顿悟、使观念和概念相互联系以及问题解决的各种心理学理论。持认知观的理论家有德国格式塔学派的主要代表人物——瑞士的皮亚杰、美国的布鲁纳与奥苏伯尔。社会认知的概念是由美国教育心理学家、认知心理学家布鲁纳于1947年提出的。他认为知觉过程受社会心理因素的制约。在个体与他人的交往过程中，人们会运用个人经验和体会判断他人的内心活动，以及影响相互之间的人际关系。

（一）认知、社会认知的概念

认知是指人的认识活动。人际认知是指个体对他人、自己及人际关系的心理状态、行为动机和意向作出的推测与判断的过程，包括感知、判断、推测及评价等一系列的心理活动过程。人与人之间正是通过相互认知而实现各种交往和互动的，从而形成相互之间的人际关系。

（二）社会认知的特征

1. 知觉信息的选择性　在人际交往过程中，每个人都是通过自己的外表、神态、言语、能力、行为等方面的特征，向他人传递有关个人的信息。但交往的对方并不一定对对方所具有的所有特性都作出反应，而是对信息进行进一步加工，对某些符合自己需要和兴趣的所谓有意义的特性进行选择的反应，从而形成对他人的印象。

2. 认知行为的互动性　人际认知是一个双方信息"双向交流"的过程，是认知者和被认知者之间的互动过程。认知者在获得对方的知觉信息时，被认知者不是被动地等待被感知，而是通过对自己的修饰、言谈、举止的选择，来改变认知者对自己的印象。

3. 印象形成的片面性　人对他人的总体印象是在有限的信息资料基础上形成的。在人际交往过程中，双方的认知会受许多复杂因素的影响，如主观感受、环境、文化背景、当时的心理状态等。人们根据交往过程中获取的一些零散信息进行判断，容易形成对他人的片面性印象。

（三）社会认知的内容

1. 自我认知　是指人在社会实践中，对自己的生理、心理、社会活动以及对自己与周围事物的关系进行认知。自我认知包括自我观察、自我体验、自我感知、自我评价等。自我认知的基本途径是通过社会生活的实践与体验，从社会交往中认识自己，使自己适应社会环境，建立良好的关系。自我认知包括三个部分：物质的自我、精神的自我和社会的自我。物质的自我是指个体对自己的躯体和外界世界中属于自己的那一部分物质所有物的反映，如自我的身体、仪表等。精神的自我是个体对自己心理活动的觉察，是自我的核心。社会的自我是个体对自己被他人或群体所关注的反映，如自己在社会生活中的名誉、地位等。

2. 他人认知　是指对交往对象的正确认识。在社会交往中，交往双方必然要对对方进行观察、了解、判断和评价，形成对对方的看法，以决定双方在交往时进一步应采取的行动。对他人认知的内容包括：对他人情感的认知，对他人情绪的认知，对他人能力的认知，对个人倾向的认知，对他人个性特征的认知。

3. 人际环境认知　是指对自身交往的小环境、小空间进行有目的的观察，包括对自己与他人的关系以及他人之间的关系的认知，以此判断了解自我和他人在共同生活空间群体中的整合性、选择性。对人际环境的正确认知，是处理发展的人际关系必不可少的内容。

（四）社会认知效应

在人际交往中，双方相互形成正确、良好的印象则是协调关系的基础。有些心理效应，在人际印象的形成中既有有利的一面，也会产生一些消极的影响。掌握了这些社会认知效应的客观规律，可以帮助我们避免认知偏差，妥善处理人际关系。

1. 首因效应（primacy effect）　首因效应也叫首次效应、优先效应、第一印象。是指交往双方初次见面时对彼此产生的印象。人们在对陌生人的了解中，最先出现的关于这个人的信息总是占优势的，这类似于第一印象的作用，这就是首因效应。对一个人的第一印象在日后形成总的印象中具有很大的影响甚至起决定作用，成为日后交往的依据。首因效应具有一定的稳定性，因为后继信息很难使其发生根本改变，这种心理倾向对事物的判断有着非常显著的影响。并且，首因效应的产生与个体的社会经历、社交经验的丰富程度有关。首因效应有其积极的一面，也有其消极的一面，带有明显的主观推断和先入为主色彩，影响着人际关系的正常发展。

2. 近因效应（recently effect）　也称新因效应，是指在对客体的印象形成上，最新获得的信息比以前获得的信息影响更大的现象。近因效应远不如首因效应普遍和明显。近因效应的产生，往往是由于在形成印象的过程中，不断有足够引人注意的新信息出现或者是原来的印象已经随着时间的推移而被淡忘。其主要规律为：①当关于某人的两种信息连续被感知时，人们一般倾向于相信前一种信息，并对其印象较深，即首因效应具有重要的作用，而在关于某人的两种信息被断续感知时，近因效应发挥作用；②首因效应在感知陌生人时起重要的作用，而近因效应在感知所熟悉的人时具有重要的作用；③首因效应及近因效应的作用主要取决于认知主体的价值选择及评价。近因效应与首因效应并不是对立的，而是一个问题的两个方面。在人际交往中，第一印象固然重要，但最近印象也不能忽略。

2.5 近因效应的
解释

3. **晕轮效应**（halo effect）　又称光环效应，是指人们在了解某人时，对他的某种特征和品质有清晰明显的印象，由于这个印象非常突出，从而掩盖了对这个人其他特征和品质的了解。晕轮效应实际上是人际交往过程中个人主观判断的泛化、扩张及定型的结果。这是一种以点概面、以偏概全的反应，或者说这种突出的特征或品质像一个光环一样，把人笼罩起来了，使观察者无法注意到他的其他特征和品质，从而以一个人的一种特征或品质，作出对他的整个特征的判断，这会导致社会认知的偏差。所谓的"一白遮百丑""爱屋及乌"就是这种晕轮效应的反应。

虽然晕轮效应使得人们所形成的有关他人的印象与他人的本来面目差别很大，但通过这一途径建立有关他人的印象，却是最迅速、最经济的。晕轮效应可以帮助人们尽快适应多变的外部世界，使外部世界尽快获得结构化、可预言化。

4. **刻板效应**（stereotype）　也称社会固定印象，是指在人们头脑中存在着关于各种类型的固定形象。这种固定形象使人们在看他人时，常常会不自觉地按其年龄、性别、职业等，对他们进行归类，并根据已有的关于这类人的固定形象，作为判断其个性特征的依据。比如：工人比较坦率；农民比较朴实；江浙人聪明伶俐，善于随机应变；山东人刚毅正直，能吃苦耐劳。再比如：年轻人总是认为老年人墨守成规，缺乏进取心；老年人往往觉得年轻人举止不够稳重，办事不可靠，等等。刻板效应在某些条件下，有利于对他人作概括性的反映，但是，它又是一种简单的认知，常常会造成偏见，阻碍人与人之间正确印象的形成。人们的刻板印象一般是经过两条途径形成的：①直接与某些人或某个群体的接触，然后将一些特点加以固定化；②根据间接资料，如他人介绍、传媒的描述等，形成对某个群体的概括性印象。在现实生活中，大多数的刻板印象来自第二条途径。

5. **投射效应**（projection effect）　是指人们在信息不足的情况下了解一个人时，总愿意把自己的某些特性归到认识对象身上。特别是在被了解对象和自己年龄、职业相同的时候更是如此。这种效应使人们在信息不足的情况下评价一个人时，往往会比实际上的那个人更像他自己。所谓"以小人之心，度君子之腹"，反映的就是投射效应的一个侧面。投射效应有两种类型，一种是把个人没有意识到的特性加到他人身上，如富有攻击性的人，往往会认为别人也生性好斗；另一种是个人意识到自己有某些不称心的特征，而把这些特征加到他人身上。

此外，还有浸渍效应、相似效应、互补效应等。尽管这些效应在对他人的认知时也有积极意义，但由于它们都有主观、推断、片面（表面）感知、先入为主等特点，因此都有消极的一面，容易使人造成认知的偏差，甚至产生错觉。

二、吸引理论

（一）人际吸引的含义

人际吸引，也称人际魅力，是人与人之间产生的彼此注意、欣赏、倾慕等心理上的好感，从而促进人与人之间的接近以建立感情的过程。人际吸引是以情感为主导的，并且以相互之间的肯定性评价倾向为前提，是人际交往的第一步，是形成良好人际关系的重要基础。

（二）人际吸引的过程

人际吸引的形成和发展由四个阶段组成：注意、认同、接纳和交往。

1. **注意**　是指对某一交往对象有了人际感知后，感觉到对方的存在，对其产生一定的兴趣并加以关注的过程。注意阶段包括对交往对象的注意、抉择、准备初步沟通等多方面的心理活动。

2. **认同**　是指与选择出来的对象进行进一步的深入交往，接纳和内化交往对象的行为及表现，并给予积极和正面的评价。认同可以缩短交往双方的心理距离。

3. **接纳**　是指情感上与对方相容，常以喜欢、关心、有好感等形式来表达与对方的情感联系。从这一阶段开始，双方关系的性质开始出现实质性变化，人际之间的安全感得到确立，谈话开始涉及与自我相关的内容，并带有一定的情感。如果关系在这一阶段破裂，将会给双方带来一定的心理压力。

4. **交往**　交往互动是人际吸引后的必然行动，它不仅反映了人际吸引已经形成，而且可以使人际吸引进一步发展。交往的初期，双方尽力约束自己，并努力通过行动显示自己的诚意，证明自己愿意与对方真诚相处。随着交往水平的提高，交往双方的关系便发展到心理上相互依赖的高级阶段，即形成了良好的关系，相互的吸引力进一步增强。

（三）人际吸引的规律

1. **相近吸引**　是指人们彼此由于时间以及空间上的接近而产生的吸引。交往双方由于时间和空间的相近，有更多的机会交往。"远亲不如近邻""近水楼台先得月"等，都说明了时空上的接近点是人际吸引形成的重要因素。时间上的接近，如同龄、同期毕业、同期入职等，也容易在感情上相互接近，产生相互吸引。一般来说，生活中经常接近的人们比较容易相互吸引。

2. **相似吸引**　是指交往双方彼此间某些相似或相同的特征而产生的吸引，是产生相互吸引的重要原因。当人们见到具有相同或相似特征的对象时，很容易激发出同感，产生强烈的人际吸引。"酒逢知己千杯少，话不投机半句多"，说的就是交往双方如果志趣相投、性格相近、价值观相似的话，就越容易相互吸引，成为知己。人际交往过程中，具有相同籍贯、民族、经历、专业等均可引起不同程度的人际吸引。

3. **互补吸引**　是指交往双方的个性或需要及满足需要的途径正好成为互补关系时而产生强烈的吸引力。互相补偿的范围包括能力特长、人格特征、需要利益、思想观点四个方面。互补产生相互吸引的原因是人们都有追求自我完善的倾向，当这种追求无法通过个人实现时，就会设法从他人身上获得补偿，以达到个人需要的满足。研究表明，互补因素增进人际吸引多发生在感情深厚的朋友，特别是异性朋友和夫妻之间。

4. 相悦吸引 是指在人际关系中能够使个体在心理或精神上感到愉快满足而产生的吸引。"爱人者，人恒爱之；敬人者，人恒敬之"，就说明了这种心理机制，当与对方能相悦时就说明受到了接纳和认可，满足了自己被人肯定、接纳和认可的心理需求，进而产生进一步交往的吸引力。

5. 仪表吸引 是指受首因效应的影响，观察者在首次与对方接触时，基本上是根据对方的仪表、打扮、风度、举止等外显行为来决定其好恶的。爱美之心人皆有之，美的外貌、风度能使人感到轻松愉快，能对他人产生很强的吸引力。

6. 光环吸引 是指一个人在能力、特长、品质等某些方面比较突出，或者是社会知名度较高等，这些积极的特征就像光环一样使人产生晕轮效应，令人感到他的一切品质特点都富有魅力，从而愿意与他接近交往。光环吸引最突出体现在能力、品质、性格和名望等方面。人们一般都喜欢聪明能干的人，这是因为人人都有一种寻求补偿、追求自我完善的欲望。如果一个人品质高尚，待人真诚、热情，就会让人产生钦佩感、敬重感和亲切感，从而产生人际吸引力。社会生活中还存在这样一种交际现象，有些人具有某种专长或知名度，从而引起众人的倾慕与追求，如崇拜明星的现象就是这个原理的例证。

三、角色理论

（一）角色理论概述

角色理论是由美国哲学家、社会学家乔治·赫伯特·米德奠定基础，后经罗伯特·帕克、雅各布·莫雷诺、拉尔夫·林顿等多位学者的不断丰富和发展，在20世纪20年代和30年代蓬勃发展起来的一种人际互动理论。"角色"一词源于戏剧术语，在20世纪20年代被引入社会心理学，称为"社会角色"。其指与个体的社会地位和身份相一致的行为模式、心理状态以及相应的权利和义务。角色理论是阐释社会关系对人的行为具有重要影响的社会心理学理论，是关于人的态度与行为怎样为其在社会中的角色地位及社会角色期望所影响的社会心理学理论，是试图按照人们所处的地位或身份去解释人的行为并揭示其规律的研究领域。角色理论包括角色扮演、角色期望、角色冲突和角色实现等主要内容。

1. 角色扮演 是指个人在不同的年龄阶段、社会职位、时间场合，面对不同的交往对象所表现出来的行为。人们在处理个人或组织的不同关系时，会扮演着不同的角色。一个人所扮演的各种角色随着个体的生理变化和社会地位的变化而变化，这种变化称之为角色变换。角色变换在人际交往中具有重要的作用。

2. 角色期望 是指社会、团体或他人对角色扮演者行为的期待或要求，是个人行为的动机。社会结构中的一定地位都内在地包含着某种角色期望系统。个体行为通常受到来自两个方面的角色期望的影响：①团体的正式要求。这种要求可以具体化为某种岗位、某种角色的行为规范。②非正式组织或团体、人群的非正式要求。这种也会对角色行为产生某种导向作用。

3. **角色冲突** 是指不同角色行为，以及不同角色期望之间的矛盾。造成角色冲突的原因主要包括在个人角色结构中，不同角色之间的冲突、角色偏差、角色变化后对新角色的角色期望，不熟悉、不理解。

4. **角色实现** 是指在角色扮演和角色期望的基础上，实现自己所扮演的角色。角色实现的过程也就是主体适应环境的过程。角色意识是角色实现的关键。

（二）患者角色

1. **患者角色** 患病时，个体就获得了患者角色。患者角色是一种特殊的社会角色，是社会赋予患者的社会位置、权利和义务的总和。

2. **患者角色的特征** 帕森斯通过观察患者与周围人的互动，从社会学角度提出了患者角色的四个特征。

（1）免除或减轻正常社会角色所承担的责任和义务：当一个人被确认为患者角色时，就应该适当减弱或免除他原来承担的角色责任和义务。免除的程度取决于疾病的性质与严重程度、患者在其支持系统中所得到的帮助等。

（2）患者对其陷入疾病状态没有责任：患病是超出个体控制能力的事情，患者本身也是受害者，不需为其患病承担责任，同时有权利接受帮助。

（3）患者有恢复健康的义务：患者患病是一种不符合社会需要的状态，患者有义务积极求医，努力使自己早日康复。

（4）患者有配合医疗和护理的义务：在诊疗活动中，患者有义务和医务人员通力合作，积极配合治疗和护理，如遵医嘱服药等，以期尽快恢复健康，回归社会。

3. **患者患病后的角色适应不良**

（1）患者角色行为冲突：是指个体由社会角色转向患者角色的过程中，出现心理、行为等方面的冲突。表现为患病后，无法从正常的社会角色中脱离出来，且有焦虑、愤怒、茫然、烦躁或悲伤等情绪反应。患者角色冲突的程度与疾病的轻重缓急、正常角色的重要性和个体性格特征等有关。

（2）患者角色行为强化：是指患者由患者角色向日常角色转化时，仍然沉溺于患者的角色，对自我能力产生怀疑，不愿意退出。尤其是病情好转时，产生退缩和依赖心理，害怕出院后病情加重或复发，对承担常态社会角色的责任感到恐惧不安。

（3）患者角色行为缺如：指个体没有进入患者角色，不承认自己是患者。常常发生于由健康角色向患者角色转变及疾病突然加重或恶化时。

（4）患者角色行为减退：指患者已经适应了患者角色，但是由于某种原因，又重新承担起原来扮演的其他角色，患者角色退回从属地位。如一位心肌梗死的患者，住院治疗后已经好转，但由于她年迈的母亲突发脑卒中，她不得不离开医院去照顾自己的母亲。这是因为"女儿"的角色此时在她心中已经占据了主导地位，于是她放弃了患者角色而承担起女儿角色。

（5）患者角色行为异常：指患者虽然知道自己患病，但难以承受患病、残障或不治之症的挫折，感到悲观、厌倦，甚至产生拒绝治疗、攻击或自杀等行为表现。常见于慢性病长期住院、病情危重、病情反复和不治之症的患者。

四、群体理论

（一）群体的含义和类型

1. 群体的含义　群体是指两个或两个以上的个人通过交往与沟通而组成的集体。集体成员相互依赖、相互作用、谋求共同的目标，并具有相同的利害关系。群体是介于组织和个人之间的一种人群结合体。

2. 群体的类型

（1）正式群体和非正式群体：根据构成群体的原则和方式的不同，把群体分为正式群体和非正式群体。①正式群体是指为了实现组织目标而由一定组织建立起来的群体。其成员有明确固定的权利和义务，有明确的职责分工，有正式的沟通渠道。②非正式群体是指组织内的成员因某些原因而自愿形成的群体。这种群体不是由组织确定而形成的，也没有正式的组织结构，成员之间的相互联系带有明显的情感色彩。

（2）大型群体和小型群体：根据群体的规模和沟通方式，可将群体分为大型群体和小型群体，一般情况下，所谓的大和小都是相对而言的，没有特定的划分标准。从社会心理学的角度，行为科学对大与小的划分提出了一个标准，即群体成员之间是否有直接的、面对面的接触和联系。凡是群体成员之间有直接的、面对面的接触和联系的群体就是小型群体；凡是群体成员之间以间接的方式（通过群体的共同目标，通过各层组织结构等）联结在一起的就是大型群体。

（3）开放型群体和封闭型群体：根据群体的构成不同及取得成员资格难易程度可分为开放型群体和封闭型群体。开放型群体成员经常更换，人员结构不稳定，不适合实施长期任务，但成员更新可带来新的思想、观点等。封闭型群体成员稳定，等级关系严明，适合进行长期任务。

（4）假设群体和实际群体：根据群体是否实际存在，可以把群体分为假设群体和实际群体。假设群体是在实际上不存在的群体，只是为了研究和分析问题的需要而假设的。实际群体是指实际存在的群体，群体成员之间有着实际的直接或间接的联系，如一个家庭、一个班级等。

（二）群体行为理论

1. 群体行为的概述　关于群体行为的定义最早是由美国社会学家罗伯特·埃兹拉·帕克在1927年提出的集群行为概念。他认为"集群行为是在集体共同的推动和影响下发生的个人行为，是一种情绪冲动"。1939年，美国社会学家赫伯特·布鲁默在此基础上进一步补充，认为"群体行为是一种无法预料的破坏正常社会秩序、社会进程和现行社会结构（律法、惯例和制度）的群体活动，它是一种自发协同行为"。1963年，美国社会心理学家斯坦利·米尔格拉姆认为，群体行为是自发产生的，相对常规的组织活动来说可能没有组织性，主要依赖于参与者的相互刺激，其造成的结果和影响往往不可预测。1988年，拉特杰尔大学人文与科学学院社会学教授戴维·波普诺也指出，群体行为一般是在相对自发的、无组织的或者是不稳定的情况下，由某种普遍的影响和鼓舞而产生的行为。

2．群体行为特征

（1）社会助长或抑制作用：社会助长作用是指由于别人在场或者与别人一起活动时所带来的工作效率和绩效的提升。与社会助长相对的是社会抑制作用，是指由于别人在场或者与别人一起活动时所带来的工作效率和绩效的降低。

（2）社会懈怠作用：是指当人们从事可叠加性的工作任务时，随着群体规模的增大，个体的贡献倾向于下降的现象。社会懈怠的产生是由于群体中个体的贡献不可识别。当个体的贡献能够被识别出来时，个体就保持了足够的被评价焦虑，行为动机得到了激发。另外当人们从事非常重要的任务时，社会懈怠的可能性会减小。

（3）从众行为：是指个体在群体的引导或压力之下，多数人的观念或行为向一致的方向变化。

（4）去个性化：个体在群体压力的影响下，自我导向功能会部分削弱或丧失，不会出现某些个体单独活动的行为，称为去个性化或个性消失。

（5）合作与竞争：合作是指个体之间、群体之间或组织之间为了共同的目标和利益互相帮助、协同活动的行为模式。合作所带来的是既有利于自己又有利于他人的行为结果。竞争是指个体之间、群体之间或组织之间在朝向同一个目标努力的过程中，尽可能使自己的收益最大化，并且通常以不顾对方的利益或损害对方的利益为代价。

2.6竞争与合作

3．群体行为理论　群体行为理论是研究非正式组织以及人与人之间的关系问题，如群体的目标、群体的结构、群体的规模、群体的规范、信息沟通和群体意见的冲突等。群体行为理论主要包括：群体动力学理论、信息交流理论、群体关系理论。本部分主要介绍群体动力学理论。德裔美国心理学家库尔特·卢因提出了"群体动力理论"。该理论认为，一个人的行为是个体内在需要和环境外力相互作用的结果。所谓的群体动力理论，就是要论述群体中的各种力量对个体的作用和影响。群体动力理论的主要观点有：①群体是一种非正式组织，是由活动、相互影响，以及情绪三个相互关联的要素组成；②群体的存在和发展有自己的目标；③群体的内聚力可能会高于正式组织的内聚力；④群体有自己的规范；⑤群体的结构包括群体领袖、正式成员、非正式成员，以及孤立者；⑥群体领导方式有三种：专制式、民主式和自由放任式；⑦群体的规模一般较小，以利于内部沟通；⑧群体领导是自然形成的，他要创造条件促使他人为群体出力；⑨群体中的行为包括团结、消除紧张、同意、提出建议、确定方向、征求意见、不同意、制造紧张、对立等。

（三）群体决策

1. **群体决策概念**　群体决策是为充分发挥集体的智慧，由多人共同参与决策分析并制订决策的整体过程。其中，参与决策的人组成了决策群体。

2. **群体决策方法**

（1）头脑风暴法：群体成员通过互相交流、启发，在头脑中形成"智力碰撞"，从而激发创见。头脑风暴法的所有参加者，都应具备较高的联想思维能力。头脑风暴法的主持工作，最好由对决策问题的背景比较了解并熟悉头脑风暴法的处理程序和处理方法的人担任。

（2）反头脑风暴法：对前者提出的设想、方案逐一反驳、质疑。

（3）德尔菲法：德尔菲法本质上是一种反馈匿名函询法。其大致流程是在对所要预测的问题征得专家的意见之后，进行整理、归纳、统计，再匿名反馈给各专家，再次征求意见，再集中，再反馈，直至得到一致的意见。其过程可简单表示如下：匿名征求专家意见—归纳、统计—匿名反馈—归纳、统计……若干轮后停止。德尔菲法具有匿名、反馈、统计的特点。

（4）名义群体法：是群体成员在正式会议上逐一说明个体决策之后再进行群体讨论，从而挑选最佳方案的方法。

（5）电子会议法：是群体预测与计算机技术相结合的预测方法。电子会议法的主要优点是匿名、诚实和快速，而且能够超越空间的限制。决策参与者能不透露姓名地打出自己所要表达的任何信息。它使人们充分地表达他们的想法而不会受到惩罚，它消除了闲聊和讨论偏题。

（6）无领导会议法：不指定负责人的群体讨论，讨论指定问题，并作出决策。可以观测群体成员的组织协调能力、口头表达能力、辩论说服能力等各方面能力。

思维导图2.2

第三节　社　会　情　境

一、社会情境

（一）社会情境的概念

1. **情境（situation）**　牛津英语字典对"情境"的定义是"可以前置于或尾随于任何特殊的语段或文本并且决定其意义的那部分"。可以看出，这个定义是从语言学的角度来界定的。事实上，关于什么是情境，不同学科有着不同的定义。心理学上认为情境就是：在一个既定的时空场景中所展现出来的，能够影响到个体对目标刺激的意义理解的一切事物或信息。美国社会学家威廉·托马斯在《欧洲和美国的波兰农民》这部著作中提到："如果人们把情境界定为真实的，那么它们在结果上也就是真实的。"他认为情境是用来解释人们社会互动机制或过程。即情境是指人们在行动之前对自己所处和面对的情景进行的审慎考虑和主观解释，这种解释对人们采取何种行动有直接影响。

2. 社会环境（social environment） 社会环境有广义和狭义之分，广义的社会环境就是对我们所处的社会政治环境、经济环境、法治环境、科技环境、文化环境等宏观因素的综合。狭义仅指人类生活的直接环境，如家庭、劳动组织、学习条件和其他集体性社团等。

3. 社会情境（social situation） 社会情境是社会心理学研究中的一个非常重要的概念。是指在特定时间、地点和条件下，影响团体或个人的特定社会环境，是微观环境的一种，所以也称之为社会微观环境。

社会环境对人们的社会心理或社会行为具有决定性的作用，然而这种社会环境并不是直接发生作用的，而是要通过社会情境的作用，才能影响一个人或者一个团体的意识行为。例如，医院的社会环境包括服务环境（医疗护理技术、服务理念、人际关系、文化价值）和医院管理环境（规章制度、监督机制、部门间的关系）。在这种环境下，医护人员与患者之间形成了一种工作性、专业性和帮助性的关系，医护人员应一视同仁对待每一位患者，工作态度认真，行为举止端庄稳定，情绪积极、稳定，语言热情、诚恳等。

（二）社会情境的特点及分类

1. 社会情境的特点

（1）互动性：社会情境是人与人之间的互动，涉及双方的言行举止、心理状态以及相互影响。在社会情境中，每个人都是参与者，同时也是观察者和被观察者。这种互动性不仅限于言语交流，还包括非言语行为，如面部表情、肢体动作和声音的微妙变化。通过这些互动，人们传递信息、表达情感、建立关系和解决冲突。

（2）多变性：社会情境是不断变化的，随着时间的推移和环境的变化，情境的性质和意义也会随之改变。这种多变性表现在以下三个方面：①人与人之间的关系，比如从陌生到熟悉，从敌对到友好；②事件的演变，比如从一个简单的误会发展到激烈的冲突；③环境的改变，比如从安静的图书馆到喧闹的市场。

（3）文化性：在社会情境中，人们不仅需要根据共有的文化理解进行交流，还要注意避免文化冲突和误解。正如《周易》所云："文明以止，人文也……观乎天文，以察时变；观乎人文，以化成天下。"文化是因人而生的，是人类活动的产物。一个民族随着经济社会的发展，最终会形成一种独特的文化精神。这种文化精神一旦形成，就会以各种方式渗透到人们的生产活动和日常生活中，影响和塑造着一代代人，成为凝聚全民族的精神纽带，成为一个民族生生不息的精神动力。

（4）情感性：社会情境往往包含情感因素，这些情感可以影响人们的思维、行为和判断。例如，当一个人感到愤怒或焦虑时，他可能更容易做出冲动的决定或采取攻击性的行动。同样的，积极情绪如爱、同情或喜悦也可以促进团队合作和解决问题。了解并管理自己的情绪是成功应对各种社会情境的关键。

（5）主观性：每个人对社会情境的感知和理解都是主观的，它受到个人的经历、价值观和偏好的影响。这种主观性意味着人们在相同的社会情境中可能会有不同的看法和反应。例如，面对一个困难的工作任务，一个人可能会感到焦虑和压力，而另一个人可能会感到兴奋和挑战。尊重他人的观点和理解不同立场是提高社交智慧的关键。

2. 社会情境的分类

情境可根据不同的维度进行分类：按规模可分为宏观社会情境与微观社会情境；按性质可分为积极社会情境和消极社会情境；此外，还可根据目的、活动类型等进行分类。美国社会心理学家高尔顿·威拉德·奥尔波特（Gordon Willard Allport）把社会情境分为3类：真实的情境、想象的情境与暗含的情境。

（1）真实的情境：是指人们周围存在的他人或群体，个体与他人或群体是处于直接面对的相互影响之中。如魏巍在《东方》中写道："虽然事情过去了几年，情景仍然历历在目。""忽如一夜春风来，千树万树梨花开"等都是真实情境的体现。

（2）想象的情境：是指在个体意识中的他人或群体，双方通过传播工具间接地发生相互作用。如"衣带渐宽终不悔，为伊消得人憔悴"。

（3）暗含的情境：是指他人或群体所包含的一种象征性的意义。个体与具有一定身份、职业、性别、年龄等特征的他人或群体发生相互作用，也是一种影响个体行为的社会情境。如"众里寻他千百度，蓦然回首，那人却在，灯火阑珊处"。

（三）社会情境的功能及意义

1. 社会情境的认知功能　在社会心理学中，认知是个体对周围事物的感知、理解与判断过程。社会情境对认知具有重要影响，它可以提供个体对世界的理解框架，影响人们对事物的判断和决策。例如，在不同的文化背景下，人们对同一行为的解读可能截然不同，这就是社会情境的认知功能在起作用。

2. 社会情境的心理意义　社会情境的心理意义主要体现在它对个体情感、动机和价值观的影响上。特定的社会情境可能会激发特定的情感反应，如身处自然灾害现场可能会引发恐惧或同情。同时，社会情境也塑造了个体的行为动机，如追求社会认同、满足归属感等。此外，社会情境还影响个体的价值观形成，如对公平、正义的理解。

3. 社会情境的文化价值　文化是个体与社会互动的产物，它包含了特定社会群体中共同的生活方式、信仰和价值观。社会情境是文化价值的载体，它通过影响个体行为和思维方式，传递和强化了文化价值。例如，在某些文化中强调个人主义，而在另一些文化中，则更重视集体主义。这些价值观就是在特定的社会情境中得以体现和传承。

4. 社会情境的经济影响　经济环境是构成社会情境的重要部分，它对个体和群

体的经济行为产生直接影响。例如，经济繁荣时期，人们的消费观念和投资行为可能
更为积极；而在经济萧条时，人们可能更倾向于储蓄而非消费。此外，社会情境还影
响职业选择、劳动力市场运作等。

5. 社会情境的政治意义　政治环境是构成社会情境的关键因素之一，它涉及政
治制度、权力关系、职权划分和社会运动等方面。社会情境对政治参与、政治态度和
政治认同具有重要影响，同时与政治稳定、社会公正等议题密切相关。

6. 社会情境的教育作用　教育环境作为社会情境的一部分，对个体的发展具有
深远影响。它不仅提供知识和技能的教育，还塑造个体的世界观、价值观和行为模
式。在不同的教育环境中，个体的发展机会和路径可能会有所不同。例如，良好的教
育环境为培养学生的创新思维和领导能力提供氛围和平台。因此，教育环境的改善对
于个体和社会的可持续发展至关重要。

二、文化背景与多元文化

（一）文化背景的概念、影响因素

1. 文化背景的概念

（1）文化（culture）：文化一词的英文为Culture，源于拉丁语"cuhus"，意为栽
培种植、土地开垦，后引出神明祭拜、性情陶冶、品德教化等含义。至十七、十八世
纪，该词内涵已有相当的扩展，指一切经人为力量加诸自然物之上的成果。现在主要
用于描述人的能力的发展。

文化具有广义和狭义的区分。广义的文化是指人类创造的一切物质财富和精神财
富的总和；狭义的文化专指语言、文学、艺术及一切意识形态在内的精神财富。不同
学科对文化有不同的定义，目前比较公认的文化的定义是：文化是在某一特定群体或
社会的生活中形成的，并为其成员所共有的生存方式的总和，包括价值观、语言、知
识、信仰、艺术、法律、风俗习惯、风尚、生活态度及行为准则，以及相应的物质表
现形式。文化是一种社会现象，是人们长期创造形成的产物，同时又是一种历史现
象，是社会历史的积淀物。确切地说，文化是凝结在物质之中又游离于物质之外的，
能够被传承的国家或民族的历史、地理、风土人情、传统习俗、生活方式、文学艺
术、行为规范、思维方式、价值观念等，是人类之间进行交流的普遍认可的一种能够
传承的意识形态。

（2）文化背景：文化背景是指对人的身心发展和个性形成产生影响的物质文化和
精神文化环境。它反映了该社会或民族的生活方式、价值观念、行为规范和思维方
式。因此，在不同历史时期、不同民族、不同地区，人们所创造和积累、发展起来的
文化彼此之间存在很大差异。

（3）多元文化：多元文化是指在同一个社会或地区中，存在着多种不同的文化背
景、价值观和传统。这些文化相互交织、共存，形成了一个丰富多彩的社会结构。多

元文化鼓励对不同文化的尊重和理解，它不仅关注文化的多样性，也强调不同文化间的交流与融合。

2.7 文化是社会认知理论中的重要元素

2. 文化背景的影响因素

文化背景的形成是一个漫长而复杂的过程，不同文化背景的发展过程各有特点，通常是由以下几个因素相互作用而成：

（1）地理环境：地理环境为文化背景提供了物质基础，如气候、土壤、自然资源等。这些因素影响了人们的生产生活方式，进而影响了文化的形成。

（2）历史传承：历史传承是文化背景的重要组成部分，包括历史事件、历史人物和传统习俗等。它们在历史发展的积淀中逐渐形成了独特的文化特色。

（3）社会制度：社会制度对文化背景的形成也有重要影响，如政治制度、经济制度、教育制度等，它们塑造了人们的社会行为和价值观念。

（4）科技发展：科技发展是推动人类社会进步的重要力量。科技发展的影响不仅局限于物质生产领域，也深入人类的精神生活和文化交流中。互联网和信息技术的普及使得全球范围内的文化交流变得更加便捷和快速，也为新的文化形式的出现提供了可能性。

（5）全球化影响：全球化是当代社会发展的重要趋势之一，全球化使得不同文化之间的交流和融合变得更加频繁和深入，也使得各种文化现象在全球范围内传播和扩散。在这个过程中，不同文化的碰撞和交融不仅推动了文化的创新和发展，也带来了一些新的挑战和问题。如何在全球化背景下保持和发展本民族的文化特色和文化传统，是摆在我们面前的一个重要课题。

（二）文化背景的特点

1. 历史性　文化背景是一个国家或地区在长期的历史发展过程中形成的，反映了一个民族的历史、文化传承和社会发展。因此，文化背景具有历史性，是历史积淀的结果。

2. 多样性　由于地理环境、历史传承、经济发展等多种因素的影响，不同国家和地区的文化背景各不相同，呈现出多样性。这种多样性不仅体现在民族文化的差异上，也体现在地域文化的差异上。

3. 群体性　文化背景是特定民族或地区在长期历史发展过程中形成的，代表了一个民族或地区大多数人的文化认同和价值观念。因此，文化背景具有群体性，是一种集体意识的体现。

4. 稳定性　文化背景是在长期的历史发展过程中形成的，因此具有一定的稳定性。这种稳定性意味着文化背景不容易被改变，除非遭受巨大的外部力量或受到内部变革的影响。

5. 功能性　文化背景对于一个民族或地区的社会发展具有一定的功能性。一方面，它能够维护社会的稳定和团结，增强民族认同感和凝聚力；另一方面，它也能够影响人们的思想观念、行为方式和生活方式，从而影响社会的发展和进步。

总之，文化背景是一个国家或地区历史、文化和民族精神的体现，具有历史性、多样性、群体性、稳定性和功能性等特点。了解一个国家或地区的文化背景，有助于深入了解其社会、历史和文化，也有助于更好地理解和尊重其民族价值观和传统。

（三）文化背景对人际关系的影响

文化背景可以影响一个人的价值观、态度、行为习惯，同时也会为社会和个体提供相应的秩序和认同感，对维系社会稳定以及推动社会和谐发展至关重要。

1. 不同的文化背景塑造不同的社交习惯和人际关系模式　比如，某些文化强调个人主义，人们习惯于直接交往，更倾向于依赖个体关系；而另一些文化则更重视合作和集体主义，交往中要考虑许多因素，包括家庭、朋友、社区。

2. 文化背景影响人们沟通的方式和交往的深度　某些文化鼓励直接表达，倾向于开门见山、直奔主题；而另一些文化则更注重委婉和间接的表达，需要更多的语境和暗示来理解对方的意图。这种差异可能会导致交往中的误解和冲突。

3. 文化背景影响人们对人际关系的期望和需求　例如，某些文化背景下的人可能更注重个人隐私和独立，而另一些文化背景下的人则可能更强调亲密关系和相互支持。这些不同的期望可能会导致交往中的压力和不适。

4. 文化背景影响人们对人际关系的处理方式和冲突解决方式　某些文化可能更倾向于直接解决问题，而另一些文化则可能更注重通过协商和妥协来达成共识。这种差异可能会影响交往的效率和满意度。

总之，文化背景对人际关系的影响是多方面的，理解和尊重差异是建立健康、和谐的人际关系的关键。中华民族在悠久历史中形成的既统一又包容的文化特征，使中华文化在与外来文化交汇接触时，既能够海纳百川，不断吸纳外来文化的精华充实本民族的文化，又能够始终保留自身的文化体系和民族特色。中华民族在悠久历史中形成的道德规范和风俗习惯，形成了中华民族共同的思想和行为模式，这成为民族凝聚力的另一个重要来源。正因为如此，中华文明才成为四大文明中唯一没有断流的文明。

三、文化休克

（一）文化休克的概念

文化休克（culture shock），又称为"文化震撼""文化震惊"，是美国著名人类学家奥博格借鉴生理学的概念于1958年首先提出的。他观察到，人来到一种新的文化环境时常常会在心理上出现一段时间的不适反应，如抑郁、疑惑、暴躁，甚至恐惧、自闭等。因此，他将"文化休克"的概念界定为"由于失去了自己熟悉的社会交往信号或符号，对新环境下的社会符号不熟悉，而在心理上产生的深度焦虑症"。

（二）文化休克的原因

个体突然从一个熟悉的环境到了另一个陌生的环境，在以下几个方面产生问题，是导致文化休克的主要因素。

1. 沟通交流　沟通的发生通常会受到文化背景或某种情景的影响。不同的文化背景下，同样的内容可能会有不同的含义，脱离文化背景来理解沟通的内容往往会产生误解。

（1）语言沟通：文化背景和观念的差异，如语种不同或应用方言等均可导致语言不通有时即使使用同一种语言，语言表达的各种形式受文化背景的影响也会产生不同的含义。

（2）非语言沟通：非语言沟通的形式有身体语言、空间效应、反应时间、类语言、环境等。不同文化背景下的非语言沟通模式不完全相同，所代表的信息含义也不同，如果没有掌握非语言沟通的方式及含义，可能会发生文化休克。

2. 日常生活活动差异　每一个人都有自己规律的日常生活方式和习惯性活动。当文化环境改变时，个体往往需要改变自身的生活习惯，如作息、饮食、交通等，去适应新环境的文化模式。这种适应过程需要花费时间和精力，个体可能会产生受挫感，引起文化休克。

3. 孤独　在异域文化中个人丧失了自己在本文化环境中原有的社会角色，同时对新环境感到生疏，又与亲人或知心朋友分离或语言不通，孤独感便会油然而生造成情绪不稳定，产生焦虑、恐惧、无助等情绪，出现文化休克。

4. 风俗习惯　不同的文化背景具有不同的风土人情，进入新的文化环境则必须了解新环境的风俗习惯，接受并适应与自己不同的风俗习惯。

5. 态度和信仰　态度是人们在一定的社会文化环境中与他人长期相互作用而逐渐形成的对事物的评价和倾向。信仰是对某种主张或主义的极度信任，并以此作为自己行动的指南。受自身环境的文化模式影响，不同文化群体之间的态度、信仰、人生价值观和人的行为均不同。当一个人的文化环境突然改变，其长时期形成的母文化价值观与异域文化中的一些价值观产生冲突，造成其行为的无所适从。

以上造成文化休克的五个原因使个体对变化必须作出调整和适应。当同时出现的原因越多、越强烈，个体产生文化休克的强度越大。

（三）文化休克的表现及对人际关系的影响

1. 文化休克的发展阶段　"文化休克"大体上有四个阶段：蜜月阶段、沮丧阶段、调整恢复阶段和适应阶段。

（1）蜜月阶段（honeymoon phase）：当一个人刚到一个新的环境，由于新鲜感，所以心理上兴奋，情绪上高涨。这个阶段一般持续几个星期到半年的时间。对于大多数第一次出国的人来说，出国前对崭新的生活充满美好的憧憬，在接触异国文化后的最初几天，会对新环境的一切感到兴奋，对所见所闻感到新鲜，感觉就像处于兴奋的"蜜月"阶段一样。

（2）沮丧阶段（anxiety or rejection phase）："蜜月"期过后，由于生活方式、习

惯等方面与原来不同，尤其是价值观的矛盾和冲突，在国外生活的兴奋感渐渐被失望、失落、烦恼和焦虑所代替。随着在新环境中生活的时间增长，人们可能会开始感受到难以融入新文化而产生的挫败感、焦虑、失落等负面情绪。语言障碍、交通问题、社交冲击等都可能成为挑战。这一阶段是最容易产生抑郁倾向的时期。

（3）恢复调整阶段（regression and adjustment phase）：在经历了一段时间的困惑和挑战后，人们开始努力寻找解决文化困境的方法，并逐渐接受新的文化习惯和生活方式。他们也会更加积极地参与社会活动，拓展人际关系网络。

（4）适应阶段（acceptance and adaptation phase）：在这一阶段，"外乡人"的沮丧、烦恼和焦虑消失了。他们基本上适应了新的文化环境，适应了当地的风俗习惯，能与当地人和平相处。最终，在语言能力提升和人际关系延展的基础上，大多数人能够达到完全适应新的文化环境，适应了当地的风俗习惯。此时，他们可能已经形成了多元文化身份认同，能够从多个角度看待和理解问题。

2. 文化休克的表现　个体经历文化休克的表现有：沉默，回避，焦虑不安甚至有激越行为。这主要取决于其所处的文化休克的阶段，通常有以下几种表现：

（1）焦虑：焦虑是指个体处于一种模糊的不适感中，是自主神经系统对非特异性的、未知的威胁的一种反应。①生理表现：坐立不安、失眠、疲乏、声音发颤、手颤抖、出汗、面部紧张、瞳孔散大、眼神接触差、尿频、恶心或呕吐，特别是动作增加，如反复洗手、喝水、进食、抽烟等，可有心率增快、呼吸加快、血压升高。②情感表现：自诉不安，缺乏自信、警惕性增强、忧虑、持续增加的无助感、悔恨、过度兴奋、容易激动、爱发脾气、哭泣、自责、谴责他人，常注意过去而不关心现在和未来，害怕出现意料不到的后果。③认知表现：心神不宁，注意力不能集中，对周围环境缺乏注意，健忘或思维中断。

（2）恐惧：恐惧指个体处于一种被证实的、有明确来源的惧怕感中。文化休克时，恐惧的主要表现是躲避、注意力和控制缺陷。个体自诉心神不安、恐慌，有哭泣、警惕、逃避的行为，冲动性行为和提问次数增加，疲乏、失眠、出汗、噩梦、尿频、尿急、腹泻，面部发红或苍白，呼吸短而促、血压升高等。

（3）沮丧：由于对陌生环境不适应而产生的失望、悲伤等情感。①生理表现：胃肠功能衰退，出现食欲减退、体重下降、便秘等问题。②情感表现：忧愁、懊丧哭泣、退缩、偏见或敌对。

（4）绝望：绝望指个体主观认为没有选择或选择有限，万念俱灰以致不能发挥自身的主观能动性。文化休克时，绝望的主要表现为生理功能低下，言语减少，情绪低落，情感淡漠，被动参加或拒绝参与活动，对以往的价值观失去评判能力。

（四）文化休克的应对及调适

1. 预先了解新环境的基本情况　通过各种途径充分了解、熟悉新环境中的各种文化模式，如所在地的风俗习惯、地理环境、人文知识等，以预防文化冲突时突然产生强烈的文化休克。

2. 针对新文化环境进行模拟训练　进入新环境之前适当进行生活方式以及生存技能模拟训练。

3. 主动接触并理解新环境中的文化模式　在两种不同的文化发生冲突时，如果人们理解新环境中文化现象的主体，就会较快接受这一文化模式。参加有益的社会活动，人们可开阔视野，学习如何在不同人文环境中处理人际关系。

4. 寻找有力的支持系统　正式的支持系统包括有关的政府组织或团体，非正式的支持系统包括亲属、朋友等。

文化休克是个体在社会环境中的复杂体验及应对过程，而非疾病。在此期间个体可能会产生不舒服甚至痛苦的感觉，并通过不同的方式影响个体。处于ICU的患者因为环境因素、文化程度、自尊与习惯、疾病因素等产生焦虑不安、恐惧、悲观、绝望、依赖等心理问题，医务人员应与患者建立良好的护患关系，用通俗易懂的语言与患者沟通，耐心介绍医院环境，尊重患者的人格，减轻患者的思想负担，有效减轻文化休克。

思维导图2.3

第四节　建立良性人际关系的策略

一、社会情境评估

1. 社会文化背景　社会文化背景是一个复杂且多元化的概念，受历史、地理、语言、宗教、价值观、道德标准、传统习俗和社会规范等因素的影响。这些因素不仅影响人们的思想观念和行为方式，还对社会的发展和变迁起着重要的推动作用。在评估社会情境时，了解社会文化背景的差异对于避免误解和冲突，促进跨文化交流至关重要。不同的社会文化背景会产生不同的价值观、信仰体系和行为准则，进而影响到人际交往的方式和质量。

2. 社会经济状况　社会经济状况是指该社会的经济发展水平、产业结构和居民生活状况等。经济发展水平直接影响着社会发展的进程，产业结构决定了社会资源的分配和就业状况，居民生活状况则反映了社会的公平和福利水平。评估社会经济状况有助于了解社会的经济基础和发展潜力。

3. 社会政治环境　社会政治环境是指该社会的政治制度、治理方式和权力关系等。政治制度决定了政府的组织和运作方式，治理方式决定了政府与公民的关系，权力关系决定了社会的稳定和民主程度。评估社会政治环境有助于了解社会的政治生态和政府能力。

4. 社会技术发展　社会技术发展是指该社会的技术创新和应用情况。技术创新和应用对于推动社会发展具有重要作用，同时也会对人们的生产和生活方式产生影响。评估社会技术发展有助于了解社会的技术水平和发展趋势，为制订相应的科技政策和产业发展策略提供依据。

5. **社会心理因素**　社会心理因素是指人们在特定社会环境下所表现出的心理特征和行为倾向，如群体心理、角色心理等。这些心理因素会影响人们的行为和决策，也会对社会的发展和变迁产生影响。评估社会心理因素有助于了解人们的心理需求和行为模式。

6. **社区互动与支持**　社区互动与支持是指社区成员之间的互动关系和相互支持的情况。社区是人们生活的重要场所，社区成员之间的互动和支持对于社区的凝聚力和发展具有重要作用。评估社区互动与支持有助于了解社区的发展状况和居民的需求。

二、人际关系的构建目标

人际关系的构建目标主要包括以下几个方面：

1. **建立互信关系**　互信是人际关系的基础，通过真诚、理解和尊重等方式建立起互信关系，能够使人们在交往中更加坦诚和开放。

2. **促进沟通交流**　良好的人际关系能够促进人们之间的沟通交流，使信息传递更加准确、及时和有效，有助于解决矛盾和问题。

3. **增强社会支持**　良好的人际关系能够提供社会支持，包括情感支持和实际帮助。这种支持能够在人们面对困难和挑战时提供力量和支持。

4. **提升自我价值**　通过与他人的交往和互动，人们能够更好地认识自己、发掘自己的潜力和才能，提升自我价值感和自信心。

5. **实现共同成长**　在良好的人际关系中，人们能够互相学习、互相帮助、共同成长。这种成长不仅限于个人层面，还能够推动整个社会的发展和进步。

总之，人际关系的目标是通过建立互信关系、促进沟通交流、增强社会支持、提升自我价值和实现共同成长等方式，促进人们的心理健康和社会适应能力，提高人们的生活质量和幸福感。

三、人际关系构建和发展的策略技巧

1. **平等待人**　平等待人是协调个人与他人关系的前提，是人际关系赖以生存的基础。人与人之间的平等集中表现在人格和法律地位上的平等。在人格上，每个人都有自己的尊严，都需要获得同样的尊重；在法律地位上，每个公民都平等享有法定的权利，都平等地履行法定的义务。只有消除歧视（种族歧视、种姓制度、性别歧视等），无论其天赋、出身、职位、贫富，都本着真诚、尊重、友善的态度彼此相待，为弱势人群（老年人、儿童、残疾人等）提供力所能及的帮助，才能创造一个更加美好、和谐的社会。

2. **换位思考**　换位思考是设身处地为他人着想，即想人所想、理解至上的一种处理人际关系的思考方式。人与人交往时，要站在别人的立场去考虑问题，善于从对方的角度和处境认知对方的观念、体会对方的情感、发现对方处理问题的个性方式，实现共情传达，达到感情上的共鸣。在医患关系中，换位思考有助于医务人员更好地理解患者病情、需求和情感，从而提供更贴心的医疗服务；同时也有助于患者更好地理解医生的治疗方案和决策，从而建立信任和配合，提高医疗服务质量。

3. 包容　在工作及生活中文化差异不可避免，面对差异，包容可以增进了解。①要尊重个人差异，不要用自己的标准去衡量别人，而要求同存异、相互谅解，不求全责备，避免过度批判。②包容他人的错误和缺点，"水至清则无鱼，人至察则无徒"，不完美的人是常态，做到对待他人的缺点有容忍和理解，不要在某一点上过于苛求。③最后是不断发掘和挖掘他人的优点，慢慢建立合作和信任，才能成功解决存在的问题。

4. 诚信　诚信是指对待自己和他人保持公正、真实、坦诚和正直的态度和行为。在人际交往中，诚信是建立信任和友谊的必要条件。交往中的失信会让人感到失望和不信任。因此，我们要遵守诺言，遵循自己的公认的承诺，履行承诺，不轻易改变自己的原则。其次是坦白直接，不需要伪装或粉饰，与别人沟通应该简单明了，说到做到，没有任何犹豫和推卸责任。最后是正直，要承认自己的错误，对于自己的好处或他人的好处保持积极的建议。

5. 等距离交往　等距离交往是指人际关系中保持一种适度的距离，既不过于亲近也不过于疏远，使双方都能感到舒适和自在。适当的距离能够使双方感到舒适，有助于建立信任关系，并促进有效的信息交流。医务人员与患者或患者家属沟通时，双方的距离要适当，太近或太远都不好。如果沟通距离太近，可能会让患者或家属感到不舒服和压迫感，而距离太远则可能会让患者或家属感到被忽视或冷漠。因此，医务人员需要根据具体情况灵活调整沟通距离，以确保与患者或家属之间的交流达到最佳效果。如与老年、儿童沟通时，距离可适当近些以示尊重和亲密。年轻的医务人员对同龄的异性患者则不宜太近，以免产生误解。

2.8 刺猬法则

6. 语言艺术　语言交往是指人们运用语言的功能而进行的信息传递和相互影响的过程。通过准确、清晰、礼貌、适宜的语言表达，可以传达信息、建立关系、传递情感、解决问题，从而建立起良好的人际关系。医务人员必须善于运用语言艺术，达到有效沟通，使患者能积极配合治疗，早日康复。医务人员语言美，不只是医德问题，而且直接关系到能否与患者进行良好的沟通。因此，医务人员一定要重视语言在临床工作中的意义，不但要善于使用美好语言，避免伤害性语言，还要讲究与患者沟通的语言技巧。

7. 倾听　人际沟通是一种双向行为，人们在诉说的同时，必须学会倾听。沟通心理学强调，一个善于沟通的人首先应该是一个合格的听众。倾听能够建立良好的人际关系、促进有效的沟通、增强互动和共鸣，同时也能提供支持和帮助。语言交流是医务人员与患者互相交换信息的最基本方式，而倾听则是获取患者信息最基础和最重要的方式，医患沟通过程中，患者需要把自己身体上的病痛、精神上的感受诉说给医者，释放出来，这种倾诉性的释放有利于患者的身心康复；医务人员通过耐心倾听患者的诉说，可以获取更多所需要的信息，为下一步的治疗和护理提供依据，也体现了医务人员对患者的关心、关怀。

8. 情绪　情绪是指人们对事物内心的感受，经由身体表现出来的状态，也称之为心情。一般而言，情绪分为正面情绪和负面情绪。每个人都有情绪失控的时候，处理问题时容易言行过激，还会消耗自己的能量，长期负面情绪会影响个人的身体、工作和生活。当情绪稳定时，它对于建立健康、亲密和长久的人际关系起着至关重要的作用。①情绪稳定有助于人们理性地表达自己的需求和感受，同时也更能够倾听和理解他人的观点，从而增进彼此之间的理解和共识；②情绪稳定有助于人们冷静地分析问题，寻求解决方案，并与他人合作解决冲突；③情绪稳定有助于建立和维护亲密的人际关系，增进彼此之间的信任和依赖，从而加强关系的稳固性；④情绪稳定有助于减少焦虑、抑郁和其他心理健康问题的发生，使人更能够积极地参与人际交往。因此人际交往中要学会管理情绪，调整个人的认知和主观感受，适当表达自己的情绪，采取合宜的方式（如听音乐、散步、诉说、运动锻炼等）疏解负面情绪，培养情绪修养，心胸豁达，学会包容等。

思维导图2.4

良好的人际关系的建立不仅需要个人的努力，更需要他人的配合，一个人是无法形成人际关系的，只有周围的人都能够意识到人际交往的重要性，才能建立持久的、健康的人际关系，从而使社会有序、和谐地发展下去。

2.9小结

思　考　题

一、选择题

1. 通常所说的"远亲不如近邻"，体现人际关系影响因素中的（　　　）

A. 空间距离　　　B. 个性品质　　　C. 主观印象　　　D. 交往频率　　　E. 相似性

2. 美国心理学家威廉·修茨认为，每一个个体在人际互动过程中，都有三种基本的需求，不包括（　　　）

A. 相容的需求　　　B. 控制的需求　　　C. 感情的需求　　　D. 认知的需求

E. 安全的需求

3. 交往双方初次见面时彼此产生的印象称为（　　　）

A. 近因效应　　　B. 首因效应　　　C. 晕轮效应　　　D. 刻板印象

E. 投射效应

4. 古人云"酒逢知己千杯少，话不投机半句多"，体现的人际吸引规律中的（　　　）

A. 相近吸引　　　B. 相似吸引　　　C. 互补吸引　　　D. 相悦吸引

E. 仪表吸引

5. 不同角色行为以及不同角色期望之间的矛盾指的是（　　　）

A. 角色实现　　B. 角色期望　　C. 角色冲突　　D. 角色扮演

E. 角色依赖

6. 魏巍在《东方》中写道："虽然事情过去了几年，那幅情景仍然历历在目，"体现的是（　　　）

A. 真实的情境　　B. 想象的情境　　C. 暗含的情境　　D. 虚构的情境

E. 模拟的情境

二、案例分析题

1. 患者女性，56岁，因急性心肌梗死入院，住院后经过治疗病情已经好转，但是由于其年迈的母亲突然摔倒骨折住院，她不顾医生劝阻，毅然离开医院，承担起照顾自己母亲的责任。请根据病例分析，该患者出现了哪种角色适应不良？并分析其心理原因。

2. 吕华是一名留学生，她来到一个完全陌生的国家开始了她的留学生活。其间，她发现新的国家一切都与自己的国家不同。因为语言、文化、生活习惯等的不同，她感到困惑和不安，不知道自己如何适应这个新的环境。吕华开始怀念自己的家乡，想念自己的家人和朋友，她感到失落和无助，甚至开始出现食欲不振。她对自己的未来感到担忧和迷茫，不知道自己能否在这个陌生的国家里完成学业。根据上述情境，请分析吕华出现了什么情况？出现这种情况的原因有哪些？

三、沟通实践训练

4～5人一组，请每位同学分别陈述大学生活中自己印象最深刻的事情，其他同学分析其属于人际认知效应中的哪种效应？

2.10参考答案

（张　华　王振丽）

参 考 文 献

［1］　武莉, 尹肖云, 窦豆. 医学理论与临床应用 [M]. 长春: 吉林科学技术出版社, 2019.

［2］　杨丹. 人际关系学 [M]. 武汉: 武汉大学出版社, 2019.

［3］　原光. 管理心理学 [M]. 北京: 中国政法大学出版社, 2018.

［4］　张国平, 岳炳红, 巴磊等. 管理学 (2版) [M]. 北京: 北京交通大学出版社, 2018.

［5］　李伟. 组织行为学 (2版) [M]. 武汉: 武汉大学出版社, 2017.

［6］　郎宏文, 孙英杰. 管理学基础 [M]. 北京: 中国铁道出版社, 2017.

［7］　谢虹, 王向荣, 余桂林. 护理人际沟通与礼仪 [M]. 武汉: 华中科技大学出版社, 2017.

［8］　李楠. 人际交往心理学 [M]. 北京: 新华出版社, 2017.

［9］　周晋. 医患沟通 [M]. 北京: 人民卫生出版社, 2018.

［10］　段万春. 组织行为学 (4版) [M]. 北京: 高教出版社, 2020.

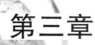

第三章
人际沟通的相关理论

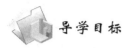导学目标

基本目标：

识记

准确表述以下概念：沟通、人际沟通、人际沟通分析、自我状态、人生脚本、生活定位。

理解

1. 归纳沟通的特点和功能。

2. 解释人际沟通的含义、类型、层次、特征和影响因素。

3. 说出自我状态的类型。

4. 解释人生脚本的自我认知和行为模式，以及这些模式如何影响人们的生活。

5. 归纳生活定位的特点和基本类型。

6. 说明文化角度觉察的内容。

7. 说出社会交往形式的主要类型。

运用

1. 运用人际沟通中的常见类型进行沟通。

2. 运用人生脚本自我分析的步骤进行自我分析。

3. 运用结构分析的步骤模拟结构分析。

发展目标： 能用积极的沟通态度处理不同情境的沟通问题，包括尊重他人观点、愿意倾听和接受反馈；提高跨文化沟通的敏感性，意识到不同文化背景对沟通的影响；具备发展解决问题的态度，能够在人际关系中应对挑战和困难。

思政目标： 通过本章节学习，学生有积极的人际关系和社会责任感，更好地实践正确的价值观和道德观；了解多元文化，包容不同观点，形成开放、包容、进取的思想品质。

导　言

人际沟通是指个体之间通过语言、非语言和符号系统进行信息交流的过程。人际沟通理论涵盖了广泛的概念和模型，以解释和理解人们在交往中是如何相互影响的。这些概念和模型从不同视角诠释了人际沟通理论，帮助人们理解交流过程中的动态和复杂性。在实际应用中，这些理论可以帮助人们改善沟通技能，建立和维护组织内外关系，提高工作效率，增强团队凝聚力和归属感，消除隔阂和误解，建立互信和共识，避免信息孤岛和冲突的发生，维护组织的稳定及和谐，实现共赢和合作发展。

案例

患者女性，29岁，某单位财务人员，因发现右侧乳房肿块2个月而就诊。自述2个月前无意中发现右侧乳房有一小肿块，无疼痛，没有在意。近来发现肿块不断增大，乳房皮肤肿胀，所以入院接受手术治疗。她感到非常焦虑，对手术过程和康复期间的情况感到担忧。一名护士负责为她提供治疗过程信息及护理支持。

思考：请用人际沟通分析理论对此案例进行分析并提出解决方案。

3.1案例分析

第一节　沟通的基本概念

一、沟通的含义、类型

（一）沟通的含义

沟通（communication）是信息发送者遵循一系列共同规则，凭借一定媒介将信息发给信息接收者，并通过反馈以达到理解的过程（第一章有相同的内容）。简言之，沟通是一项活动，是形成人际关系的重要方法；人与人之间需要沟通，通过沟通，人们可以与周围的社会环境发生联系，社会也可以通过人与人之间的相互沟通而形成各种关系。沟通的根本目的是传递信息，信息的传递过程就是沟通，沟通的内容就是信息。

（二）沟通的类型

任何沟通都是一种"双方"之间的交流和联络。根据沟通"双方"的性质不同，沟通可以表现为人与人之间的沟通（人际沟通）、人与机器的沟通（人机沟通），以及机器与机器之间的沟通（如两传真机之间的信息传递）。根据沟通的行为活动不同，可将沟通分为以下类型：

1. 内在沟通　是指信息作用下，人对自身神经思维运动所做的各种反应，也称内在传播。例如，独处思考或冥想就是一种内在沟通，在这个过程中通过挖掘自己过去储存的信息，自己与自己讨论，与自己过去读过的书籍进行交流，与所有对自己产生过影响的思想进行交流。

2. 人际沟通　广义的人际沟通是指内在沟通以外的一切沟通；狭义的人际沟通是指人与人、面对面的沟通。人际沟通具有规模小、直接性、范围易控制和获得的反馈机会多等特点。

3. 组织沟通　是指在一定组织内的成员与成员，组织与组织，组织与环境之间进行的信息、情感交流。组织形成的过程就是沟通的过程，组织沟通是组织活力的源泉，是组织关系的黏合剂，是组织功能的润滑油，是组织机体的防腐剂。通常采用会谈、会议、文件等形式进行。

4. 群体沟通　是指个体对群体的沟通，一般呈单向沟通。授课、演讲是群体传播中最普遍的应用形式。

5. 大众沟通　是指职业化的传播机构通过传播媒介，如广播、电视、报刊等对大众进行的传播的沟通形式。具有受众多、规模大、时效性强、无组织性、传播速度快、不易进行反馈、同时需要专门的媒介（机构）等特点，具有认识、教育、娱乐和宣传四大功能。

二、沟通的构成要素与基本模式

（一）沟通的构成要素

德国心理学家海因曾在1973年以控制论的传播模式为背景提出了沟通过程中的基本要素。完整的沟通过程是由信息背景、信息发出者、信息、信道、信息接受者及反馈六个要素组成。

1. 信息背景　信息背景（information background）是引发沟通的"理由"，如需要讨论的事物、互动发生的场所环境。信息背景反映在沟通者的头脑中，刺激沟通者产生沟通的愿望和需要，这种愿望和需要可能是清晰的，也可能是模糊的。客观存在的刺激是产生沟通的前提和依据。海因认为，一个信息的产生，常受信息发出者过去的经验，对目前环境的领会以及对未来的预期等影响，这些都称为信息的背景因素。因此，要了解一个信息所代表的意思，不能只接受信息表面的意义，还必须考虑信息的背景因素，注意其中的真实含义。

2. 信息发出者　信息发出者（message sender）是指发出信息的人，也称为信息来源。信息发出者的想法必须通过一定的形式才能进行传递，这种形式就是对信息进行编码。所谓编码就是信息发出者将要传递的信息符号化，即信息转换成语言、文字、符号、表情或动作。编码前，信息发出者先对自己的想法进行解释，并在此基础上找到恰当的表达形式。口头语言和书面语言是最常用的编码形式，除此之外，还可以借助表情、动作等进行编码。

3. 信息　信息（message）是指沟通时所要传递和处理的信息内容，即信息发出者希望传达的思想、感情、意见、观点等。信息必有一定的内容意义，其内容意义可能会带有背景因素的色彩及信息发出者的风格，可以说是上述两者的具体化。信息主要由三个方面组成。

（1）信息代码：是指有组织并能表达一定内容意义的信号。这些信号是按一定规则（如语法规则）组织起来的，如说话时的语言组合，写信中的词组句子等，是信息的显示器，具有完整性、合乎文化、能够表达一定思想的特点。

（2）信息内容：是指信息所代表的意义或要表达的含义。如书信中可以表达情感和具体意义的词句，调色板上能够展示画面的各色油彩等都是信息内容，即信息内容可以是一本书、一篇讲话、一首交响乐和一幅图画。

（3）信息处理：是指对信息代码和内容进行选择和安排的决定。决定一旦做出，就要通过各种途径送出。

4. 信道　信道（route of message transmission）是指信息发出者传递信息的工具或手段，也称媒介或传播途径，如视觉、听觉、触觉等。在科学技术迅速发展的今天，一条沟通渠道通常可以同时传送多种信息，如视频、电话、会议和其他多媒体技术，可以同时传送声音、文字、图像、数字等，极大地方便了复杂信息的传递。在信息传递过程中，如果沟通渠道选择不当，沟通渠道超载或者沟通手段本身出现问题，都可能导致信息传递中断或失真，如选用书面报警传递火警信息显然是不合适的。因此说，有效的沟通离不开有效的信息传递途径。

一般来说，信息发出者（如老师、医务人员）在传递信息时使用的途径越多，对方越能更多、更快、更好地理解信息内容。美国护理学专家罗杰斯在1986年做过一项信息沟通方面的调查，结果表明：一个人能记住他所听到内容的5%，记住其所见过内容的30%，记住其所讨论内容的50%，记住其亲自做的事情的75%，记住其教给别人做的事情的90%。

5. 信息接受者　信息接受者（message receiver）是指接收信息的人。从沟通渠道传递的信息，需要经过信息接受者接收并接受之后，才能达成共同的理解并形成有效的沟通。信息接受过程包括接收、解码和理解三个步骤。首先，信息接受者必须处于接收状态，其次，将收到的信息符号解码，即将符号信息还原为意义信息，变成可以理解的内容，最后，根据个人的思维方式理解信息内容。只有当信息接受者对信息的理解与信息发出者发出的信息含义相同或近似时，才能形成有效沟通。所谓听而不闻、闻而不解，都会造成沟通的失败。

6. 反馈　反馈（feedback）是指信息接受者返回到信息发出者的信息，即信息接受者对信息发出者作出的反应。这是确定沟通是否有效的重要环节。信息发出后必然会引起信息接受者的某种变化（反应），包括生理的、心理的、思想的或行为的改变等。不管这种反应或改变多么微小，即使是在表面上看不出来的某些心理反应，它都是客观存在的。同时，这些反应或改变又会成为新的信息返回给信息发出者。在人际沟通中，信息发出者和信息接受者之间随时进行着角色互换，从而使人际沟通呈现出连续不断的过程。

只有通过反馈，信息发出者才能最终判断和确认信息传递是否有效；只有当发出的信息与接收的信息相同时，才能形成有效沟通。一般情况下，面对面的沟通反馈较为直接迅速；而通过辅助沟通手段进行的沟通，反馈环节易被削弱。因此，医务人员工作中应加强病房巡视，不能单纯依靠传呼器、监护仪等观察和了解病情。

3.2 沟通的构成
要素示例

（二）沟通的基本模式

沟通模式是一种理论性的、简化的对沟通性质和过程的表述，它是对现实的一种重构。沟通理论的研究始于20世纪初，兴起于20年代至40年代，而真正运用科学方法提出沟通理论模式是在第二次世界大战以后。现根据沟通的发展历程，简要介绍几种主要的沟通模式。

1. 拉斯韦尔模式　1948年，美国政治学家哈罗德·拉斯韦尔对亚里士多德在《修辞学》中提出的沟通五要素进行了改造，首次提出了典型的线性沟通模式。在这个模式中，拉斯韦尔对五要素的分析是：A.控制，即沟通发出者（Who）；B.内容，说什么及怎么说（says what）；C.媒介，沟通的信道（in which channel）；D.受众，接受者（to whom）；E.效果，媒介对沟通内容的意见、态度和行为（with what effect）等。由于这五个要素的英文单词均含有一个"W"，故又称为5W模式。

拉斯韦尔模式第一次较为准确地描述了构成沟通事实的各个要素，有助于用来组织沟通问题的讨论。但它将沟通过程描述为既无受者反馈，又无各要素相互作用的单向直线型模式，使其脱离了与社会的联系，从而对后人的研究产生了消极的影响。在拉斯韦尔提出5W模式十周年时，布雷多克在《拉斯韦尔公式的扩展》（1958）中又增加了两个W："在什么情况下？""为了什么目的？"构成7W模式，但同样存在忽略反馈要素的缺点。

2. 申农－韦弗模式　1949年，由美国数学家申农及其同事韦弗从信息论的角度提出了"数学传播理论"的模式。其主要贡献是发现了沟通的负功能——噪声对信号的干扰。申农－韦弗模式同样也是线性模式，所不同的是该模式由四个正功能单元和一个负功能单元组成。四个正功能单元为信源（要传播的信息）、发射器（有将信息转变为信号的能力）、接收器（有将信号解释为信息的能力）、信宿（信息要送达的目的地：人或物）；一个负功能单元为噪声来源（各种干扰）。该模式十分机械地将电路原理的直线性单向过程比作人的传播过程，忽视了内容、效果、情况以及人的功能性和社会性。有学者认为，这种技术性的沟通模式只适用于机械方面，若要用于人类方面，则要进行修正和改造。

3. 施拉姆模式　1954年，美国传播学者施拉姆受美国心理学家奥斯古德的启发，提出了循环沟通模式，该模式的贡献主要包括四个方面：一是与单向沟通模式划清界限；二是强调信息与目的地（发出者和接受者）之间只有在其共同经验范围之内才存在真正的沟通；三是传授双方在编码、解释、译码、传递和接收信息时，是相互作用和相互影响的；四是沟通是一个循环往复、持续不断的过程。

上述沟通模式大体反映了现代沟通理论的发展历程和趋势。拉斯韦尔对沟通的基本要素进行分析、研究，在理论上构建了第一种沟通模式，为这门学科的发展奠定了基础。申农、韦弗首次提出了信息的概念，并对信息传递及干扰进行了详细的研究，为沟通理论的发展开辟了道路。施拉姆等人的循环模式真实地呈现了信息交流的复杂性，较全面地反映了传播的主要过程。但是，纵观他们的研究，仍然存在许多局限性。一是研究的角度偏重报刊、广播、电视等传播媒介，其成果只能适用于宣传、新闻等领域；二是近年来的研究几乎都倾向于人际沟通、社会沟通等，而对于组织沟通这一庞大的领域却极少有人问津；三是众多沟通模式均认为人（发出者和接受者）是容易沟通的。此外，上述模式中尽管都提到了沟通中的反馈，但强调的主要是对信息的传递。因此，这些被人们引为经典的沟通模式并不能解决沟通中存在的所有问题，特别是不能解决组织沟通中的问题。

三、沟通的特点与功能

（一）沟通的特点

使人类有别于其他动物社会的主要特点是人类沟通的特性。具体有如下特点：

1. **社会性**　生活在社会中的人们以信息沟通为主要方式，沟通是社会得以形成的工具。通过运用复杂的符号系统来交换信息、交流思想、融洽感情、建立联系、增强信任、调整行为、提高效率，不断推动社会的进步与发展。英文中沟通（communication）一词与社区（community）一词有共同的词根，这绝非偶然。因为如果没有沟通，就不会形成社会；同样，如果没有社会，也就不需要沟通。

2. **互动性**　沟通过程是一个相互作用的过程，沟通双方不断地将自己接收信息之后的反应提供给对方，使对方能够了解自己发送信息的作用及对方接受信息的情况，即是否理解信息内容，接收信息后的心理状态，并根据对方的反应调整发送信息的速度、内容和方式等，以便达到预期的沟通目的。

3. **实用性**　人们可以通过沟通建立各种各样的人际关系。通过广泛的人际交往，沟通双方可以获得学习、生活、工作、娱乐等方面的相关信息，为自己提供各方面的服务；可以产生情感和相互吸引，可以形成亲密关系。也就是说，人们在沟通过程中追求自我利益、他人利益和群体利益。

4. **动态性**　沟通是一个动态系统，沟通双方在沟通过程中始终处于不间断的相互作用中，刺激与反应互为因果，如乙的言语既是对甲的言语的反应，也是对甲的刺激。

5. **关系性**　沟通就是彼此建立关系。即通过沟通，人们不仅能够获得信息，也能够显示彼此的关系。因为沟通过程涉及到关系的两个层面：一是涉及关系的情感层面，二是涉及关系的控制层面。而在控制层面中又包括互补和对称两种关系，在互补关系中，处于主动地位，一方的沟通信息可能是支配型的；在对称关系中，沟通双方都可能处于控制地位，当一方要表示控制时，另一方则可能挑战对方的控制权，以确保自己的控制权，或者是一方放弃控制权，另一方也不承担责任。在对称关系中，控制权较互补关系更为均等，但比互补关系更容易发生冲突。

6. 习得性 有人认为，人的沟通能力是与生俱来的，"口才"是天生的，甚至把一些沟通上或态度上的错误看成"是无法改变的天生性格问题"，所以很少有人注意学习和掌握沟通的方法与技巧。其实沟通能力是通过后天学习获得的，也只能在学习和实践的过程中不断提高。

7. 不可逆性 是指沟通的信息一旦发出就无法收回。因此特别提醒沟通者在沟通过程中要积极慎重，三思而行，以免产生不良影响。

（二）沟通的功能

研究发现，沟通在人的社会生活中占有重要地位。人在醒着的时候，大约有70%的时间是在进行各种各样的沟通，沟通的质量也是现代生活的标志之一。过去，人们通过信件、电报等进行沟通；现在，人们可以通过更先进的手段进行沟通，如电话、互联网等。人们通过沟通和信息交流，可以建立各种各样的人际关系。

1. 生理功能 作为信息加工和能量转化系统的人类有机体，必须接受外界的各种刺激，并对这些刺激作出反应；必须与外界环境保持相互作用，才能维持正常的生命活动。美国心理学家赫伦在1957年曾经做过"感觉剥夺"试验。他将自愿受试者关在一间与光线、声音隔绝的实验室里，并将受试者身体的各个部位都包裹起来，以尽可能减少触觉体验。实验期间，除给受试者必要的食物外，不允许他们接受其他任何刺激。结果，仅仅经过三天，受试者的整个身心就出现严重障碍，甚至连大动作的准确性也受到严重损害。研究结果提示：缺乏满意的沟通甚至可能危及生命。

2. 心理功能 沟通的心理功能主要表现在两个方面：

（1）满足与他人沟通互动的需求：人是一种社会动物，人与人之间的相处就像人们在生活中需要水和食物一样重要。人若失去了与他人相处的机会，大都会产生一些症状，如产生幻觉、丧失运动功能及出现心理失衡等。在某种意义上，当前我国出现的心理咨询、知心电话、心理热线等都是为求助者提供一个开放性的沟通机会。据报载，美国有一位老太太登广告说，随时接受来访者倾诉心曲，每小时收费15美元，结果竟生意兴隆，预约者甚至排满了半年时间。从这些类型的社会服务受欢迎的程度我们可以看出，沟通对于人们的心理健康有着十分重要的作用。

（2）满足识别与肯定自我概念的需求：自我概念是关于自己的概念，包括对自己的观察、评价，对自己的身份和角色的认识，对自己应该怎样行事及别人对自己如何评价等方面的观念。人的自我概念是在与人的沟通过程中逐步形成和发展起来的。在童年早期，人的心理世界中自己与别人及整个世界都处于混沌一片的非分化状态。自己的手指和玩具没有区别，咬手指和咬玩具是一样的，只是咬手指更方便一些。一直到儿童在长期的与人沟通的过程中学会了语言之后，才开始形成自我概念。沟通为人们提供探索自我及肯定自我的平台，人们希望从沟通的结果中能找到自己被肯定、受重视的答案。与他人沟通后得到的结果是自我肯定的来源，如果剥夺了与人沟通的机会，人们将失去自我识别感。

3. 社会功能　每个人都生活在特定的社会环境中，都不能离开社会而独立生存。然而，生活在社会中的个体和群体，大多都局限于一定的活动圈内，存在着或多或少的封闭性，要打开封闭，唯有借助沟通。人际关系提供了社会功能，以个体作为生活与生存单位的人，通过沟通的纽带联结成为社会群体，形成不同的社会关系。因此，人际沟通是整体社会运动的一种机制，社会中绝大多数的信息传播和反馈，都与人际沟通有关。人们凭借沟通的社会功能可以发展和维持与他人间的关系。凭借沟通，人们可以发展、改变或者维系社会关系；凭借沟通，个体可以接受社会信息，学习各种知识，并联合起来开展活动；凭借沟通，人们可以树立社会意识，增强岗位能力，优化综合素质，强化协作精神，逐步成为社会需要的合格人才。

4. 决策功能　生活中的人们经常进行各种决策。无论是今天要穿哪一套衣服，明天是否要去看医生，或者是否该给对方一个微笑等，都是在履行决策功能。有的时候，人们依靠自己决策；有的时候，则需要与他人商量后再决策。而人际沟通则刚好满足了决策过程的两个方面：促进信息交换和影响他人。正确和适时的信息是有效决策的前提。

思维导图3.1

第二节　人际沟通理论

人际沟通随着人类社会的形成而产生，是人类社会交往的基本形式，是人们彼此之间运用语言符号系统或非语言符号系统传递信息的过程，也是建立人际关系的基础。理解人际沟通的相关理论，能促进人们之间的有效沟通。

一、人际沟通的含义与类型

（一）人际沟通的含义

人与人之间通过人际沟通交流信息，既可以将信息传递给他人，又可以获得自己需要的信息。人们通过沟通，可以诉说自己的喜怒哀乐，促进双方的情感交流，增加个人的安全感，消除孤独、空虚等情绪，化解忧虑及悲伤，从而使人心情愉悦，精神振奋，维持正常的精神心理健康。人与人之间的不断交往及沟通，为个体提供大量的社会性刺激，不仅利于个体社会性意识的形成与发展，而且在个体与他人的比较中可以认识及完善自己。通过沟通，人们明确在社会中需要遵循的团体规范和社会行为准则，规范自身的社会行为，保证社会处于和谐、稳定、有序的状态之中。此外，当社会成员间出现误会或冲突时，人们可通过人际沟通，理解他人的处境和感受，认识自己的缺陷或向他人表明自己的思想、观点或意见，可消除矛盾，从而协调人际关系。在与他人交往和沟通过程中，人们可以获得对自己有意义的知识、信息和社会经验，从而改变自己的知识结构，提高综合能力。此外，通过与他人交换意见，分享思想及感受，人们也可以改变自己原有的态度，形成对人、事、物的正确认识。

（二）人际沟通的类型

1. **按沟通符号分类**　按沟通使用的符号系统分为语言沟通与非语言沟通。

（1）语言沟通：语言沟通（verbal communication）是指使用语言、文字或符号进行的沟通。语言沟通是一种最准确、最有效、运用最广泛的沟通方式。语言沟通过程可以超越时空限制，既可以记载、研究和撰写人类的历史与现状，也可以将先进的思想和知识与更多的人分享。同时，根据语言的表达形式，又可分为书面语言、口头语言和类语言。①书面语言（writing language）：书面语言是指以文字及符号为传递信息工具的交流载体，即写出的字，如报告、信件、文件、书本、报纸等。书面沟通不受时空限制，传播范围广，具有标准性及权威性，并便于保存，以便查阅或核查。②口头语言（oral language）：口头语言是指以语言为传递信息的工具，即说出的话，包括交谈、演讲、汇报、电话、讨论等形式。口头语言具备信息传递快速、反馈及时、灵活性大、适应面广以及可信度较高等优点。口头语言沟通是所有沟通形式中最直接的方式。③类语言（analogous language）：类语言是指伴随沟通所产生的声音，包括音质、音域及音调的控制、嘴型的控制，发音的清浊、节奏、共鸣、语速、语调、语气等的使用。类语言可以影响沟通过程中人的兴趣及注意力，且不同的类语言可以表达不同的情感及态度。

（2）非语言沟通（nonverbal communication）：非语言沟通指不使用词语，而是通过身体语言传递信息的沟通形式，伴随着语言沟通而存在的一些非语言的表达方式和情况。包括仪表、面部表情、身体的姿势、动作、气质、目光的接触、沉默以及空间、时间和物体的使用等。有研究显示，35%的社会信息是由语言传递的，其余的65%往往是由非语言传递的。

2. **按沟通渠道分类**　按沟通的渠道分为正式沟通与非正式沟通。

（1）正式沟通（formal communication）：正式沟通是指通过正式的组织程序，按组织规定的线路和渠道进行的信息传递与交流。如会议制度、汇报制度、文件的下传与呈送，组织之间的公函往来等。正式沟通具有沟通渠道比较固定、信息传递较为准确、沟通速度较慢、受重视程度较高等特点；同时，在正式沟通过程中经常存在典型的"面具"效应。

（2）非正式沟通（informal communication）：非正式沟通是指正式沟通渠道之外的信息交流传递。非正式沟通是建立在日常人际关系基础上的一种自由沟通，没有明确的规范和系统，不受正式组织体制的约束，不受时间和场合的限制，没有固定的传播媒介，形成信息流通的"自由市场"，如组织成员的私下交谈、朋友聚会、各种传闻、小道消息等。非正式沟通具有沟通形式方便灵活，不受限制，内容广泛，信息传递速度较快等特点。所以，非正式沟通有利于传播一些不便于正式沟通的信息；有利于获得一些正式沟通中难以获得的信息。但在进行非正式沟通时应注意：非正式沟通形式随意，传递信息可能不可靠，因此应甄别信息的真实性，不可轻信。

正式沟通和非正式沟通都客观存在于组织机构中，两种沟通渠道是相辅相成的，不是对立的。有效管理者通常以正式沟通为主，但不应忽略非正式沟通的作用，必要时可通过非正式沟通来提高效率。

3. 按沟通流向分类　按沟通信息的流向分为纵向沟通与横向沟通。

（1）纵向沟通（vertical communication）：纵向沟通是指沿着组织的指挥链在上下级之间进行的信息传递，又可进一步分为上行沟通渠道和下行沟通渠道两种形式。

下行沟通渠道是指上级机关按照隶属关系自上而下进行的沟通。主要用于上级对下级传达政策、下达任务与目标，提供关于组织程序和行动的情况，即"上情下达"，具有指令性、法定性、权威性和强迫性等特点。

上行沟通渠道是指自下而上的信息交流，即"下情上达"，也称反馈。其具有非命令性、民主性、主动性和积极性等特点。

（2）横向沟通（horizontal communication）：横向沟通是指在组织内部横向部门和人员间进行的信息传递，又可进一步分为平行沟通渠道和斜行沟通渠道两种形式。

平行沟通渠道是指在组织内部同一层次的人员之间进行的，具有非命令性、协商性和双向性的特点。

斜行沟通渠道是指在组织内部既不在同一条指挥链，又不在同一层次的人员之间的沟通，具有协商性和主动性的特点。

4. 按沟通方向分类　按沟通有无信息反馈分为单向沟通与双向沟通。

（1）单向沟通（one-way communication）：单向沟通是指一方只发送信息，另一方只接收信息的沟通过程。如作报告、讲课、演讲、观众看电视、听众听广播、领导布置任务等。在进行单向沟通时，应该特别注意沟通渠道的选择、受访者的接受能力、信息发送的完整性和表达的准确性等。单向沟通具有接受者面广，信息传递速度快，不易进行反馈，容易形成误解等特点。

（2）双向沟通（intercommunication）：双向沟通是指沟通双方同时互为信息的发出者和接受者。如谈心、讨论、病史采集、健康指导等。双方的信息可以通过反馈环节形成一个循环往复的过程，因此，具有信息内容较为准确，有利于联络双方感情，增强信息接受者的信心，信息传递速度较慢等特点。

5. 按沟通目的分类　按沟通的目的分为征询型沟通、告知型沟通与说服型沟通。

（1）征询性沟通（inquiry communication）：征询性沟通是指以获得期待的信息为

目标的沟通。一般通过提问的方式进行。医患之间征询型沟通的主要形式是评估性交谈，即医务人员收集患者相关信息的过程。医务人员通过征询型沟通可以获得患者的既往健康问题、遗传史、家族史，患者目前的健康、精神、心理状况，患者住院的主要原因和对医疗、护理的主要需求，患者的日常生活方式和自理能力等信息。这些信息的获得可以为医务人员后续的治疗和护理提供可靠依据。

（2）告知型沟通（informative communication）：告知型沟通是指以告知对方自己的意见为目标的沟通。通常采用言语沟通的方式，医务人员可以通过告知型沟通方式为患者提供信息，如进行自我介绍、医院环境和规章制度介绍等。

（3）说服型沟通（persuasive communication）：说服型沟通是指以改变对方态度为目标的沟通，主要采用说理的方式进行。因说服型沟通是以改变他人的观点、态度、思想、情感为目的，而不是简单的信息传递过程，因此难度较大。医患之间的说服型沟通常以指导性交谈的形式出现，即由医务人员（指导者）向患者（被指导者）指出健康问题的原因，提出解决问题的方法，说服患者采取有利于健康的行为方式。临床上常见的说服型沟通还有规劝、批评和调解等形式。

6. **按沟通内容分类**　按沟通内容分为思想沟通、信息沟通与心理沟通。

（1）思想沟通（idea communication）：思想沟通是指意识形态，包括哲学观点、政治观点、法律观点以及伦理道德方面的沟通。

（2）信息沟通（message communication）：信息沟通是指知识的传递与交流。在科技信息爆炸的时代，人们每时每刻都在进行信息交流，信息已作为一种重要的资源与自然资源、人力资源并列为三大资源。

（3）心理沟通（psychological communication）：心理沟通是指心理活动方面的信息传递和交流。包括情感沟通、兴趣沟通、性格沟通等。管理上的感情投资、教学中的兴趣效应、工作中的激励机制、战场上的鼓舞士气等都属于心理沟通范畴。

7. **按沟通意识分类**　按沟通过程中有无意识性分为有意沟通与无意沟通。

（1）有意沟通（conscious communication）：有意沟通是指沟通者对自己的沟通目的有所意识的沟通，即具有一定目的性的沟通。如通常的谈话、写信、讲课、打电话，医务人员工作中的心理治疗、护理、了解病情，甚至平常的闲聊等都是有意沟通。表面上看闲聊好像没有目的，实际上闲聊本身就是目的，通过闲聊排解孤独，消磨时光。

（2）无意沟通（unconscious communication）：无意沟通是指在与他人的接触中没有意识到的信息交流。事实上，出现在我们感觉范围中的任何一个人，都会与我们有某种信息交流。如医务人员白天巡视病房时，发现一位患者入睡，尽管睡觉的患者并没有发生让医务人员降低声音的沟通过程，但医务人员会自觉不自觉地放轻走路的脚步声和压低说话声音；再如，当几个医学生同时在一个实验室里练习操作时，不管他们之间是否认识，他们都会自觉不自觉地比一个人练习时表现得更认真。这些现象都说明无意沟通经常发生在我们周围，其广泛程度也远远超过我们的想象。

二、人际沟通的层次与特征

（一）人际沟通的层次

1. 按沟通信息分层　美国心理学家鲍威尔提出沟通有五个层次，随着相互信任程度的增加，层次逐渐升高，沟通的信息也逐渐增加。

（1）一般性交谈：是指一般性社交应酬的开始语，属于沟通中的最低层次。如"你好""今天天气真好""下班了""你吃饭了吗""有空来家坐坐"之类的寒暄、应酬式语言，这种交谈方式有利于短时间内打开局面和帮助建立关系，因为一般性交谈不需要深入思考，也无须担心说错话，能够让人有"安全感"。但是，医患之间如果长期停留在这个沟通层次上，将不利于引导患者说出有意义的话题。

（2）陈述事实：是指不参与个人意见，不牵涉人与人之间的关系，报告客观事实的沟通。在沟通双方还未建立信任感时，交谈多采用陈述事实的方式，防止产生误解或引起麻烦。医务人员运用这种沟通方式有利于了解患者的情况，但应注意，在此层次上的沟通主要是让患者叙述，医务人员最好不要用语言或非语言性行为影响患者的陈述。

（3）交换看法：是指沟通双方已经建立了一定的信任，可以彼此交换看法，进行交流意见的沟通。在此层次上，双方容易引起共鸣，获得认可或产生同情感。作为帮助者的医务人员，在沟通时应注意不要流露嘲笑的表情，以免影响患者的信任和继续提出自己的看法和意见，从而又退回到沟通的第二层次。

（4）交流感情：是指沟通双方彼此无戒心，有了安全感时进行的沟通。在此层次上，沟通双方愿意说出自己的想法和对各种事件的反应，尊重彼此间的感情和分享感觉。为了给患者创造这样一个适合的感情环境，医务人员应做到坦率、真诚、热情并正确理解患者，帮助患者建立信任感和安全感。

（5）沟通高峰：是一种短暂的、完全一致的、高度和谐的感觉。这种感觉偶尔产生在第四层次的沟通时，是沟通双方分享感觉程度的最高层次，也是沟通交流希望达到的理想境界。

由上面五种沟通层次可以看出，沟通层次的主要区别是每个人希望与他人分享自己真实感觉的程度，而这种希望又取决于沟通双方的信任程度。

在医患交往中，各种沟通层次都可能出现，而沟通双方的信任程度是决定沟通层次的关键因素。在与患者沟通的过程中，医务人员应让患者自主选择交流方式，不要强迫患者进入更高层次的沟通。医务人员自己本身也要加强对医患沟通或周围人群沟通层次的评估，即是否与所有人都只能进行一般性交谈，是否存在因为自己的语言行为不妥而使患者不愿意与自己进入高层次沟通的情况。

2. 按沟通效果分层　按沟通的效果分为沟而不通，沟而能通与不沟而通。

（1）沟而不通：是指花了很多时间却没有达成有效沟通的沟通。也就是说花了时间沟通，但没有取得沟通效果，这种现象称之为"沟而不通"或无效沟通。造成"沟而不通"的原因很多，如不善于倾听、自以为是、存在偏见、缺乏反馈、缺乏技巧等。

（2）沟而能通：是指沟通渠道畅通的沟通，即沟通双方能在和谐的气氛中畅所欲言，交流感情。正如人们常说的只要关系够、交情深、场合适宜，就能有话直说，有话实说，沟而能通。

（3）不沟而通：是指人与人之间在高度默契时形成的沟通。是一种特有的高效而快速的沟通，一种难得的沟通美景，即人们常说的"心有灵犀一点通"，甚至不用说话就知道对方的体验和感受。不沟而通并非一般的人际关系所能达成的沟通情境，是一种将心比心，通过心与心的感应进行能量传输的沟通。

（二）人际沟通的特征

1. 积极互动　人际沟通不同于两套设备间的简单"信息传输"，沟通的双方都是积极的主体。这就表示参加人际沟通的每个人都希望自己的沟通对象具有积极性，希望沟通过程是一个相互影响，相互作用的积极过程。所以，在沟通过程中，信息发出者应准确判断对方的情况，分析沟通的动机、目的和态度等，并预期沟通的结果。因为人际沟通过程不是简单的"信息传输"过程，而是一种积极的信息交流过程。

2. 符号共识　人与人之间的信息交流不同于设备之间的信息交流，沟通双方借助符号系统相互影响。作为信息交流结果的沟通符号，只有在信息发出者和信息接受者共同掌握统一的编码译码系统的情况下才能实现。在人际沟通中，沟通的双方应有统一的或近似的编码规则和译码规则。这不仅指双方应有相同的词汇和语法体系，而且要对语义有相同的理解。而语义在很大程度上又依赖于沟通情境、社会背景、沟通场合以及沟通者的社会、政治、宗教、职业和地位等，他们之间存在的差异都会对语义的理解产生影响。这个法则用一般的话说，就是要使用双方都熟悉的同种语言来进行沟通。

3. 目的明确　在人际沟通中，沟通双方都有各自的动机、目的和立场，都设想和判定自己发出的信息会得到什么样的回答。即人与人的沟通是以改变对方行为为目的，是一个沟通者对另一个沟通者的心理作用过程。

4. 情境制约　任何人际沟通都是在一定的情境下进行的，因此，情境因素始终对人际沟通产生制约作用。这些因素包括社会性、心理性、时间性、空间性等可能影响人际沟通的相关因素，这些相关因素可能有利于人际沟通的进行，也可能对人际沟通产生特殊的沟通障碍。

（三）人际沟通的信息失真（information distortion）

1. 信息失真的定义　人际沟通的基本要求是要保持信息在沟通过程中的真实性。在信息传递的过程中，由于信息接受者的加工和转换，容易使沟通前后的信息不完全一样。如果这种不一样仅仅表现在信息的表达形式上，则不影响沟通功能和效果，也不叫信息失真；如果这种不一样表现在信息的含义上，则导致沟通功能和结果受影响，就称为"信息失真"。

信息失真主要表现为添加、省略和改变三方面。有人做过这样一个实验，让被试者观察A图形10秒，隔5分钟后，根据回忆画出B图形；然后传给另一个被试，观察10秒，隔5分钟后画出C图形……直到第六个人画出的F图形，会和原来的A图形差异较大。同样，口头语言传递发生的信息失真在群体中也比较常见。

2. 信息失真的原因　信息失真主要有以下几种原因：

（1）异常原因：信息接受者为了某种企图故意夸张、削弱或改变信息内容的意义，从而造成信息失真。

（2）常见原因：由于信息接受者个人的态度、经验、期待等不同，对信息的理解、知觉又带有一定的选择性和倾向性，容易按照自己的理解进行传递，从而造成信息失真。

（3）正常原因：由于信息接受者遗忘造成的信息失真。

三、人际沟通的影响因素

影响人际沟通的主要因素有以下几个方面：

（一）环境因素

1. 物理环境（physical environment）　是指进行沟通的场所，包括环境的安静程度、光线、温度等。如环境中有很多噪声、光线不足、温度过高或过低等都会影响沟通者的心情和效果。

（1）安静度（the level of silence）：环境安静是保证口语沟通的必备条件。环境中的噪声，如机器的轰鸣声、临街的喇叭声、电话铃声、开关门窗的碰撞声、嘈杂的脚步声、各种喧哗声以及与沟通无关的谈笑声等，都会影响沟通的正常进行。当沟通一方发出信息后，外界的干扰可以导致信息失真，造成另一方无法接受信息或误解信息含义，发生沟通障碍。因此，医务人员与患者沟通时，应该选择一个安静的环境，注意排除噪声源，以增强沟通效果。

（2）舒适度（the level of comfort）：如房间光线昏暗，沟通者看不清对方的表情，室温过高或过低，房间里气味难闻等都会影响沟通者的注意力。一般情况下，在医院这种肃穆安静的环境中进行医患沟通，患者身处冷色调的病室，面对身着白色工作服的医务人员，会产生一种受压抑的心理不适感，从而限制和影响护患间的沟通。

（3）相距度（the level of distance）：心理学家研究发现，根据沟通过程中保持的距离不同，沟通也会有不同的气氛背景。在较近距离内进行沟通，容易形成融洽合作的气氛。而当沟通距离较大时，则容易形成敌对或相互攻击的气氛。不仅如此，沟通的距离还会影响沟通的参与程度。

2. 心理环境 心理环境（psychological environment）是指沟通双方在信息交换过程中是否存在心理压力。如沟通时缺乏保护隐私的条件，或因人际关系紧张导致的焦虑、恐惧情绪等都不利于沟通的进行。

（1）隐秘因素（confidential factor）：凡沟通内容涉及个人隐私时，若有其他无关人员在场（如同室病友、清洁工，甚至包括患者家属），就会影响沟通。因此，医务人员在与患者交谈时，应该注意环境的隐秘性，条件允许时最好选择无人打扰的房间，无条件时注意说话的声音不要过于大声，尽量避免打扰他人。

（2）背景因素（background factor）：是指沟通发生的环境或场景。沟通总是在一定的背景中发生的，任何形式的沟通都会受到各种环境背景的影响，包括沟通中的情绪、态度、关系等。如学生正在自由交谈，突然发现学校领导或老师在旁边，就会马上改变交谈的内容和方式。有人专门对异性之间的沟通方式进行研究，发现自己的配偶在场或不在场时，夫妻各自在与异性沟通时会表现出明显的不同。如自己的妻子在场，丈夫会与异性保持较远的距离，表情也较冷淡；而自己丈夫在场时，妻子不仅与异性间保持更远的距离，而且笑容也会明显地缺乏魅力，使整个沟通过程变得短暂而匆促。由此可见，在某种意义上，与其说沟通是由沟通者自己把握的，不如说是由沟通背景控制的。

（二）个人因素

1. 年龄因素 不同年龄阶段的人对于交往目的、动机、方式等有所不同。

（1）交往的目的和动机：不同年龄段的人对于人际交往的目的和动机有着不同的需求和心态。在儿童期，人际交往更多的是基于游戏和好奇心，而在青春期和成年期，人际交往则更多地涉及到感情、社会关系等方面。在老年期，人际交往则主要指与家庭成员或同辈之间的互动。

（2）交往方式和沟通方式：随着年龄的增长，个体的交往方式和沟通方式也会发生变化。在幼儿时期，人际交往以非语言交流为主，如表情、动作等。而在青春期和成年期，人际交往则更多地依赖于语言能力，即口头和书面的交流。在老年期，受到身体健康和认知功能的限制，老年人的人际交往方式更多的是面对面的交流和身体上的靠近。

（3）交往圈子和人际关系：不同年龄段的人有着不同的交往圈子和人际关系。在幼儿时期，人际关系主要以亲近的家人和朋友为主。随着年龄的增长，人际关系逐渐扩展到学校和社交圈。在青春期和成年期，则主要包括异性、好友和工作伙伴等不同的人际关系。在老年期，则主要集中在同辈之间和家庭成员之间。

2. 性别因素 男性和女性之间的沟通差异可能会导致误解和不信任。

（1）表达方式不同：男性在表达情感时往往更直接、简洁，而女性则倾向于表达自己的情感和细节。

（2）交流目的不同：男性和女性在交流中的目的也不同。男性更注重问题的解决和结果，而女性更倾向于分享和沟通情感。当一位女士和别人分享她的感受时，她不一定需要得到一个解决方案，而只是希望得到理解和支持。

（3）非语言沟通的理解程度不同：男性和女性在理解非语言信号（如面部表情、肢体语言和声音语调）方面也存在差异。女性比男性更擅长识别非语言信号，并且在交流中更依赖这些信号来理解对方的情感和意图。

3. 心理因素　日常生活中，沟通活动常常受到人的认知、性格、情感、情绪等多种心理因素的影响，严重时可引起沟通障碍。

（1）情绪（mood）：情绪是指一种具有感染力的心理因素，可对沟通的有效性产生直接影响。轻松愉快的正性情绪能增强一个人的沟通兴趣和能力；而生气、焦虑、烦躁等负性情绪可干扰一个人传递或接收信息的本能。当沟通者处于特定的情绪状态时，常常会对信息的理解"失真"。如当沟通者处于愤怒、激动的状态时，对某些信息会出现过度反应（超过应有限度），甚至误解的现象；当沟通者处于悲痛、伤感的状态时，对某些信息出现淡漠、迟钝的反应（达不到应有的限度），同样也会影响沟通。因此医务人员应有敏锐的观察力，及时发现隐藏在患者心理深处的情感；同时也要学会控制自己的情绪，以确保自己的情绪不妨碍有效沟通。

（2）个性（personality）：个性是指个人对现实的态度和他的行为方式所表现出来的心理特征，是影响沟通的重要变量。一个人是否善于沟通、如何沟通，与他本身的个性密切相关。热情、直爽、健谈、开朗大方、善解人意的人易于与他人沟通，相反，内向、固执、冷漠、拘谨、狭隘、性格孤僻、以自我为中心的人则很难与人正常沟通。一般情况下，性格内向的人愿意一个人独处，不善于人际沟通，与他人沟通的愿望也不强，但也有少数性格内向的人可以与知己建立长期稳定的沟通渠道，形成深厚的感情和友谊；而性格外向的人愿意与人共处，善于与人沟通，与他人沟通的愿望较强，容易获得社会信息和在公共场合中产生较大的影响。但性格外向的人由于沟通范围过于广泛，容易影响沟通深度。因此，无论属于哪一种类型的个性，作为医务人员都要避免个性中过于挑剔、冷漠、偏执的不良心理特征，与患者建立良好的沟通渠道。

（3）认知（cognition）：认知是指一个人对待发生于周围环境中的事件所持的观点。由于个人经历、教育程度和生活环境等不同，每个人的认知范围、深度、广度以及认知涉及的领域、专业都有差异。一般说来，知识水平越接近，知识面重叠程度越大（如专业相同或相近），沟通时越容易互相理解。知识面广、认知水平高的人，比较容易与不同认知范围和水平的人进行沟通。因为信息发出者把自己的观点编译成信息符号的过程是在自己的知识和经验内进行的；同样，信息接受者也只能在自己的知识和经验范围内对信息符号进行解译，如果传递的信息符号是在对方的知识范围之外，就会影响沟通效果，甚至造成无法沟通的局面。

（4）态度（attitude）：态度是指人对其接触客观事物所持的相对稳定的心理倾

向，并以各种不同的行为方式表现出来，它对人的行为具有指导作用。态度是影响沟通效果的重要因素。真心诚恳的态度有助于沟通的进行，缺乏实事求是的态度可造成沟通障碍，以至于无法达到有效沟通。

（5）角色（role）：角色是指人在社会结构或社会制度中一个特定的位置，是一定地位的权利和义务的语言、行为及思想的表现。由于人们处于不同的政治、宗教或职业角色，使人们形成了不同的意识，导致人们对同一信息可能作出的不同解释，从而形成一种沟通障碍。如不同党派的人对同一事件可能会有完全不同的看法；不同职业的人在沟通中常有"隔行如隔山"的困难；在组织中地位高的人和地位低的人进行沟通时，地位低的人往往不敢畅所欲言。另外，信息发出者的角色身份也会影响信息的接受程度，相同的信息内容，由于信息发出者是信息接受者的领导、下属、朋友、熟人时，其沟通的结果也都可能大相径庭。

4. **身体因素（body factor）** 是指由于沟通者的身体原因造成的影响。

（1）永久性的生理缺陷：永久性的生理缺陷包括：①感官功能不健全，如听力弱、视力障碍，甚至是听力障碍者、盲人等；②智力发育不健全，如智障、痴呆等。有永久性生理缺陷的人其沟通能力将长期受到影响。与这些特殊对象进行沟通时应采取特殊的方式，如加大声音强度和光线强度，借助哑语、盲文等。

（2）暂时性的生理不适：暂时性的生理不适包括疼痛、饥饿、疲劳、气急等生理不适因素，这些因素容易使沟通者在沟通时难以集中精力，但当这些生理不适消失后，沟通又能正常进行。

5. **文化因素（cultural factor）** 文化包括知识、信仰、习俗、价值观、个人习惯和能力等，它规定和调节着人们的行为。不同种族、民族、文化、职业和社会阶层的人由于文化背景的不同，对沟通行为所赋予的意义可能会千差万别，很容易使沟通双方产生误解。美国的文化学家做过一些调查，认为东方人注重人际关系的和睦、谦恭、好客、尊敬老人、感恩、群体观念强；而西方人注重时间效率、个人价值、男女平等。这点在人际交往中是有体现的，如东方人作报告或发言前，总喜欢说一些谦虚词，如"准备不充分""水平有限"等，发言结束时还要补充说明刚才的发言是"抛砖引玉，请批评指正"等；而西方人则喜欢一上场就先进行一番自我表扬，特别说明自己准备得如何充分，讲完了还要对别人的恭维话进一步发挥："我确实讲得很清楚……"我国地域广阔，有道是"十里不同俗"。这些依从于民俗文化而形成的影响沟通的因素是人们在沟通中必须注意的。理解并尊重对方的文化传统将有利于沟通。

6. **语言因素（language factor）** 客观事物和人的思想意念以及语言文字都非常复杂，这就使得语言文字的表达范围和人们使用它的能力都具有很大的局限性。于是，同一种事物、同一种意思会有很多的表达方式，同一种表达方式又会有多重意义。如何把话说得明白、适当、恰到好处，这就需要语言技巧。语言是极其复杂的沟通工具，有的人口齿不清、地方口音重，不会讲普通话，或语法错误、语义不明等都会阻碍沟通。医护人员应重视自己的语言表达技巧。因为医护人员的语言，既可以减轻或消除患者的病痛，也可以引起或加重患者的疾病。

7. 信息因素（message factor） 信息内容也会影响沟通效果。如与个人利益相关的信息比无关痛痒的信息容易被沟通；有前因后果的信息比孤立的信息容易被沟通；传递的信息和个人隶属团体的价值观相一致时容易被沟通；沟通的信息是好消息时，沟通一方乐意去告知另一方，另一方也乐意接受；沟通的信息是坏消息时，沟通一方就可能含糊其辞，或者试探性提问，使另一方不能接受信息的全部内容或理解信息内容。一般情况下，人们对信息的兴趣程度依次表现为：对人的问题最有兴趣，其次是事，再其次是理论。此外，信息的真实性对沟通的影响也十分重要。

（三）媒介因素

沟通媒介选择不当会造成沟通错误或无效。如一位领导为了表述对下属工作的不满，可将同样的内容通过不同的沟通媒介表达——使用会上公开批评或私人晤谈方式，两种方式会产生不同的沟通效果，以至于对接受者产生不同的意义。

（四）组织因素

组织因素又可分为以下两种因素。

1. 传递层次因素（factor of transmission level） 信息传递的层次越多，失真的可能性越大。信息每多传递一次，就存在多丢失一分的可能。组织庞大，层次繁多，增加了人与人之间的距离，也增加了信息传递过程的诸多中间环节，造成信息传递速度减慢，甚至出现信息失真或流失。同时，组织内中间层次越多，越容易出现贯彻最高决策层的指令走样或力度不足的"深井现象"。因此，减少组织层次和信息传递环节，是保证沟通内容准确无误的根本措施。

2. 传递途径因素（factor of transmission route） 在传统的组织结构中，信息传递基本上是单向进行，机构安排很少考虑由下往上反映情况、提建议、商讨问题等沟通途径，常常出现信息传递或反馈不全面、不准确，对上级的决策下级不理解或不感兴趣，对下级的意见和建议上级无法接收的现象。因此，应从多方面增加沟通途径，畅通沟通渠道。

思维导图3.2

第三节　人际沟通分析

人际沟通分析（Transactional analysis，TA）是一种心理学和心理治疗理论，旨在分析和改进人际关系、沟通和个人成长。该理论由美籍加拿大裔心理学家埃里克·伯恩于20世纪50年代发展而成。人际沟通分析的核心观点是，人际关系和交往是通过交流、语言和行为来实现的，因此可以通过分析这些过程来理解和改善个体的心理状态和行为。

一、自我状态与结构和功能分析

TA关注个体之间的交往和沟通方式，以帮助人们更好地理解和改善他们的人际关系。TA的核心理念之一是自我状态（ego states）的概念，这是TA理论的基础之一。

（一）自我状态的基本概念和形态

所谓自我状态，埃里克·伯恩对它的定义是："一种感情和经验前后一致的模式，直接对应于前后一致的行为模式。"他的意思是说：当一个人处于某种自我状态时，他就会表现出相对应的思想、感情和行为模式。瑞典心理学家托马斯·欧嘉瑞提出的定义是："自我状态是思维、情感、行为的共同方式，每一种自我状态都有特定的历史背景。人们的行为可以来自其父母自我状态、儿童自我状态或者成人自我状态。无论何时，我们的行为举动总是处于三种自我状态中的一种。一个心理不够健康的人，他（她）的三态界限不明，在必要时进入不了相适应的自我状态。"

1. 自我状态的类型　自我状态是人类个体的心理状态或态度，它在不同情境下影响个体的思维、情感和行为。埃里克·伯恩将自我状态分为三种基本类型：父母自我状态（parent）、成人自我状态（adult）和儿童自我状态（child）。

（1）父母自我状态（parent ego state）：父母自我状态主要受到个体童年时期父母或其他权威人物的影响。它包括批评、监管、关怀和教导等元素。这是个体内部的一种状态，类似于一个人内心的父母声音或内化的父母价值观和规则。父母自我状态可以分为两种子类型：批评性父母（critical parent）和照顾性父母（nurturing parent）。

批评性父母：这种自我状态可能源自个体童年时期对于父母或其他权威人士的模仿或内化，导致个体在特定情境下表现出对自己和他人的苛刻态度。批评性父亲通常表现出指责、批评、道德标准和严厉的态度。它可以帮助个体在社会中遵守规则和道德，但也可能导致过度批评和控制他人。

照顾性父母：这个自我状态表现为关心、支持和关怀，可能源于个体对于父母或其他关怀者的模仿或内化，导致他们在某些情境下展现出关心他人、帮助他人和提供支持的行为和情感。关怀性父母自我状态有助于建立亲情和互助关系，但过度使用时可能导致过多的干预和溺爱。

（2）成人自我状态（adult ego state）：成人自我状态与父亲自我状态和儿童自我状态不同，它不受过去的影响或情绪化的冲动所驱使。这是理性和客观的自我状态，与事实和现实相联系，不带有情感的色彩。成年自我状态是理性和逻辑的一部分，它基于当前的事实和信息。成人自我状态用于分析信息、解决问题和作出决策。

（3）儿童自我状态（child ego state）：这个状态代表个体内部的情感、感觉和经验，通常是从童年时期积累下来的。包括了个体童年时期的情感和经验，可能包括愉快、不安、恐惧、愤怒等。儿童自我状态可以分为三种子类型：自由型儿童（free child）代表着兴奋、好奇和快乐的情感；适应型儿童（adapted child）代表着从家庭或社会获得的负面情感和压力；反叛型儿童（rebellious child）代表着不顺从和挑战性的情感。

2. 自我状态的形态　自我状态的形态指的是在人际互动中表现出来的不同状态或模式。这些状态可以通过语言、肢体语言、情绪表达以及行为方式来体现。例如，当一个人处于父母自我状态时，他可能表现出教导、批评或父母式的态度，而在成年自我状态下，他可能更加理性和客观。

自我状态的概念是TA理论中的基础，它有助于分析个体的行为和情感，并提供工具来改进人际互动。在人际互动中，不同的自我状态会相互交流和相互作用，导致不同的沟通模式和结果。了解自我状态的概念可以帮助个体更好地理解自己和他人的行为，更有效地沟通，并改善人际关系。

（二）结构分析

在心理治疗中有四个重要阶段：结构分析、脚本分析、沟通分析和游戏分析。结构分析是治疗的第一个重要阶段，它涉及对个体的自我状态和互动模式进行分析。结构分析的目标是帮助个体更好地理解自己和他人的心理状态和行为，为进一步的治疗工作奠定基础。

1. 自我状态分析　结构分析的核心概念是自我状态，即个体在不同情境下表现出的心理状态。在心理治疗中，主要关注三个自我状态：父母自我状态、成年自我状态和儿童自我状态。通过分析个体在不同自我状态中的思维、情感和行为，医务人员可以了解个体的自我状态结构，包括它们如何形成和如何影响人际互动。

3.3 自我状态分析

2. 自我状态之间的互动　结构分析还涉及分析不同自我状态之间的互动，这通常称为交易。交易是指个体的自我状态与他人的自我状态之间的互动模式。在结构分析中，医务人员也会关注不同自我状态之间的互动，这可以有助于揭示互动模式和潜在的问题。

3.4 潜在冲突和
不健康模式

3. 潜在冲突和不健康模式　结构分析还有助于识别个体的潜在冲突和不健康互动模式。这些冲突可能源于过去的经历，包括家庭和社会环境中的模式。

4. 自我状态转变　结构分析还涉及个体如何在不同自我状态之间转变的能力。个体可以根据情境和需求切换自我状态。这种能力对于适应不同情境和改进互动至关重要。在结构分析中，医务人员还会观察个体如何在不同自我状态之间转变，以满足不同情境和需求。

3.5 自我状态转变

5. 结构分析的步骤　自我状态的结构分析是人际沟通分析治疗的第一个重要阶段，它帮助医务人员和患者共同探索个体在不同情境下表现出的心理状态。自我状态的结构分析的步骤如下：

（1）收集信息：与患者建立初步联系，了解其来访原因和治疗目标。患者可以提供关于自己、家庭背景、童年经历以及当前的人际关系等方面的信息。

（2）观察行为：医务人员需要仔细观察患者的行为，包括他们在治疗过程中的交流方式、情绪反应和身体语言。这有助于识别可能的自我状态迹象。

（3）询问关键问题：通过提问，医务人员可以引导患者回顾过去的经历和情感反应，以探索他们可能存在的不同自我状态。例如，医务人员可以询问："当你感到紧张或愤怒时，你通常会想到什么？"

（4）识别自我状态迹象：在与患者的交谈中，医务人员需要注意识别可能的自我状态迹象。这包括语言用词、情感表达、态度和信仰等。例如，患者使用具有批评性质的语言可能表明他们正处于父母自我状态。

（5）自我状态分类：医务人员将患者的言行和情感归类为"父母""成年人"或"孩子"自我状态中的一种或多种。这有助于了解患者在不同情境下的自我状态结构。

（6）分析交易：分析患者与医务人员之间的交易模式，了解患者如何在不同自我状态之间转换。这可以通过观察患者与医务人员的对话和互动来实现。

（7）探索自我状态起源：在了解患者的自我状态结构后，医务人员可以帮助患者回顾童年和早年经历，以探索自我状态形成的根源。这有助于揭示潜在的冲突和问题。

（8）建立治疗计划：结构分析阶段结束时，医务人员和患者可以共同制订一个治疗计划，包括如何处理特定的自我状态和互动模式，以及如何改善人际关系和实现个人成长。

自我状态的结构分析为医务人员提供了深入了解患者的基础，有助于建立信任和定制后续治疗策略。这个阶段的目标是帮助患者更好地理解自己，识别潜在问题，并为治疗的下一步做好准备。

6. 自我状态图（ego state diagram） 心理治疗中的结构分析常用"自我状态图"作为可视化个体的自我状态和它们之间的关系。自我状态图（图3-1）通常以三个主要自我状态为基础，即父母、成年人和孩子。父母自我状态通常用一个大写字母"P"来表示，成年自我状态用"A"表示，儿童自我状态用"C"表示。自我状态图通常绘制为三个圆圈，每个圆圈代表一个自我状态。这些圆圈通常相互重叠，以反映不同自我状态之间的互动。

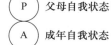

图3-1　自我状态图

二、人生脚本与脚本分析

（一）人生脚本的概念

心理学家埃里克·伯恩在1958年的一次有关交互作用分析的研讨会上谈到有关脚本的概念，它是沟通理论中的一个重要概念。这一理论探讨了个体的思维、情感和行为是如何受到社交和文化因素影响的，同时也探讨了人们如何通过沟通来表达自己的角色和身份。

1. 人生脚本的详细概念　人生脚本是一个个体在成长过程中形成的一种心理模式，它包括了他们对自己、他人和世界的信念、期望、价值观和行为模式。这个模式通常在儿童时期形成，并在日常生活中不断重复。人生脚本通常包括一些核心信念，这些信念塑造了个体对自己和他人的看法。例如，一个人可能会形成信念，认为自己是无能的、不值得爱的，或者认为世界是一个危险的地方。这些核心信念会影响他们的自我认知和与他人的互动。人生脚本也涉及到个体在社交互动中扮演的角色和身份，这些角色可能包括"受害者""拯救者"和"加害者"等，个体在不同情境下可能扮演不同的角色。这些角色也反映了他们的核心信念和情感需求。人生脚本通常会在个体的生活中反复复制和重演，这意味着他们倾向于在不同情境下重复他们在儿童时期形成的模式，无论这些模式是积极的还是消极的。理解自己的人生脚本对于个体的自我认知和成长至关重要。一旦个体识别并理解了他们的人生脚本，他们可以开始思考是否要改变这些模式，以实现更健康、积极的互动和生活方式。当人生脚本中存在问题或不健康的模式时，心理治疗可以帮助个体重新审视和改变这些模式。心理治疗方法，如交流与分析疗法，可以帮助个体解构他们的人生脚本，识别负面信念，并学会更健康的互动方式。

总之，人生脚本的自我分析理论强调了个体在童年时期形成的自我认知和行为模式，以及这些模式如何影响他们的生活。通过深入了解自己的脚本，个体可以选择是否需要进行调整，以实现更健康、积极的生活方式。这一理论对个体心理健康和人际关系的发展具有重要意义。

2. 人生脚本的类型

（1）自我肯定脚本（positive script）：这是一种健康的脚本类型，个体在童年时期得到了充分的支持和鼓励，形成了积极的自我形象和信仰。他们通常有良好的自尊和自信，能够建立健康的人际关系。

（2）自我惩罚脚本（punitive script）：这种脚本类型表现为个体内在化的自我批评和贬低。个体可能在童年时期经历了过多的批评、指责或责备，导致他们对自己产生负面的看法，通常伴随着低自尊和自信。

3.6 自我惩罚脚本

（3）独立脚本（autonomous script）：这是一种独立性强的脚本类型，个体在童年时期可能在独立性方面得到了支持和鼓励，他们通常倾向于自主决策和行动，不依赖于他人。

（4）陷入脚本（stuck script）：这种脚本类型表现为个体陷入了一种重复的模式，无法改变。他们可能在童年时期遇到了重大的创伤或困难，导致他们在成年后一直重复这些模式，难以摆脱。

（5）冷漠脚本（aloof script）：个体在童年时期可能没有得到足够的情感满足和支持，导致他们在成年后难以建立亲密的关系和情感联系。

（6）融入脚本（conforming script）：这种脚本类型表现为个体倾向于迎合他人的期望和规则，而不表达自己的需求和愿望。他们可能在童年时期学会了适应他人，以获得承认和爱。

人生脚本通常是潜意识的，但它们对个体的生活和决策产生深远的影响。在心理治疗中，医务人员和患者一起探讨和解开潜在的脚本，以帮助个体更好地理解自己，改进决策和行为，以及建立更健康的人际关系。通过认知和解释自己的人生脚本，个体可以更好地掌控自己的生活，实现个人成长和满足。

（二）人生脚本的自我分析

当谈到人生脚本的自我分析时，通常是指分析自己的人生经历、价值观、信仰、愿望和决策模式，以便更好地理解自己的行为和目标。这种自我分析可以有助于你更清晰地了解自己，并在人生中作出更明智的决策。人生脚本的自我分析是个体与医务人员或自己进行的探索，旨在了解自己的人生脚本，包括其中的隐含信仰和模式。

1. 人生脚本的自我分析内容

（1）回顾童年经历：个体会回顾自己的童年经历，特别是与父母和其他关键人物的关系。他们会考虑在童年时期接受的教育、价值观、经验和情感。

（2）发现隐含信仰和模式：人生脚本的自我分析旨在帮助个体识别自己的隐含信仰和模式。这些信仰和模式可能包括对自己价值的信仰、对他人的信仰、对成功和失败的期望等。

（3）探索影响和决策：个体会考虑人生脚本如何影响他们的日常生活、人际关系和情感反应。他们也会探索在形成脚本时可能作出的重要决策。

（4）建立自我认知：人生脚本的自我分析有助于个体建立更深刻的自我认知，包括了解自己的强项和脆弱性，以及对潜在的自我限制的认识。

（5）改变和重写脚本：一旦个体了解自己的人生脚本，他们可以考虑是否想要对其进行改变或重写。这可能涉及到修改不健康或限制性的信仰和模式，以更好地实现个人目标和心理健康。

人生脚本的自我分析在心理治疗中是一个重要的步骤，它有助于个体更好地理解自己的行为和情感反应，解决心理问题，改善人际关系，以及实现个人成长。通过自我分析，个体能够逐渐认识自己的内在模式，将其朝向更健康和适应性的方向。

2. 人生脚本的自我分析步骤

（1）回顾自己的生活经历：回顾童年、青少年和成年时期的重要事件，包括家庭、学校、职业和个人关系的经历。思考这些经历对自己的人生产生了什么影响。

（2）分析自我价值观和信仰：思考核心价值观和信仰体系，这些因素可能在自己的人生脚本中起到了关键作用。问自己：你相信什么？什么对你来说是最重要的？

（3）了解自我的愿望和目标：确定长期和短期目标是什么，以及希望在未来实现什么。这些目标可以是职业、家庭、个人成长方面的。

（4）深入研究自我的决策模式：分析在生活中作出的重要决策，包括职业选择、伴侣选择、教育路径等。思考自己的决策是如何受到你的价值观和经历的影响的。

（5）寻找模式和趋势：看看是否有重复出现的模式或趋势，比如，是否你倾向于追求安定或冒险，是否你常常采取相同类型的工作或关系。

（6）探索自我人际关系：思考与家人、朋友和合作伙伴的互动，以及这些关系对自己的人生产生了什么影响。了解人际关系模式是否有助于或阻碍了自我的成长。

（7）自我反思和改变：根据自我分析结果，思考自己是否满意目前的人生脚本，是否需要进行一些调整或改变。明确愿望和目标是否与自己的人生脚本一致。

（8）寻求帮助和支持：如果需要寻求心理医生、心理咨询师或其他专业人士的帮助，他们可以帮助我们更深入地探索我们的人生脚本，并提供支持和指导。

这些步骤可以帮助自我进行人生脚本的自我分析，从而更好地理解自己的行为和决策，以便更有针对性地追求自己的愿望和目标。自我分析是一个深层次的过程，需要时间和反思，但它可以帮助你更加自信和明智地面对生活中的挑战。

三、生活定位的自我分析与调节

（一）生活定位的基本概念和分类

1962年，埃里克·伯恩在其《定位的分类》文中提出"生活定位"这个概念。生活定位（life position）是指一个人童年时确立的有关自己、他人和世界的关系的基本信念和结论，这种信念成为他日后所做决定和行为的准则。生活定位是沟通理论中的一个重要概念，它涉及个体如何理解和表达自己的生活，以及如何与他人建立联系和交流。

1. 生活定位的基本概念

（1）自我概念：生活定位与个体的自我概念密切相关。生活定位是指一个人在社会和个人层面上的定位和定向。它包括了个体对自己在生活中的角色、目标、价值观和优先事项的认知。自我概念是一个人对自己的认知、价值观和身份的总体认识。生活定位有助于个体更清晰地认识自己，包括他们的兴趣、价值观、目标和自身认同。

（2）社会互动：生活定位强调社会互动的重要性。个体的生活定位不仅受他们自身的认知和感受影响，还受到与他人的交流和互动的影响。这种互动可以通过言语、非言语和行为来实现，它塑造了个体的生活定位，并有助于建立联系和关系。

（3）语言和符号：语言和符号是生活定位的关键要素。通过语言和符号，个体可以表达他们的想法、情感和观点。同时，语言和符号也用于理解和解释他人的表达，从而促进沟通和理解。

（4）文化背景：个体的文化背景对他们的生活定位产生深远影响。文化决定了价值观、信仰体系、社会规范和行为模式，它们都影响着个体如何看待自己和他人，以及如何与他人交往。

（5）反思和自我调整：生活定位不是固定不变的，而是可以随时间和经验而变化的。个体可以通过反思和自我调整来不断优化他们的生活定位，以更好地适应变化的情境和需求。

（6）社会支持和反馈：他人的反馈和支持对于个体的生活定位至关重要。通过与他人互动，个体可以获得来自社交网络和社会支持系统的信息和反馈，这有助于他们更好地理解自己，解决问题，实现目标。

总之，生活定位是一个复杂的概念，涉及个体对自己的认知、社交互动、语言和文化因素等多个要素。它在沟通理论中具有重要地位，帮助人们更好地理解自己，与他人建立联系，解决问题和实现目标。生活定位的理解和应用对于个体的个人发展和社交互动至关重要。

2. 生活定位的分类　埃里克·伯恩提出了四种生活定位：

（1）"我好，你好"（I'm OK，You're OK）：这是一种健康的生活定位，表示个体自信、积极，同时也尊重和接纳他人。这种定位有助于建立积极的人际关系，促进合作和互惠互利。

（2）"我好，你不好"（I'm OK，You're Not OK）：这种生活定位意味着个体自信，但对他人持有一种否定的看法。这可能导致自恋和对他人的批判态度，从而阻碍了有效的人际互动。

（3）"我不好，你好"（I'm Not OK，You're OK）：这种生活定位表明个体对自己持有负面看法，但对他人抱有积极态度。这种情况可能导致自我贬低和依赖他人，而不积极表达自己的需求。

（4）"我不好，你不好"（I'm Not OK，You're Not OK）：这是一种不健康的生活定位，其中个体对自己和他人都持有负面看法。这种定位可能导致人际关系的冲突和障碍，因为没有积极的自我认知或对他人的尊重。

这些分类方式可以根据个体的实际情况和需求进行组合和调整，以更好地理解和规划个人的生活定位。生活定位通常是动态的，会随着时间和经历而发生变化，因此个人应该不断审视和调整自己的生活定位以实现个人成长和幸福。人际沟通分析旨在帮助个体认识他们的生活定位，并通过改善他们的交往方式来实现更健康和积极的人际关系。

3. 生活定位的特点和可能的影响　了解自己的生活定位有助于个体更好地理解和改善自己的沟通方式，以更积极和健康的方式与他人互动。这些生活定位不仅影响着个体与他人的互动方式，还直接影响个体的情绪状态和自我认知。积极的生活定位有助于建立积极的人际关系，提高自我价值感和幸福感。相反，消极的生活定位可能会导致人际关系的困难，加剧焦虑和压力，对心理健康产生负面影响。

（1）"我好，你好"：其特点为积极、乐观、自信，愿意合作和建立互信关系。可能的影响：通常能够建立积极的人际关系，与他人互动更加顺畅，更容易实现个人和共同的目标。

（2）"我不好，你好"：其特点为自卑、自我怀疑，努力取悦他人，可能对自己要求过高。可能的影响：可能经常感到焦虑，依赖他人的认可，容易受批评影响，需要处理自我价值感问题。

（3）"我好，你不好"：其特点为自大、自我中心，可能缺乏同情心，难以理解他人的立场。可能的影响：可能难以建立互信的关系，常常与他人发生冲突，需要培养更多的同理心和合作精神。

（4）"我不好，你不好"：其特点为沮丧、抵触、孤立感，可能对自己和他人都持否定态度。可能的影响：可能需要心理支持，以应对负面情绪，改善自我认知和人际互动，以重建积极的生活定位。

（二）生活定位的自我分析与调节

生活定位的自我分析可以帮助自我了解自己在人际互动中的态度和行为方式，以识别倾向于哪种生活定位。

1.　生活定位的自我分析步骤

（1）自我反省：花时间反思自己在与他人互动时的态度和行为。考虑自我在不同情境下的表现，特别是在情感高涨或紧张的时候。

（2）识别情感和思维模式：注意情感和思维模式。问自己在与他人互动时，是否倾向于采取积极和尊重他人的态度，还是更趋向于批评和采取消极的态度？

（3）观察互动模式：观察自己与不同人的互动模式。是否在与某些人互动时更倾向于一种生活定位，而在与其他人互动时则表现出不同的生活定位？

（4）问自己问题：考虑以下问题，以帮助自己识别生活定位。

我在与他人互动时是否通常感到满足和平衡？我是否经常批评他人，或者对自己过于自责？我是否容易与他人建立亲近关系，还是更倾向于保持距离？我的互动中是否存在某种模式，使我感到不满或冲突？

（5）考虑早期经历：回顾自己的早期生活经历，尤其是与父母和家庭的关系。这些经历可能会影响生活定位。问自己：我的生活定位是否反映了我在童年时期学到的模式？

（6）寻求反馈：与亲近的朋友、家人或专业人士交谈，寻求他们对自己生活定位的观点和反馈。他们的观点可能有助于更好地理解自己。

（7）设立目标：一旦了解自我的生活定位，考虑是否需要进行调整。可以设立明确的目标，以改善与他人的互动，实现更健康的生活定位。

自我分析是一个持续的过程，需要诚实、深入思考和自我反省。通过了解自己的生活定位，自我可以更好地管理与他人的互动，以实现更满意和积极的人际关系。

2.　调整生活定位的方式

（1）自我认知：首先要认识自己当前的生活定位。这需要深入的自我反省和意识，以确定自我通常倾向于哪种生活定位。是否更倾向于"我好，你好"，"我好，你不好"，"我不好，你好"或"我不好，你不好"？

（2）识别模式：观察互动模式，特别是在情绪高涨或紧张的情况下，注意自我的情感、言辞和行为，以确定在这些互动中是什么生活定位。了解自我的典型模式可以帮助作出调整。

（3）改变思维方式：如果发现自己倾向于一种不健康的生活定位，努力改变思维方式。例如，如果发现自己经常批评他人或自责，应尝试更加积极和宽容地思考。

（4）情感管理：学会管理和调节自己的情感。如果自我倾向于负面的生活定位，可能会有负面情感。寻找情感管理技巧，如冥想、情感表达或放松技巧，可以帮助平衡情感。

（5）学习沟通技巧：改进沟通技巧，以更好地与他人互动。这包括倾听技巧、表达自己的需求和情感，以及理解他人的观点。良好的沟通可以有助于改善生活定位。

（6）设置目标：明确希望达到的生活定位目标。这可以包括更积极、尊重他人、建立更健康的人际关系等目标。将这些目标具体化，并逐步朝着它们努力。

（7）寻求支持：如果发现自己难以调整生活定位或遇到困难，寻求专业帮助可能是明智的选择。心理医生或心理医务人员可以提供个性化的指导和支持。

生活定位是可以改变的，尤其是通过自我意识和自我努力。调整生活定位可能需要时间和坚持，但可以帮助人们建立更健康、积极和满意的人际关系。

四、沟通分析——沟通方式的自我分析

（一）文化角度的沟通方式觉察

从文化角度来看，沟通方式觉察是一个复杂而重要的主题。文化对于个体如何表达自己、倾听和理解他人的方式产生深远影响。在进行沟通方式的自我分析时，文化角度的觉察至关重要，因为它有助于我们更好地理解自己和他人之间的差异，提高跨文化沟通的能力。主要包括以下几个方面：

1. 文化背景的自我认知　首先，自我分析需要认识自己的文化背景以及所属的文化群体。不同文化对于沟通方式有着不同的期望和规范。了解文化背景有助于更好地理解自己的沟通风格。

2. 文化价值观的了解　文化不仅影响语言和非语言沟通，还影响个体的价值观和信仰。通过自我分析，考虑所处文化中的主要价值观，如个人主义与集体主义、权力距离、时间观念等。了解这些价值观有助于理解为什么自己在沟通中可能表现出特定的习惯和倾向。

3. 语言和非语言觉察　不同文化使用不同的语言和非语言符号来表达思想和情感。自我分析时，考虑自己使用的语言和非语言符号，以及它们在不同文化中的含义，这有助于避免误解和冲突。

4. 沟通风格的识别　文化影响个体的沟通风格，包括直接与间接、表达与避免冲突等方面。自我分析时，反思沟通风格是否与自己的文化背景相关，或者是否受到其他文化的影响。

5. 跨文化适应性　自我分析的目标之一是提高跨文化沟通的能力。考虑自己是否能够适应不同文化背景的人，以及是否具备跨文化沟通的技巧，如尊重差异、沟通具有灵活性和包容性。

6. 文化冲突的处理　了解不同文化之间的差异有助于更好地处理文化冲突。自我分析时，思考如何应对文化冲突，是否愿意学习和尊重其他文化的方式。

自我分析是一个不断发展的过程，文化角度的觉察是其中一个重要方面。通过认识自己的文化背景、价值观和沟通方式，以及学习如何适应不同文化，可以提高自我的跨文化沟通能力，建立更富有成效和互相尊重的人际关系。

（二）日常交往的自我分析方法

日常交往的自我分析方法可以帮助个人更好地了解和改进他们的人际沟通技巧。自我分析方法如下：

1. 观察和记录　在日常交往中，时刻保持观察，记录自己的言行举止以及与他人的互动。这可以包括语言选择、肢体语言、面部表情和反应。

2. 问题提问　反思自我的互动并提出一些问题，如：我在这次交往中表现出了怎样的情感？我是否倾向于主动倾听，还是更多地谈论自己？我的沟通是否明确和清晰，或者有可能引起误解？

3.7自我分析方法

3. 分析互动模式　分析自我的交往模式。是否有一种特定的模式或趋势，是否在与不同人互动时都在使用？

4. 倾听反馈　寻求他人的反馈。与朋友、家人或同事讨论自己的交往方式，了解他们的观点和建议。

5. 比较不同互动　比较在不同情境和与不同人的交往方式。是否在家庭互动、工作场合和社交场合中表现出不同的特点？

思维导图3.3

第四节　社会交往中的策略与技巧

一、社会交往形式及现状

社会交往形式是指人们在不同情境和关系中与他人互动和沟通的方式，这些形式可以因文化、社会背景和个体差异而异。

（一）社会交往形式的主要类型

1. 面对面交往　这是最直接的社交交往形式，人们在同一地点相互见面，通过面部表情、肢体语言和语言进行互动。面对面交往通常包括会议、聚会、会话等，是建立深层次关系的重要方式。

2. 电话交往　　通过电话进行交流，包括传统的电话通话和手机短信。电话交往适用于长距离沟通和快速联系，但缺乏面对面交往的非言语元素。

3. 书面交往　　这包括书信、电子邮件、文字消息等书面形式的交往。书面交往通常用于正式和非正式的通信，可以在文字中更深思熟虑。

4. 社交媒体交往　　社交媒体平台如抖音、快手、Tiktok、Facebook、Instagram、Twitter等提供了在线社交互动的机会。人们可以分享照片、状态更新和与他人互动，建立和维护社交网络。

5. 视频通话　　通过视频通话应用程序如微信、QQ、Zoom、Skype和FaceTime，无论他们身处何地，人们可以进行面对面互动。这种形式的交往结合了面对面和远程交流的优点。

6. 群组互动　　人们可以在团队、社团、俱乐部等群体中互动。这种形式的交往通常以共同兴趣或目标为基础，促进社交互动。

7. 虚拟现实（VR）和增强现实（AR）交往　　新兴的技术如虚拟现实和增强现实提供了全新的社会交往方式。人们可以在虚拟世界中建立角色、互动并共享经验。

8. 商务和专业交往　　这包括在工作环境中与同事、客户、合作伙伴和上下级交流。商务和专业交往通常需要特定的礼仪和沟通技巧。

社会交往形式的选择通常取决于特定的目标、情境和文化因素。不同的交往形式可以满足不同的需求，有时也会互相结合，例如，在社交媒体上组织面对面聚会或通过书面交往预订电话会议。在现代社会中，个体通常需要适应多种社会交往形式，以满足不同方面的社交需求。

（二）社会交往的现状

社会交往的现状受到多种因素的影响，包括科技、文化、社会和全球事件。具体情况如下：

1. 数字化社交媒体的兴起　　社交媒体如抖音、快手、Facebook、Instagram、Twitter等已经成为人们日常生活的一部分。人们通过这些平台分享生活、与他人互动、建立联系和参与社交活动。这为全球范围内的人们提供了联系的机会，但也带来了隐私泄露和信息过载的问题。

2. 在线沟通的增加　　互联网和智能手机的普及使在线沟通变得更加普遍。短信、电子邮件、社交媒体消息和视频通话等方式允许人们随时随地进行交流。这种便利性促进了跨地域和跨文化的交往。

3. 虚拟社交互动　　虚拟现实（VR）和增强现实（AR）的发展开辟了新的社交互动方式。人们可以在虚拟世界中建立虚拟角色、互动并共享经验。这为远程社交互动提供了更具身临其境的体验。

4. 真实面对面互动的减少　　随着数字化社交媒体和在线交流方式的普及，线下面对面交往的时间有所减少。快节奏的生活、远程工作和移动社会的现实可能导致人们在实际亲密交往方面感到不足。

5.　文化多元性　全球化趋势使不同文化背景的人们之间的交往更为常见。这对于促进跨文化理解和尊重至关重要，但也可能引发文化冲突和误解。

6.　社交焦虑和孤独　尽管有各种社交工具和平台，一些人仍然经历社交焦虑和孤独。社交媒体的过度使用、虚拟互动的局限性以及信息过载可能对社交健康产生负面影响。

7.　工作和专业社交　在工作场合，专业社交互动仍然非常重要。人们需要适应商务会议、合作伙伴关系、网络建设和专业发展方面的社交要求。

总的来说，社会交往的现状充满了机遇和挑战。科技的发展为全球范围内的人们提供了更多的互动机会，但也带来了新的社交问题。保持平衡、有效地利用社交媒体和技术，以及关注面对面互动和文化多元性，对于建立健康的社交关系至关重要。社交技能和沟通技巧在这个数字化时代依然非常重要，可帮助人们更好地连接和理解彼此。

二、社会交往的策略与技巧

社会交往的策略是指一系列用于有效地与他人互动、建立良好人际关系的方法和技巧。这些策略有助于促进沟通、理解他人，解决冲突，建立信任和实现协作。以下是一些常见的社会交往策略：

（1）积极倾听：倾听是成功社交交往的关键。积极倾听包括专注地聆听对方的言语、肢体语言和情感表达。这有助于理解对方的需求和感受，并展示尊重和关心。

（2）表达清晰：有效的沟通需要清晰表达自己的观点和需求，避免使用模棱两可的语言，采用明确、简洁的措辞，以减少误解。

（3）非言语沟通：肢体语言、面部表情和声调是非言语沟通的一部分，它们可以传递重要信息。要注意自己的非言语信号，以确保它们与言语一致。

（4）尊重和体谅：尊重和理解他人的观点和感受是建立良好关系的关键。人们要避免批评和指责，代之以体谅和尊重。

（5）建立信任：信任是持久关系的基础，它要求始终遵守承诺，诚实坦诚，以及展现一致的行为有助于建立信任。

（6）解决冲突：冲突是不可避免的，但重要的是学会以积极的方式处理它们。它要求倾听对方的观点，采取妥协和解决方案，以共同解决问题。

（7）积极沟通技巧：积极沟通技巧包括肯定性的语言、积极的反馈和鼓励。这有助于提高他人的情绪和激励。

（8）灵活性：不同情境和人际关系可能需要不同的社交策略。人们要学会适应并调整自己的沟通风格，以满足特定需求。

（9）自我认知：了解自己的情感、价值观和互动风格对于成功的社会交往至关重要。自我认知有助于更好地理解自己，以及如何与他人建立联系。

（10）建立积极网络：积极的社交网络对于支持和发展个人和职业非常重要。人们应主动参与社交活动，建立关系，扩大社交圈。

（11）管理情绪：学会管理自己的情绪，以避免情绪爆发和冲突。情绪稳定有助于更好地应对各种社交情境。

（12）与不同背景的人互动：尊重和理解不同文化和背景的人是建立多元化人际关系的关键。学习跨文化沟通和互动技巧有助于减少误解和冲突。

无论是在个人生活中还是在职业生活中，这些社会交往策略有助于建立积极、健康的人际关系。社交技能和沟通能力的发展是提高人际关系质量和达成共同目标的关键。

案 例

护士李雅正在照顾一位名叫马华的老年晚期癌症患者，患者的家人感到非常焦虑和担忧，而患者本人也感到疼痛和恐惧。

问题：护士李雅如何应用社会交往策略和技巧以提供细致的护理？

3.8案例分析

3.9思政元素

3.10小结

思维导图3.4

思 考 题

一、选择题

1. 沟通是信息发送者遵循一系列共同规则，凭借一定媒介将信息发给信息接收者，并通过（　　　）

A. 理解已达到反馈的过程

B. 反馈以达到理解的过程

C. 正反馈已达到增强的过程

D. 负反馈已达到减弱的过程

E. 理解已达到升华的过程

2. 人际沟通按沟通使用的符号系统分为（　　　）

A. 纵向沟通与横向沟通

B．正式沟通与非正式沟通

C．语言沟通与非语言沟通

D．单向沟通与双向沟通

E．思想沟通与信息沟通

3．根据埃里克·伯恩和欧嘉瑞的定义，自我状态被描述为（　　　）

A．一种特定的历史背景，直接影响个体的思维、感情和行为模式

B．一种随机的情感状态，与个体的思维和行为相对应

C．一种与个体的历史背景无关的共同方式，仅表现为特定情境下的行为

D．一种在行为前后不一致的状态，不受个体历史背景的影响

E．一种不稳定的心理状态，难以与思维和行为相统一

4．在人生脚本的自我分析步骤中，（　　　）强调了深入研究个体在生活中做出的重要决策，包括职业选择、伴侣选择、教育路径等。

A．回顾你的生活经历　　　B．分析你的价值观和信仰

C．了解你的愿望和目标　　D．深入研究你的决策模式　　E．探索你的人际关系

二、案例分析题

某高校举办一次国际护理学术会议，来自美国的专家 Tom 及日本的学术专家 Takeshi，计划与该校洽谈一个合作项目，会议由副院长李教授主持。Tom 已经准备好了演示文稿，计划在会议中进行详细的陈述。

请从文化角度来做沟通方式的觉察，具体从差异觉察、沟通调整、结果三个步骤来分析此案例，理解不同文化之间的差异，以确保有效的跨文化沟通。

三、沟通实践训练

两人一组，就个人的人生脚本进行简单的交谈，从对话中分析彼此的人生脚本类型。

3.11 参考答案

（陈　慧　赵丽红　张怡楠　屈怡彤）

参 考 文 献

［1］　陈小芳, 杨珠英, 蒋秀玲, 等. 人际沟通分析理论提升护士护患沟通能力的效果评价 [J]. 护理实践与研究, 2022, 19 (4): 605-608.

［2］　赵爱平, 单伟颖. 护理礼仪与人际沟通 [M]. 北京: 北京大学医学出版社, 2021.

［3］　杨眉, Thomas OhIsson. 人际沟通分析学——一种有效提升交往能力的心理学理论 (2版) [M]. 北京: 中国人民大学出版社, 2018.

［4］　冷晓红. 人际沟通 [M]. 北京: 人民卫生出版社, 2006.

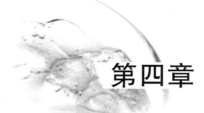

第四章

医患关系及沟通的
理论基础

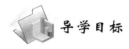 导学目标

基本目标：

识记

准确表述以下概念：医学人文、医患关系、医患沟通。

理解

1. 解释生物-心理-社会医学模式产生的必然性。

2. 阐释医学人文与医学职业精神在医疗服务中的体现。

3. 归纳医务人员在医疗环境中的定位及职责。

4. 说明医患关系的性质、特点及影响因素。

5. 归纳医患沟通的心理学、伦理学及法律基础。

运用

1. 运用医患沟通的基本原则解决实际问题。

2. 运用医患沟通策略建立良好的医患关系。

发展目标： 根据医患双方的不同需求，遵循医患沟通的基本原则，选择恰当的医患沟通策略，建立和谐的医患关系，实现医患有效沟通，培养学以致用的能力。

思政目标： 通过本章节学习，学生认识到和谐的医患关系和有效的医患沟通应秉承以患者为中心的服务理念，尊重、关心、爱护患者，承载救死扶伤的健康使命。

导　　言

　　医学是科学与人文相统一的学科，医务人员需要具有严谨的科学态度、精湛的医学技术和温暖的人文关怀，这也是医疗服务中不可或缺的组成部分。医学人文建设不仅要从医护人员的自觉自律做起，也需要从关爱医务人员入手，医务人员只有得到人文关怀才能更深刻地理解人文精神，才能提供更有温度的医疗服务。医学职业精神和医学人文彼此渗透，互相交融。医学生在接触行业之初就理解并逐步认同医学职业精神，通过整合自身职业价值观和职业精神，上升为最稳定和最强烈的职业信仰，这是医学人文回归医学职业精神并逐渐复兴的有效途径。

医患关系是基于医疗的供求服务建立的特殊人际关系。医患沟通是医患双方基于医疗服务而建立起来的特殊的人际沟通。研究医患关系的目的是改善医患关系，消除医患之间不应有的摩擦和冲突。和谐的医患关系有助于医学更好地承担起救死扶伤、治病救人的崇高使命，使医学能更好地为人类健康事业造福。医患沟通是为建立和谐医患关系服务的，有助于了解医患关系的内涵，熟悉医患双方的社会角色和行为模式，知晓医患双方各自的权利和义务。掌握医患沟通的策略有助于建立和谐的医患关系，实现医患有效沟通，促进医疗服务顺利、高效地开展。

案　例

　　患者李某，50岁，因为持续的咳嗽和疲劳感而就诊。然而，李某的症状并不像其他患者那样明显，咳嗽并不严重，只是有些痰，并伴有间歇性疲劳感。因此，张医生在询问了他的病史和症状后，并没有给他开出特殊的药物或者进行深入的检查。然而，李某在离开医院前，向张医生提出了一个重要的问题："医生，我还有一个问题。我最近总是感到焦虑和失眠，这是不是和我的咳嗽有关？"张医生听了这个问题后，思考了片刻，然后回答说："这可能是你的心理作用。咳嗽并不会导致焦虑和失眠。如果你真的感到焦虑和失眠，你应该去找专业的心理医生看看。"李某听了医生的回答后，感到有些失望。他原本以为医生会给他更多的建议或者帮助，但医生似乎并没有理解他的问题。于是，他只好离开了医院。

　　思考：李某与张医生之间沟通中出现了什么问题？为什么？如果您是医生，您会如何处理呢？

4.1案例分析

第一节　医患关系的理论基础

一、医学模式与医学责任

（一）医学模式及渐变

医学模式（medical model），即医学观，是人类在抵御疾病和认知生命实践中对医学的总体看法，主要内容是研究医学的属性、职能、结构和发展规律，其思想观念及思维方法既体现了医学的基本特征，又是指导医学实践的基本观点。随着人类历史发展，医学模式经历了多次转变，从远古的神灵医学模式到古代的自然哲学医学模式，逐渐进入主宰医学界的生物医学模式。当今，生物-心理-社会医学模式逐渐兴起。

1. 生物医学模式　生物医学模式（biomedical model）起源于15世纪。英国科学家威廉·哈维（1578—1657）发现了血液循环，并把实验方法引入生理学和医学研究，从而把研究科学实验的近现代医学和先前原始的、巫术的、经验的古代神灵医学模式区分开来。法国生理学家伯尔纳（1813—1878）在实验医学中有众多发现，他写下了《实验医学导论》这一影响很大的医学方法学名著。从哈维到伯尔纳，推动近现代医学在生物科学的基础上发展起来。五百多年来，生物医学模式为人类做出的贡献是巨大的，它以严谨、缜密的科学实证思维方式和医学行为，战胜和控制了人类疾病群中的大多数疾病。故生物医学模式将永远是医学模式的基础。随着社会和环境的改变，危害人类健康的疾病变迁为心血管疾病、恶性肿瘤、意外伤亡、呼吸系疾病等，这些疾病的致病因素已不是单纯的生物病因，还有社会环境、个人行为、生活方式等许多因素。因此，生物医学模式的内在缺陷性显露出来。世界卫生组织对健康的定义为："身体的、精神的及社会适应的良好状态，而非没有疾病与虚弱。"医务工作者关注的只是某个器官的病理过程，只"看病"不看"患者"。因此，医学模式从生物医学模式过渡到生物-心理-社会医学模式就成为医学发展的必然趋向。

2. 生物-心理-社会医学模式　1974年美国教育及心理学家本杰明·布鲁姆（Benjamin Bloom）提出了环境健康医学模式，该模式包括环境、遗传、行为与生活方式及医疗卫生服务四个刺激因素。拉隆达和德威尔对环境健康医学模式予以完善，提出了卫生服务和政策相结合的综合健康医学模式。1977年美国医学专家恩格尔在综合健康医学模式的基础上，提出了生物-心理-社会医学模式（bio-psycho-social medical model），又称恩格尔模式。该模式以系统论的原则构筑了疾病、患者和环境（自然环境与社会环境）的一个系统框架。每个层次都是生物-心理-社会这个总系统中的有机构成，各层次相互影响，上下互动，因果关系明显，任何层次的变化都会触发整个系统，带动系统的连锁反应。这就是生物-心理-社会医学模式的基本特征。在该模式主导下，健康则反映的是系统内、系统间高水平的协调。恢复健康不是健康的以前状态，而是代表一种与病前不同的系统的协调。

（二）医学人文

1. 医学人文的含义　人文（humanity）一词源于拉丁文"humanists"，译为人性与教养，即人的精神文化。人文包括了人类精神活动全部内容。因医学起源于对人的关怀，故医学既是科学的，也是人文的。唐代的《大医精诚》收录孙思邈之言："凡大医治病，必当安神定志，无欲无求，先发大慈恻隐之心，誓愿普救含灵之苦。"西方的《希波克拉底誓言》中提及医者在为病家谋幸福。《迈蒙尼提斯祷文》说得更清楚："启我爱医术，复爱世间人。"可见医学是充满人文精神的学科。医学人文是一门医学和人文学的交叉学科，是从人文观念角度出发研究医学与人文关系及对各种医学现象、事件进行思考、总结的学科，是一个探讨医学源流、医学价值、医学规范以及与医学有关的其他社会文化现象的学科群。

2. **医学人文的发展及其基础**　生物医学的飞速发展同时带来了现代性的危机和困惑，如引发了包括医患纠纷、过度医疗、医疗费用增加等全球化难题，也产生了诸多矛盾：如诊疗技术日益先进，但患者对医务人员的信任度却没有相应提升；生物医学日渐发达，但面对众多慢性病诊断和治疗，却无所适从等现象，促使人类对于医学人文进行深入的思考，这为医学人文的发展提供了十分重要的理论基础。同时，随着医务工作者整体综合素质的不断提高，医学人文也得到了前所未有的重视，为医学人文的发展提供了非常重要的学术基础。随着医学模式由生物医学模式向生物-心理-社会医学模式的转变，新的医学人文学术开始出现，医务工作者对医患关系及沟通的理论与实践探索，医学伦理学、卫生法学、医学哲学等纷纷成为社会现实剖析的难点和热点，为医学人文的发展提供了更宽广的空间。

3. **新医学人文的应运而生**　美国科学家乔治·萨顿在《科学的生命》一书中说："医学是一门'人学'是关系人类幸福的事业，对人的全面关怀为医学应有之意。"萨顿的"新人文主义"的医学人文观（medical humanist），发展了传统的医学人文观念。主要观点为：①新人文主义的医学人文观既继承了传统的关爱生命、尊重生命、维护生命尊严的精神，也倡导重视生命的质量，支持改善生命质量的技术的同时也追求安详的善终。②新人文主义的医学人文观认为人的生命和健康是人的基本权利，倡导国家对此承担责任和义务，并形成保障这种权益的体制。③新人文主义的医学人文观强调医学人文与医学科学的统一，两者应该相互渗透、相互结合。医学科学应以人文为先导，医学人文则应以科学为基础。

20世纪80年代，我国医学人文学的教学与研究开始出现，医学院校陆续开设医学人文学的相关课程，医学人文学方面的著作也相继问世。从无到有，从小到大，特别是近几年我国医学人文学科在各方人士的积极倡导和实践中得到了长足发展。人文学科的内涵与医学领域中各种关系及活动有着内在的本质性关联，与人文主义和人文学科的深刻内涵相一致，医学包容着理性精神和科学精神，融合了感性和理性、人文与科学，医患沟通是医学人文学科中新生的且广受关注的应用性学术领域。医患沟通是最直接且集中体现人文主义的医学人文领域。

（三）医学职业精神

1. **医学职业精神的含义**　医学职业精神，是指医学从业者和医学共同体在从业过程中应该遵守的职业规范。它包括技术规范和伦理规范以及行业自治，即在整个医疗实践过程中，在任何情况下，医务人员要始终坚持医学职业精神和专业精神的统一。

医学职业精神充分体现促进医学科学技术发展的科学精神和临床诊疗过程中的医学人文精神；医学职业精神是医学科学精神和医学人文精神的完美结合，是职业道德的升华和最高的思想道德境界。其精神实质是患者健康至上，把患者利益放在首位。医学职业精神应以确保医疗安全为导向、以尊重患者为基础、以医患沟通为手段。有效的沟通不仅能解决很多医疗过程中多元化、复杂性的问题，更是体现和落实医学职业精神的最佳途径。

2. 医学职业精神的主要内容

（1）职业立场：世界公认的人道主义、利他主义。

（2）职业目的：救死扶伤、服务健康。

（3）职业态度：医者必须具备的爱岗敬业、恪尽职守。

（4）职业理想：全面优化医学价值追求的"医乃仁术"、大医精诚。其表现方式主要是职业素质，即科学素质与人文素质的整合。

（5）职业人格：科学人格与人文人格的整合。

（6）职业风尚：科学风尚与人文风尚的整合。

（7）职业准则：科学准则与人文准则的整合。

其中，职业素质与职业人格主要体现为个人的，职业风尚与职业准则主要体现为群体的；职业素质与职业风尚是实然性的，职业人格与职业准则是应然性的。

3. 医学职业精神的特征

（1）医学职业精神主张以专业视角来促进医学和医学职业的发展。医学职业的专业视角是指医学从业人员必须保证自己受过完备的专业知识训练和培训，具有医学职业从业资格。

（2）医学职业精神采取伦理关怀的价值导向。医学职业精神的伦理关怀是一种价值导向，它在医学上主要体现为医学利他主义的道德观，以及保密、诚信等道德责任。

（3）医学职业精神主张尊重患者的自主性。尊重自主性是西方现代医学的一个强劲话语，是医学伦理学的基本原则。

（4）医学职业精神包含了公正的要求。现代医学职业精神应该站在社会公正的高度，考虑医疗机会的公正平等和医疗资源的公平分配等问题。

（5）医学职业精神倡导整个医学职业的行业自治。能否自治、能否自己管理自己，是一个行业从一般职业转换为专业的标准。一个行业如果不能够进行自我管理和自我监督，从事该行业的人就不能用该行业的精神约束自己，该职业就不能够得到社会的广泛认可。

在新时代、新环境下，加强医学人文和医学职业精神建设的意义尤为重要。首先，医学作为直接面对人的科学比其他科学更强调人文关怀和职业精神；其次，新型医学人才的培养离不开医学人文学和医学职业精神的建设；最后，加强医学人文学和医学职业精神建设也是适应世界科学发展趋势的需要。

二、医务人员在医疗环境中的定位及职责

习近平总书记指出：广大医务工作者要坚持人民至上、生命至上，崇尚医德、钻研医术、秉持医风、勇担重任，努力促进医学进步，为建设健康中国、增进人民健康福祉作出新贡献。"悬壶济世""救死扶伤"是千百年来公众对医生的认同与期盼，按照大众的标准，一名好医生应该具备两个条件：精湛的医术和良好的医德。作为医生，既有社会赋予的义务，也有自己的岗位职责，只有尽职尽责才能处理好医患关系，减少医患冲突和医疗纠纷。

（一）医务人员在医疗环境中的定位

医务人员在医疗环境中是医疗工作的实际执行者，也是患者疾病变化的监督者，并且是处理与医疗相关的沟通事务的主观发起者。在医疗环境中，医务人员既作为与患方沟通的主体，也需要处理日常工作中的上行下行以及平行沟通，因此医务人员在医疗环境中需要把握自己的定位，即作为一个科学、权威的专业的从业者，要富有人文精神的定位，并要保持正确的世界观、人文观及医德医风。

（二）医务人员的职责

医学本身的特殊性决定了医患关系的主导权在于医务人员。因此，探讨医务人员在医患互动中所扮演的角色是把握医患关系的重要途径。掌握医学知识和医疗技能是医务人员工作的必要条件，防治疾病、维护人民的身心健康是社会赋予医务人员的职责和任务。医务人员的职业具有特殊性，其行使的权力也具有其职业的特点。

1. 自主性　完全是出于自身所拥有的专业知识、经验和技能而获得的权利，是可以不受他人指使和控制，完全自主的。

2. 权威性　医务人员具有的医学知识和技能，在不具备医学知识的患者和公众面前所作出的决定具有权威性。

3. 特殊性　为了明确诊断和指导治疗，医务人员有权了解患者的现病史、既往史、家族史、个人史及其他与疾病有关的个人隐私等信息，这在其他的职业领域（司法领域除外）是几乎不可能存在的。

4. 法律性　医务人员诊治疾病时正当行使的权利是法律所赋予的，是受法律保护的。同时，医生权利的行使必须在相关法律法规允许的范围内，是以维护患者的权益为前提的，否则就是对患者权益的侵害。

三、医患关系的性质与特点

（一）医患关系的性质

1. 医患关系的定义　医患关系（doctor-patient relationship）是指在医疗服务过程中客观形成的、与医患双方利益有密切关联的社会群体和个体之间的互动关系。医患关系是伴随着医疗服务应运而生的，患者就医的目的是获得医疗服务，医院及其医

务人员为患者提供医疗服务，可见医患关系是基于医疗服务的供求而建立的。这种关系分为狭义的和广义的。狭义的医患关系是指医生与患者之间的关系；广义的医患关系是指医疗单位（包括各级各类医院、卫生院、疗养院和门诊部，也包括各种诊所、卫生所、医务所等）及医务人员（包括医生、护士、医技人员、医疗行政和后勤人员等）与患者一方（包括患者、亲属、监护人及单位组织等）之间的关系。从全面改善医患关系的角度，我们应更重视广义的医患关系。

2. 医患关系的内容　医患关系的内容表现为非技术方面和技术方面。非技术方面指医务人员的服务态度，医德、医风的表现而引发的医患关系，是医患关系的主体或主要方面。技术方面是指在诊疗过程中，医务人员与患方围绕诊疗技术性的问题建立的关系，如征求患者对治疗的意见、讨论治疗方案等。

3. 医患关系的性质

（1）医患经济关系：在市场经济不断发展、医疗改革尚未完善的大背景下，医疗费用的支出直接与患者的个人利益挂钩。经济利益是连接医患之间的纽带，因此，医患关系被认为是一种经济关系。这种观点可能忽视医患关系中的人道主义性质，导致医患关系的异化。也有人认为，医患关系是一种信托关系，患者在求医的同时把自己的生命和健康交予了医方，将医务人员看作生命和健康的守护者，医方必须接受患者的托付，发挥人道主义精神，尽力实现患方的托付。目前的医疗体制还需要患者支付部分医疗费用，医疗技术水平还不能完全满足人们的医疗要求，一旦医方不能使患者满意，患者有可能会怀疑医生的专业能力和责任心，进而引发医患纠纷。

（2）医患法律关系：在未经法律确认前，医患关系只是明确了医患主体的概貌、医疗服务中的基本服务及其产生的基本关系。当医患关系成为医患法律关系时，医疗服务关系以法律形式被确认和调整，基于法律事实形成法律上的权利和义务关系，从而明确规定了医疗服务关系的主体、客体、内容和成立条件，使医疗服务关系更为精致和实用。

（二）医患关系的特点和需求

1. 医患关系的特点　医患关系是医疗服务关系，也是一种特殊的人际关系，既有人际关系的所有共性，受人际关系因素的影响，也有其特殊的性质，具体表现为以下几个方面。

（1）密切相关性：医患关系具有明显的相互依赖性。作为共抗病魔的战友，医患双方都无法离开对方而独立存在，双方具有密切相关性。

（2）积极交往性：医患之间的交往是出于维护、恢复患者身心健康的需要而主动建立起来的，医务人员在其中扮演了特定的社会角色。于患者而言，就医行为是一种积极、主动的求助行为。同时，出于职责，医务人员也会积极主动地进行临床诊疗。医患双方在活动中往往表现出交往的积极性。

（3）直接交往性：医患之间进行的是面对面、非通过中介环节和媒介的交往，这使得医患双方有条件进行直接有效的沟通，信息的交流和反馈渠道畅通。

（4）定向交往性：在具体的临床诊疗活动中，每一个医务人员接待和诊疗的患者是特定的，双方交往的目的明确。医务人员是为了承担自己的医疗职责，帮助患者维护、恢复健康，从而实现自己的存在价值和经济利益；患者的目的则是为了获得医疗救助，重获身心健康。

（5）非个性交往性：医患之间的交往每一方都有着自己特定的行为规范。医务人员在临床诊疗活动中是一个特定的职业角色，必须恪守职业规范，享有相应的权利和履行特定的义务，尽可能避免个人情绪和个性的影响。

（6）交往适度性：由于医务人员和患者在临床诊疗活动中都是作为特定群体的代表而出现，其相互交往具有相当稳定的规范，因此具有适度交往的特点。

2. 患方需求

（1）生命安全的需求：患病后，人的安全需要就升级为第一需要。在医疗过程中，医务人员积极的言行能使患者及家属进行很好的配合与支持，利于伤病的康复；消极的言行则使患者和家属产生抵触和对立情绪，自我保护心理亢进，不利于伤病的痊愈。

（2）特别生理活动的需求：患者因疾病所致身体和心理处于一种非正常的应急状态，生理需要尤为强烈且呈现个性化的特点，应努力满足患者对饮食、睡眠、休息、排泄、温度等都较之正常人相对较高的要求，其意义在于能使患者伤病更快、更好地康复。

（3）伤病相关信息的需求：患者和家属非常迫切地需要知道伤病的诊断结论、治疗方案、预后结果、康复指导、医疗费用等详细信息，以做好充分的心理和相关准备。及时、准确地告知患者和家属这些信息，既是对患者知情权的尊重，也有利于医疗工作，并避免医患纠纷。

（4）关爱和归属的需求：身体的伤病往往伴随着心理的脆弱或异常，患者特别需要获得他人的体贴、同情及关心，还需要在医院有归属感，渴望得到医护人员和病友的认同、友谊及情感交流，建立融洽的人际关系，以便更好地诊治伤病。

（5）被尊重的需求：对尊重的需要是人生价值的最重要的体现。患病后，患者在身体上、心理上，特别是社会适应上，其价值意识都严重受挫，本能地有要维护尊重的需求。因此，患者既需要来自亲友和同事的尊重，还需要来自医务人员的尊重，后者尊重的意义更大，这是医患建立合作信任关系的前提和基础。

（6）高质量生存的需求：随着经济社会的进步和生活水平的显著提高，人们具有了高质量的健康生存需要。患者和家属的期望不仅仅是控制或治愈疾病，而是需要预后能够高质量地生活，能参加社会交往和活动等。这就要求医务人员把治疗、预防、康复及保健有机地结合起来，同时要求患者和家属配合治疗、早防早治、预防为主，还要考虑经济效益。

（7）合理支出的需求：医疗与开支紧密联系是市场经济下社会发展的必然。我国绝大多数的患者认同"看病应花合理的钱"，即就医过程中可以产生"合理支出"。因此医疗机构及医务人员应杜绝发生不规范的医疗行为，造成患者过度医疗支出。

3. 医方需求

（1）个人成就的需求：医务人员以自己的医疗技术和综合能力为患者解除病痛、维护健康，为社会的文明安康承担责任，因此具有较高的社会地位、声望及价值。医务人员本着这样的价值观和思想意识进行职业活动，这是他们的精神动力。所以，医务人员自我实现即个人成就的需要是他们高层次需要中最重要的。

（2）患者和家属的尊重和配合的需求：医务人员每天工作的对象是患者及家属，为了诊疗工作更有效、更顺利，需要患者和家属尊重医务人员的身份和工作，并与医务人员密切合作，共同战胜疾病。临床实践也证明，依从性好的患者并发症少，康复得更快、更好。

（3）社会各界的理解的需求：在市场经济下，医务人员迫切需要社会各界的理解和支持。因为医疗不再是一种相对独立的行为模式，而是与经济社会生活的各行各业有着十分密切的关联，并有相应的依赖性。当前社会发展阶段医疗机构和医务人员肩负了繁重的社会责任，甚至需要承担医疗工作以外的其他工作内容，这也大大增加了该群体的身心负担。所以，医务人员渴望与社会形成良好沟通，取得理解与分担。

（4）实践和学习的需求：医学的特征是实践性、经验性及循证性，医学伴随着人类的进化、社会的进步以及自然的变化，在不断地发展。因此，医学需要终身学习和实践探索，医务人员在从业过程中需要不断提高业务水平。

（5）提高待遇的需求：在现代社会生活中，人们都希望不断增加收入，提高生活水平，医务人员也不例外。剖析原因有两点：一是社会心理。自古至今，国内和国外医务人员的社会地位与收入水平一般成正比，在社会各行业中都属收入较高一类。二是价值回报心理。医务人员的劳动是脑力和体力综合应用的过程，属高技术、高付出（学习与成熟周期长、成本高、工作辛劳）、高风险（身心压力较大）的职业，自然会使医务人员产生高回报的心理期待。

（三）医患关系的影响因素

医患关系的影响因素来源于社会、医院、医务人员、患者及家属等各个方面。

1. 社会因素　我国的医患关系经历了历史和时代变迁，自20世纪80年代医疗改革以来医患冲突日益凸显。近年来随着医疗卫生事业的快速发展，医患关系所面临的机遇和挑战也呈现出复杂多样性。

（1）现代化过程对医患关系的影响：现代化过程使得社会体制的变化影响着医患关系的变迁，主要体现在3个方面：①社会人口流动：城市化加剧了人口流动，人与人之间建立的是短期关系，缺乏稳定且可靠的信任关系的基础，医患关系更是如此。②医疗职业化：伴随医疗技术的进步和专业化程度的提高，医生需要依赖于医学手段来精准诊断和治疗，可能侧重关注医疗技术关系，而忽视医患关系中更为重要的信任关系的建立。这种医疗职业化带来医患之间的去沟通化，也带来了治疗的非连续性和高诊疗费。③医院科层化：为了得到更为专业的诊疗，患者通常会选择到大型医院就诊，出现大医院医疗资源供不应求的现象。为了适应这样的医疗需求，大型医院分科越来越细，使得医生对患者的责任分散化。患者不仅要适应医院的组织运转规则，同时还要面对医院中所遇到的各种分科沟通与协调问题，使得医患关系变得较为复杂。

（2）社会环境对医患关系的影响：21世纪来临时，我国社会发展的五大特征已显现出来：一是国家民生政策明确；二是市场经济发展稳定；三是科学技术高度发展；四是民主化进程加快；五是法治建设在完善。此社会环境，可以更好地体现医患关系的本质特征，即医患关系如"人"字结构，互相支撑形成一体。医者用仁爱之心和医学科技救治患者，维护人的身心健康；患者是医者最好的助手，是医者生存和发展的根本所在。

（3）医疗卫生体制机制对医患关系的影响：①国家对医院的投入：目前我国医疗卫生系统特别是医院，绝大部分是公立性质的。由于国家对医疗卫生系统的投入有限，医院的正常运转主要靠自身的经营收入。这导致医院迫于经济压力和人才发展压力而追求经济利益，会在一定程度上引发医患矛盾。②医疗保障制度：我国的医疗保障事业和医疗保险改革政策不断完善，慢性大病保险政策也逐渐普及，使人民的生命健康得到了有力保障，基本解决了看病难的问题，在一定程度上缓和了紧张的医患关系。但其仍然缺乏完善的医疗风险分担机制，医患纠纷处理机制尚不健全，医疗卫生立法较为滞后，这使得医患矛盾的有效解决仍面临很大的挑战。

（4）媒体和社会舆论对医患关系的影响：媒体舆论对医疗事故的报道会给公众带来很大的社会示范作用。在我国医患关系的发展中，有不少媒体为博取关注度发表不实报道，大肆渲染医生负面形象，夸大医患之间的对立冲突。因此，媒体应该担起社会责任，客观充分了解实情，作出积极正向的宣传和报道以提高医院的信任度，有关部门也应该加强舆论监督监管机制，对媒体的不实言论报道进行严厉惩处。

（5）医学教育对医患关系的影响：医疗行业的服务面向是人民群众，具有广泛的社会面，因此医务人员高尚的职业道德是医疗卫生事业得以稳定健康发展的基础。但在现行体制下，很多医务人员在医疗实践中还没有形成生物-心理-社会医学模式的观点，对患者整体的关注度欠缺。这也反映出医学教育对医务人员的职业道德素质的培养存在不足。因此，在医学院校及医院继续教育中应加强职业道德教育，使医务工作者在医疗实践中践行使命，守住底线。

2. 医患双方的心理因素

（1）认知方面：从患方来说，患者对医疗效果期望过高，疗效达不到预期就会产生对医方的质疑，这也是医患矛盾的触发点。从医方来说，若在提供医疗服务中只重视技术，忽视情感、思想、意识等心理因素的影响，会造成患者的误解，这会激化医患矛盾。此外，"医闹"、伤人事件频发更恶化了患者在医务人员心中的形象，进一步加剧医患双方互不信任的程度。

（2）情感方面：从患方来看，患者由于疾病痛苦，情绪方面必然会产生变化，如反应强度大、情绪活动稳定性差、反复无常等。这种心境低落，情绪压抑的情感需要发泄，可能会表现为对医务人员的"无礼"甚至"攻击"，从而影响医患关系的良性发展。从医方来看，因为职业风险高、压力大等原因导致一些情绪问题，如果医务人员将不良情绪带到工作中，也会影响医患关系。因此，医务工作者应提高沟通能力及沟通过程中的耐心程度，以爱心、耐心、细心、同理心对患者开展诊疗，主动推动医患关系和谐发展。

（3）动机方面：动机是指促使人们从事某种活动的念头，在心理学上一般被认为涉及行为的发端、方向、强度和持续性，动机直接引起行为。因此，行医过程中，医患双方动机应该是相同的，即共同战胜疾病，而不应该有动机冲突。

（4）人格方面：人格是指一个人与社会环境相互作用表现出的一种独特的行为模式、思维模式和情绪反应的特征，也是一个人区别于他人的特征之一。医患任何一方的某个个体存在性格上的缺陷或双方存在性格、观念上的差异时，都会影响到医患双方关系的稳定和良性发展。因此，医患关系需要双方的努力经营，避免因为某个个体存在性格上的缺陷或双方存在性格、观念上的差异而影响医患关系。

3. 医院管理因素　医院面对的是患者的健康和生命，能不能为患者提供精准的治疗是最为关键的一环。医院管理要发扬治病救人的理念，打造治病救人的优良医疗团队，在满足患者的治疗需求上下功夫。医院管理的核心就是完善医疗护理制度，为患者提供精准的医疗技术服务，切实做到以人为本，既要对患者人性化，又要对医务人员充分关怀，才能使医院稳定、有效地运转，才能营造和谐的医患关系，才能切实提高医院的知名度和患者满意度。

思维导图4.1

第二节　医患沟通的理论基础

一、医患沟通的心理学基础

沟通，作为人类生存发展最基本的生存需求和生存技能之一，它不仅仅是人们彼此间信息的传达与交流，更是人与人之间情感联结、悲喜共享的心路历程。心理学正是这样一门帮助人们认识心理活动规律，理解人类情感与意志活动，理解个体之间性格差异，理解人的各种需要的科学。因此，心理学在医学沟通中具有重要价值和意义。

（一）心理学相关知识

1. 认知过程　认知过程（cognitive process）是个体对客观世界的察觉和认识过

程，也是人脑对作用于感觉器官的外界事物进行信息加工的过程。认知过程主要包括感觉、知觉、记忆、思维、表象和想象等心理现象。

（1）感觉（sensation）：感觉是指客观刺激作用于感觉器官所产生的对事物个别属性的反映，是最简单、最基础的认知形式。人对客观事物的认识就是从感觉开始。因此，感觉是各种复杂的心理过程（如知觉、记忆思维）的基础，是人关于世界的一切知识的源泉。

（2）知觉（perception）：知觉是直接作用于感觉器官所产生的对事物整体属性的反映。通过知觉我们才能对事物有一个完整的映象。因此，感觉是知觉的基础，知觉是感觉的深入。

（3）记忆（memory）：记忆是人脑对经历过的事物的识记、保持、再现或再认的过程。通过识记和保持积累知识经验，通过再现或再认恢复过去的知识经验。记忆联结着人的心理活动的过去和现在，是人们学习、工作和生活的基本技能。只有依靠记忆，人们才能准确地表达自己的各种感情、语言和动作。

（4）思维（thinking）：思维是人脑对客观事物间接的和概括的反映，即人们对感性材料进行分析和综合、作出判断、进行推理的认识活动过程。因此，思维是人脑接受、存储、加工以及输出信息的全过程。

2. 情感过程　情感是每个人都能体验到的心理状态，情感过程（Feeling process）主要包括情绪和情感。

（1）情绪（emotion）：情绪是身体对行为成功的可能性乃至必然性，在生理反应上的评价和态度上的体验，包括喜、怒、忧、思、悲、恐、惊7种。需要是情绪产生的基础和源泉，当人的需要得到满足时就会产生积极、肯定的体验，如满意、快乐、高兴等；反之，则会产生消极、否定的情绪，如痛苦、愤怒、悲伤等。情绪会引起人生理上的反应，从而通过表情、形体和语言表达出来。如人在兴奋时会手舞足蹈、喜形于色，愤怒时会咬牙切齿、怒发冲冠等。言语也会随着不同情绪变化产生语调、节奏、速度等方面的变化。如人在哭泣时，声音是哽咽的，悼念亲人时语调是低沉缓慢的。

（2）情感（feeling）：情感是人对客观事物是否满足自己的需要而产生的态度体验，是人对事物价值特性的认识方式或反映方式。情感的核心内容是价值，根据价值的正负变化方向可将其分为正向情感与负向情感；根据价值主体的类型将情感分为个人情感、集体情感和社会情感；根据事物基本价值类型分为真感、善感和美感。

情绪和情感相互依存、相互联系。情绪是情感的外在表现，情感是情绪的内在本质。情绪和情感又有一定的区别。情绪倾向于个体基本需要的满足，情感则更倾向于社会性需要的满足；情绪具有不稳定性，它会随着自身状态和外界环境的变化而变化。反之，情感具有一定的稳定性和长期性。情绪具有明显的冲动性和外显性，而情感则可埋藏在心灵的深处，具有内隐性和深刻性。

3．意志过程

（1）意志：意志是人自觉地确定目的并支配行动，克服困难，实现目的的心理过程，即人的思维付诸行动的心理过程。

意志与认知过程相互联系、相互影响。如果说认知过程是由外向内的转化，是外部刺激作用于人脑产生的意识，那么意志是由内向外的转化，是人能动的、有目的地支配行为的心理过程。

意志和情感过程也是相互依存、相互制约。一方面，情绪或情感影响着意志行为。积极的情绪、情感是意志行动的动力；反之，消极的情绪、情感是意志行为的阻力。另一方面，意志对情绪、情感有调节控制作用。意志坚强的人可以控制和克服消极情绪的干扰，将行动贯彻到底。反之，意志薄弱的人容易成为情绪的俘虏，使行动不能持之以恒。

（2）意志行动的特征：意志是人的行为的能动方面，它通过行为活动而体现出来，因此意志与行动密不可分。意志行动具有如下特征：①具有明确的目的：它能支配某些合乎目的的行动，又能阻止某些不符合目的的行动。②与克服困难相联系：战胜和克服困难的过程就是意志行动目标实现的过程。③以随意动作为基础：人的随意动作是指有预定目的、受意识指引的动作。有了随意动作，人们就可以根据目的组织、支配和调节一系列动作来实现预定目的。因此，意志行动是在明确目的的指引下，以随意动作为基础，通过克服各种困难来实现的。

在医学沟通中，认知、情感与意志潜移默化地发挥着重要作用。例如，医生在诊疗过程中，首先，通过视、触、叩、听等方式了解患者哪里不舒服，这时就产生了感觉和知觉。其次，医生要记住患者的主诉、体征和各类检查结果，以便形成初步诊断，这就是记忆。当医生将掌握的各种信息进行分析和综合，判断患者所患疾病以及是否需要进一步检查时所经历的过程就是思维。当感知的事物不在眼前，医生需要在头脑中再现该事物的形象，就形成了表象和想象。最后，经过医生不懈努力，患者得到正确的诊断和治疗并痊愈出院时，医生就实现了自身的价值，获得成功的喜悦和愉快的情绪。假如，由于医生的误诊、漏诊导致患者出现异常引发医疗纠纷时，患者及家属则会产生忧虑、抱怨、不满、愤怒等不良情绪，相应的责任医生也会陷入苦恼、郁闷、委屈等痛苦的情感中。医务人员最终需要凭借坚定的意志，贯彻正确的动机，采取果断的行动去战胜各种困难，实现最终的目标。

（二）患者的心理特征和心理需求

疾病不仅会打乱人的正常社会生活，更能破坏人的心理平衡。因此，了解患者的心理特征和心理需求，对于实现良好的医患沟通，提高诊疗效果至关重要。

1．患者的心理特征

（1）抑郁：抑郁是一种闷闷不乐、忧愁压抑的消极情绪反应。它主要由现实丧失或预期丧失引起。轻度抑郁表现为兴趣减退、悲观失望、精神疲惫、自信心降低等；

严重抑郁则会出现无助、绝望、生活无意义甚至有自杀的念头或行为等。此外，抑郁症还伴有睡眠障碍、食欲差、性欲降低等，这些都会直接影响到患者疾病的治疗，甚至出现继发性疾病。

（2）焦虑：患者的焦虑是对潜在的、可能的威胁产生的恐惧和忧郁。这种威胁主要包括躯体的完整性受到威胁和个性受到威胁。焦虑状态常伴随一定的生理反应，如心率加快、血压升高、呼吸加快、面色苍白、口舌发干、尿频尿急等。焦虑也会造成不良的心境，如睡不好觉、吃不好饭、动辄生气、事事不顺心、处处不顺眼等。

（3）怀疑：怀疑大都是一种自我的消极暗示，常影响患者对客观事物的正确判断。人在患病后会变得异常敏感，看到别人低声细语，就误以为是在说自己病情严重。听到别人的好言相劝也会半信半疑，甚至曲解原意。有时候凭自己一知半解的医学知识就推断药物疗效及不良反应，担心医疗差错或意外会不幸降落在自己身上。当身体某部位稍有异常感觉便胡乱猜测，甚至还会出现病理性的妄想等。

（4）否认：否认主要指患者怀疑自己患病的事实。当患者对医疗诊断难以接受时，常常会以自己的主观感觉良好去否认疾病存在的事实。还有一些患者虽然能接受患病的事实，但仍存在侥幸心理，认为医护人员夸大病情，因此不按医嘱行事。否认是一种自我保护、自我防御的方式，在一定程度上可以缓解过分的担忧与恐惧，但不顾事实的否认也会对疾病诊治造成消极影响。

（5）孤独：患者住院后，在饱受疾病折磨的同时进入一个陌生的病房环境使他们很容易产生孤独感和不安全感。社会信息剥夺和对亲人依恋的需要得不到满足是患者产生孤独感的主要原因。孤独感通常表现为患者不愿与医护人员以及病友交谈、盼望着亲友来探视、未痊愈就想回家等。

（6）依赖：人进入患者角色后会产生一种被动依赖的心理状态。这是因为一个人一旦生病，自然会受到周围人的关心和照顾。由于自我暗示，患者自己也会变得被动、顺从、依赖、情感脆弱，内心希望得到更多的关心和温暖。

（7）愤怒：愤怒是一个人在追求某一目标的道路上遇到障碍、受到挫折时产生的情绪反应。患者常认为自己得病是老天的不公平，再加上病痛的折磨，常常会感到愤怒。严重的愤怒可以引发攻击性的行为，患者可能会向亲朋、病友甚至医护人员毫无理智地发泄不良情绪，这就需要医护人员有足够的耐心和容忍力来应对患者的愤怒情绪。

2. 患者的心理需求

（1）尊重和关爱的需要：患病会使患者的社会参与能力受到影响，社会地位产生动摇。这会加大患者对自己身份的自卑感，此时特别需要他人对自己的病痛给予理解、同情和支持。患者第一位的心理需要便是得到公平、适当的关注与尊重。因此，如果患者能与医务人员建立起良好互动的医患关系，会更有利于其治疗。

（2）被接纳的需要：患者本身不愿意接受患病的事实，也不能左右疾病的发展。

因此，能否被社会，特别是被医务人员接纳，成为患方对医疗行业、社会制度及文化环境的迫切需求。这就需要我们将患者看成一个完整的、平等的生命来对待，更加用心地去接纳他们。

（3）对病情知晓的需要：患者在面对陌生的环境和未知的结果时需要用大量的信息来完成认知与评价。如果患者及其家属不知晓疾病的相关信息就会产生担忧和焦虑。所以，他们迫切地需要知道疾病的诊断及治疗方案等准确信息，从而做好充分的心理准备。

（4）安全与康复的需要：尽快脱离患者角色的束缚，恢复正常生活是社会和患者的共同愿望。在治疗过程中，保证治疗的安全性是康复的前提。因此，主动帮助患者了解治疗的效果和副作用，减少恐惧心理，帮助其树立合理的预期，更有利于医疗服务的顺利进行。

（5）合理的医疗支出的需要：医疗行为具有消费性、选择性和专业性。同种疾病可能由于各种原因导致医疗费用相差甚多。患者需要在医务人员的指导和帮助下，根据自身疾病情况、经济能力等进行综合判断，做出适合自己的选择，减少不必要的开支，节约社会资源。

（6）保护隐私的需要：为了诊疗疾病，患者有时需要向医务人员说出躯体的秘密、心灵的痛苦等隐私，医务人员应珍惜这份信任，尊重患者的人格，恪守职业道德，为患者保守秘密。

（三）医者的心理特征和心理需求

医务人员职业的特殊性会影响其心理活动，了解医务人员的心理特征应关注如下几个特征：

1. 医者的心理特征

（1）优越感：医生这一群体文化程度普遍较高，受过系统的医学教育和临床技能的训练，对诊疗疾病、促进健康有着一定的优势。而患者对自身及疾病一无所知或知之甚少，他们急需医务人员的帮助。这种差距很容易造成医务人员的优越感，并且会在平时的诊疗、查房等日常交往中不经意地流露出来。由于疾病的影响，患者对医务人员的表情、行为等异常敏感，有时医生不经意间可能已经对患者的心理造成了影响。

（2）掌控感：在医疗活动中，诊治应该是由医患双方共同决策，作出对患方最有利的决定。但医生希望自己有绝对的权威，能够完全掌握医疗的主动权、决策权。而过度的掌控感会变成控制欲，医生可能会否定患者的个人意志，将患者的意愿排除在外，这就造成医患双方关系紧张，为医患纠纷埋下隐患。

（3）防范心理：人与人之间的沟通本身就存在一定的边界感，在医患沟通当中为了保护医患双方的安全，医务人员会进行防范心理的构建。医务人员通过对自身措辞的斟酌，治疗方案的研究等，防止患者出现误解，避免矛盾的产生。然而防范心理过度，会使医生的决策裹足不前，也会影响医患之间的信任关系构建。

（4）职业紧张：医务人员担负着"健康所系，性命相托"的重要职责，任何的疏忽与意外都会造成严重后果，因此，他们比一般职业的人群面临更多的职业紧张和压力。加之临床工作的复杂性、高风险性，以及不能按时上下班等都加剧了医务人员的身心紧张感。

2. 医者的心理需求

（1）理解与尊重的需要：为了临床诊疗工作顺利有效开展，医务人员需要得到患者和家属及社会的理解与尊重，互相密切合作，共同战胜疾病。因此，患者、家属与医务人员建立起互相信任、密切合作的医患关系是对患者的治疗最有利的行为。

（2）提高经济收入的需要：医务人员的诊疗工作是脑力和体力劳动综合应用的过程，是高技术、高付出、高风险的职业。医院要想发展、医务人员的收入要想改善，都需要依靠经济的支持。同时，医疗行业要想发展也需要通过合理的经济收入来吸引社会中的精英加入医务人员的行列。

（3）人身安全的需要：近年来，医务人员在执业期间受到辱骂、殴打的事件屡屡发生，人身安全得不到保障，医务人员无法有效地开展医疗服务，工作积极性也受到严重挫伤。这最终损害的还是患者的利益。

（4）实现自我的需要：医务人员自我实现的需要是他们高层次需求中最重要的。他们通过终身学习和实践探索，不断地提高业务水平，提高患者疾患的治疗效果来证明自己的能力，实现自我价值，从而更好地服务社会。

医患沟通是人际沟通的特殊形式，医患关系又是人际关系的特殊形式。医患沟通的内容与形式、表达与方法、技巧与效果都与心理学存在着密切的关系。不同的患者在不同情况下会有不同的心理特征和心理需求。因此，对于医务人员来说，首先要明确自身的角色和责任，多了解患者的心理特征和心理需求，通过共情的方式有针对性地与患者进行沟通，才能对治疗产生积极正面的影响，使医患关系变得和谐。

4.2案例分析

二、医患沟通的伦理学基础

医患沟通与医学伦理学有着密切的联系。医学伦理学是医患沟通的重要理论基础，从更深的层面影响着医患沟通的原则和方法，为医患间沟通什么、如何沟通寻求道德上的证明。

（一）伦理学相关知识

1. 伦理学：伦理学是系统研究人类生活中的道德现象和伦理问题的科学，包括道德和伦理问题的理论和实践。因此，我们又把伦理学称为道德哲学，它是哲学的一个重要分支，是对道德现象进行哲学思考或理性的反思。伦理学涉及道德和伦理两个关键词，实际上我们人类就生活在某种道德关系中，人们总是在人与人、人与群体、人与社会之间倡导并维持某种道德关系。当我们对这些道德现象进行思考的时候，我们就有意无意地迈进了伦理学的领域。

2. 道德：道德是指在社会的价值观和文化的基础上，以善恶评价的方式调整人与人之间及个人同社会之间关系的行为规范的总和。

3. 伦理：伦理是指在处理人与人、人与社会相互关系时应遵循的道理和准则。是指一系列指导行为的观念，是从概念角度上对道德现象的哲学思考。它不仅包含着对人与人、人与社会和人与自然之间关系处理中的行为规范，而且也深刻地蕴含着依照一定原则来规范行为的深刻道理。

4. 伦理与道德的区别：道德与伦理是有区别的。道德表达的是最高意志，是一种精神和最高原则。它侧重于个体、自身或者行为者本人内在的品质。伦理则表达的是社会规范的性质，它侧重于外在的社会规范。道德是最高的、抽象的存在，而伦理则是次高的、具体的。道德是伦理的精神基础，伦理是道德的具体实现。如果一个行为者能自觉地遵守社会外在的伦理规范和要求，并能够自觉地把外在的规范转化为自觉的意识，那么他在行为上自然知道什么是应该做的，什么是道德的。

（二）伦理在医患沟通中的作用

1. 培育医务人员的职业精神："医乃仁术"，医学的价值不仅在于"术"，更在于"仁"。随着现代医疗技术水平不断提高、医疗设备日益先进化，医疗卫生服务对象的期望值也在不断提高，社会对医疗卫生事业发展提出了更高的要求。加强对医疗卫生行业医务人员的医德教育，树立医疗卫生单位的口碑，已成为时代的召唤。如何从医务人员、患者、社会各自的利益出发，构建和谐的医患关系，这是医学伦理学思考的核心问题。

2. 提高患者的满意度：医患沟通是影响医患关系是否和谐的关键因素。近年来，造成医患沟通效果不佳的主要因素有医务人员沟通技巧欠缺、忽视患者沟通需求、医患信任缺乏以及医患双方人文素养有待加强等。其中，医患信任缺乏的根源又在于伦理道德的缺失和沟通的不畅。医务人员只有具备了强烈的人道意识、责任意识和尊重意识，医患沟通才会"水到渠成"，才能赢得患者的信任。

3. 塑造医务群体及医疗机构的良好形象：一直以来，医务工作者们用高尚的医德、精湛的医技以及无私奉献的精神演绎着医者的平凡和伟大。医务人员应学会聆听患者传达的信息，选择恰当的语言给予积极回应，使患者对其产生信赖感、安全感，并积极配合治疗，维护患者权益，缓和医患矛盾，促进医疗质量的提升，营造出优质、温馨、便捷、充满人文的医疗服务氛围。

（三）医患沟通的伦理原则

1. 尊重原则　相互尊重、理解和信任是医患沟通、医患关系和谐的基础。

（1）尊重患者的人格：每个人都有独立的意志和人格，应该受到尊重。医务人员应该平等地对待每一位患者，患者也应该尊重医务人员的人格和劳动，积极配合医生的治疗。

（2）尊重患者的权利：患者享受平等医疗待遇和知晓自己病情的权利，医务人员有义务让患者了解疾病有关的各种信息，帮助他们在充分知情的前提下对医疗方案作出选择，同时应注意保护患者的隐私。

（3）尊重患者的生命和生命价值：以人为本、仁爱救人是医患沟通最基本的契合点。尊重患者的生命和生命价值也是医学道德的基础。

2. 不伤害原则　不伤害是指不使患者的身体、心灵或精神受到伤害。不伤害原则要求医务人员树立保护患者健康和生命的伦理观念，对患者高度负责，避免其遭受不必要的医疗伤害，包括身体上、精神上以及经济上的损失。

3. 有利原则　有利原则是将患者利益放在第一位的伦理准则。医务人员的行为要有利于患者，最大限度保护患者的利益、促进患者身心健康。有利原则强调医务人员的行为要有利于医学事业和医学科学的发展，有利于促进人类健康。因此，医务人员要树立全面的健康利益观，选择有利的医学行为，增进人类健康，推动医学的前进。一般来说，有利原则与不伤害原则应在患者身上得到良好的统一。然而临床诊疗中的一些手段都是双刃剑，在为患者解除痛苦、促进健康的同时也会造成一些伤害。例如，药物的副作用、诊断检查中的痛苦、手术的创伤以及一些不可预见性的意外伤害等。因此，不伤害原则是有利原则的底线，要求医务人员医疗行为的动机和结果均应避免对患者的伤害。

4. 公正原则　公正原则是指有医疗需求的患者应得到同样的医疗待遇，享有平等的生命健康权和医疗保健权。公正原则主要体现在人际交往公正和资源分配公正两个方面。人际交往公正是指医患之间的平等交往，医患之间的相互尊重，特别是医方对处于弱势地位的患者应给予足够的尊重，公平对待对方的利益。资源分配公正要求在医疗资源分配上遵循公平优先、兼顾效率的基本原则，使资源的分配达到科学合理，使社会和人民均能受益。

5. 自主原则　自主原则的实质是对患者自主知情、自主同意、自主选择等权利的尊重和维护。每个人都有自主的权利，患者可能会因为疾病或其他原因，导致其自主权利受限。医疗的目的就是在提升患者自主性的同时，保障患者充分行使自主权，尊重患者及其家属的自主性决定。

4.3案例分析

三、医患沟通的法律基础

（一）医事法相关知识

医事法是医患沟通中不可或缺的重要元素，是确认、维护和发展国家所认可的医患关系及医疗秩序的重要工具。医务人员要想与患者进行有效、合法的沟通，必须要掌握医事法的相关知识。

1. 基本概念　系统医事法是指由国家专门机关制定或认可，并由国家强制力保证实施的，是调整因医事活动而形成的各种社会关系的法律规范的总称。医事法的内容涉及医药卫生事务的各个方面，包括诊断治疗、医药供给、优生优育、预防与保健、医疗与康复、监督与管理、医事仲裁与诉讼，以及医患间的相关言语、行动等。医事法的来源方式主要有制定与认可两类。制定，是指国家机关根据法定权限和程序创制规范性法律文件的活动；认可，是指国家机关根据需要，对社会上早已存在的风俗习惯、道德规范、宗教信仰、技术操作规程等加以确认，并赋予其法律效力的活动。

通常，医事法律规范具体的外部存在方式和表现形式被称为医事法的渊源，主要包括宪法、医事法律、医事法规、医事规章、国际医事条约等。其中宪法是各种医事法律法规的立法依据与基础，也是理解医事法的重要价值参照。另外，由于医事活动的高度专业技术性，技术性规范在法律适用过程中往往具有重要地位，其可能对判断医事行为合法与否具有决定意义。因此，在此意义上可以说，医事标准、医事技术规范和操作规程已成为医事法律体系的重要组成部分。

2. **医事法的特征**　医事法具有一般法律的特征，如国家意志性、确定性和可预测性、国家强制性。同时，作为调整医事领域社会关系的法律，医事法还具有自身的特性：

（1）以保护公民生命健康权为根本宗旨。

（2）综合性和多样性：医事法除采用自己独有的法律措施外，还使用刑法、民法、劳动法、诉讼法等部门法的调整手段。

（3）科学性和技术规范性：直接关系到公民生命健康安全的科学工作方法、程序、操作规范与标准等都有可能被确定下来，成为技术规范并被法律化。

（4）社会共同性：作为人类所面临的共同问题，健康使得全世界都在探求解决预防和消灭疾病、保障人体生命健康、建造清洁卫生适宜的环境、促进社会经济发展等问题的办法。

3. **医事法在医患沟通中的作用**　法律最明显的功能是规制社会和调控人际关系，构建人与人之间互动与沟通的框架。按照法律作用于人们行为及社会关系的形式与内容间的差异，医事法的作用包括规范作用和社会作用。

（1）规范作用有：①指引作用：法律为医患提供了行为模式，使其可以根据法律规定的权利与义务，作出或抑制一定行为。②评价作用：法律作为行为标准，具有判断、衡量医患行为合法或违法以及违法性质与程度的作用。③预测作用：医患双方可以根据法律规定预测彼此间的行为以及可能的法律后果，从而减少行为的盲目性与偶然性。④教育作用：医事法一方面通过确立行为标准，将技术规范或社会的价值标准渗透到医患双方的意识中；另一方面，通过法律的实施对医患（特别是医务人员）今后的行为起到教育意义。⑤强制作用：法律通过制裁违法行为，确立权威，以保护医患双方的正当利益。

（2）社会作用：医事法的社会作用包含两个方面。一是维护法律秩序。医事法通过明确人们在医事活动中的权利义务，调整确认保护和发展各种医事法律关系和医药卫生秩序；二是发展社会公共事务。医事法往往与一个国家的医疗资源分配、医疗体制改革方案等政策社会构想相关联。一个理想的医事法必定能够有效地贯彻国家的医事政策，促进公共卫生事业的发展。

（二）医事法律关系与法律责任

医事法对医患沟通的规范，必将医患双方纳入医事法律关系中。其设定了双方的权利义务，并对违反义务者处以相应的法律责任。

1. **医事法律关系**　医事法律关系是指行为主体在卫生管理和医药卫生预防保健服务过程中，依据医事法律规范所形成的权利和义务关系。医患双方只有了解、接受这种权利义务关系，才能准确地自我定位、有效沟通。

医事法律关系的产生、变更和消灭，均以相应医事法律规范的存在为前提，并以一定法律事实的产生为直接原因。因此，引起该关系变动的条件主要为法律规范和法律事实。法律事实，是指法律规范所规定的能够引起法律关系产生、变更和消灭的客观现象或情况。其可分为两类：①法律行为：是指法律关系当事人有意识地活动，包括合法行为和违法行为。②法律事件：是指不以法律关系当事人主观意志为转移的客观事实。其又可分为两类，一类是自然事件，如患者因非医疗因素死亡而终止医患法律关系或作为医事行政相对人的企事业单位因强烈地震等自然灾害而被迫停业；另一类是社会事件，如医药卫生政策的重大调整、医事法律的重大修改等。由于法律行为是引起医事法律关系的产生、变更和消灭的重要因素，从这个意义上讲，医患双方的沟通是法律关系的一个决定性要素。

2. **医事法律责任**　医事法律责任是指对违反医事法律规范的行为主体，进行否定性评价以及课以其所应承担的带有强制性的不利法律后果。法律责任是医患交往中法律后果预测的重要内容，其承担着一个社会评价的功能，并对在医患沟通过程中因违法或违约行为而发生的损害进行补救、矫正，以恢复应有的医患沟通秩序，从而为医患沟通创建基本的信任与合理的预期。根据医患违反医事法律规范和法律责任的性质以及承担法律责任的方式不同，可将医事法律责任分为民事责任、行政责任、刑事责任三种。

（1）医事民事责任：是指具有民事责任能力的行为主体因违反医事法律规范而侵害了公民、法人和其他组织的民事权益，而应承担的以财产为主的法律责任。《民法通则》及《侵权责任法》规定的承担民事责任的形式主要有：停止侵害、排除妨碍、消除危险、返还财产、恢复原状、赔偿损失、支付违约金、消除影响、恢复名誉、赔礼道歉等。医事法所涉及的民事责任以赔偿损失为主要形式，且可由当事人自愿协商解决。换言之，民事责任都是可以通过沟通的方式加以解决的，但是，沟通协商解决的前提是双方对医事民事责任的要件有清晰的把握。

（2）医事行政责任：是指行为主体因违反医事行政法律规范、对尚未构成犯罪的行为所应承担的法律后果。根据我国现行的医事法律规定，追究行政责任的形式有行政处罚和行政处分两种。医事行政处罚是指医药卫生行政机关或法律、法规授权组织，在职权范围内依法对违反医事行政管理秩序的行政相对人（公民、法人或其他组织）所给予的行政制裁。行政处罚的种类主要有申诫罚、财产罚、行为罚和人身自由罚，其常用形式有：警告、罚款、没收违法所得、没收非法财物、责令停产停业、暂扣或吊销有关许可证等；医事行政处分是由有管辖权的国家机关或其他组织依照行政隶属关系，对于违反医事法律规范的国家公务员或所属人员所实施的惩罚措施，其具体形式主要有：警告、记过、记大过、降级、降职、撤职、留用察看和开除等。

（3）医事刑事责任：是指行为主体实施了犯罪行为，严重侵犯了医药卫生管理秩序及公民的人身健康权，依刑法应当承担法律后果。犯罪行为是医患沟通中发生的最严重的违法行为，所以由此产生的法律责任也最严重。在医患沟通过程中，刑事责任往往是作为"潜台词"的形式存在的，言说者与接受者都不会直接去提及它。但是，作为医生对刑事责任必须有清楚的认识。根据我国刑法规定，刑罚分为主刑和附加刑。主刑包括管制、拘役、有期徒刑、无期徒刑、死刑；附加刑可与主刑同时适用，也可独立适用，包括罚金、剥夺政治权利、没收财产。

（三）医事法律中医患的权利和义务

医疗服务中的医患双方必须了解各自享有的权利及应履行的义务。权利包含自由、资格、能力、利益等内容，其隐含着他人的义务；义务则意味着约束与要求，具有国家强制性，其隐含着他人相对应的权利。医事法通过明晰医患双方各自的身份、权利和义务，引导双方在法定范围内行使权利，履行义务，防范侵权行为的发生。

1. 医方的权利和患方的义务

（1）特定情形下的医疗主导权：因抢救生命垂危的患者等紧急情况，不能取得患者或其近亲属意见的，经医疗机构负责人或者授权的负责人批准，医方可以立即实施相应的医疗措施。

（2）医方特定情形下的免责权：该特定情形，包括患方自身原因导致的诊治延误，无过错输血，不可抗力、难以避免的并发症，紧急情况下的合理诊疗，限于当时的医疗水平难以诊疗等情形。

（3）医方的特殊干预权：医疗机构为完成法律、行政法规明确的义务，在特定情形下，如传染性疾病患者拒绝治疗时，可对其采取强制治疗和强制控制。

（4）医方的其他合法权益：如人格尊严权、人身安全权、财产所有权、知识产权、名誉权、债权如医疗费用支付的请求权等。

与其相对应的患者义务包括：在治疗过程中，应自觉遵守国家法律、法规及医方制定的规章制度，遵守医疗秩序，如给付医疗费用、正常出院等，以及不能妨害医务人员工作、生活、身体健康。另外，患者有配合诊疗护理的义务，如实陈述病史、病情、按医嘱接受各项检查和接受治疗。

2. 患方的权利和医方的义务

（1）患方的医疗自由权：享有合理限度的医疗自由权包括：有权自主选择医疗机构及医生；除法律法规规定的强制治疗外，患者有权决定是否接受医疗服务；在不违反法律法规的前提下，患者有出院及要求转院的权利。相对应医方的义务，在一般情况下不得侵犯患方的身体或限制人身自由。

（2）患方知情同意权：患者有权理解和认识自己所患的疾病，包括检查、诊断、治疗、处理及预后等方面的情况，并有权要求医生作出通俗易懂的解释；有权知道处方的内容，且出院时有权索要处方副本或影印件；依法有权复印或复制门诊病历等病历资料；有权核实医疗费用，并有权要求医方逐项作出解释。

相对应医方的义务是告知义务，即如实填写、妥善保管、提供病历资料的义务。医务人员在诊疗活动中应当向患者说明病情和医疗措施需要实施手术、特殊检查、特殊治疗的，医务人员应当及时向患者说明医疗风险、替代医疗方案等情况，并取得其书面同意；不宜向患者说明的，应当向患者的近亲属说明，并取得其书面同意。否则，由此造成患者损害的，医疗机构应当承担赔偿责任。

医疗方应当按照规定填写、出具并妥善保管病历资料，如住院卡、医嘱单、检验报告、手术及麻醉记录、病理资料、医疗费用等，不得隐匿、拒绝提供、伪造、篡改或者销毁。患者要求查阅、复制前款规定的病历资料的，医疗机构应当提供。医方应恪守医疗服务职业道德；医疗方不得提供虚假证明材料如出生证、死亡证、健康证明等；医方应当向患者提供有关医疗服务的真实信息，不得做引人误解的虚假宣传。

（3）患方医疗救助权：患者有权要求医疗机构提供符合保障人身、财产安全要求的医疗服务。

相对应医方的义务即依法、依约提供医疗服务。医方应依法开业、执业，不得从事非法行医工作；提供及时的医疗服务，不得拒绝救治危急患者；应提供至少与当时医疗水平相应的诊疗义务；若医方和患方另有约定，还应当按照约定履行义务，但双方的约定不得违背法律法规的规定，不得损害国家利益和社会公共利益；对因限于设备或技术条件不能诊疗的患者，应当及时转诊；医方有适度检查的义务，不得违反诊疗规范实施不必要的检查。

（4）患方索赔权：患方因接受医疗服务受到人身、财产损害的，享有依法获得赔偿的权利；医方有医疗过错损害及医疗产品缺陷的责任赔偿义务。医方诊疗中存在过错或因药品、消毒药剂、医疗器械的缺陷，或者输入不合格的血液造成患者损害的，应承担赔偿责任。

（5）患方隐私权：即在治疗过程中，患者具有隐私不被医方不法侵犯、不被擅自公开的权利。医方有依法保护患者的隐私权义务，不得泄露患者隐私或者未经患者同意公开其病历资料，否则，造成患者

4.4 案例分析

损害的，应当承担侵权责任。

（6）患者在接受治疗时，享有其人格尊严、民族风俗习惯被尊重的权利。

（7）患方其他权利：患者享有对医方监督、举报、投诉、起诉的权利；医方有注意及报告义务，遵守各项规章制度和技术操作规范，做适当检查的义务；提高专业技术水平的义务；对发生医疗事故或者发现传染病疫情、食物中毒、涉嫌伤害事件或者非正常死亡等事件及时报告的义务。

思维导图4.2

第三节　医患沟通的应用策略

一、医患沟通基本原则

（1）以人的健康为本："生物-心理-社会医学模式"要求医学在看待患者、看待人时，既要看到"自然人"，更要看到"社会人"；在研究人的疾病和健康问题时，既要从自然科学角度去认识，更要从社会科学，从人的心理活动和社会背景的角度去认识。"以人为本"就是在医患沟通中，给患者带来更多的人文关怀，促进其身心健康。

（2）维护患方权益：医患间沟通是传递医疗过程中相关信息的重要性渠道，通过沟通可保护患方的平等医疗权、疾病认知权、知情同意（选择）权、个人隐私权、医疗赔偿权、监督医疗过程权及免除一定社会责任和义务权等。因此，医务人员必须将维护患方合法权益作为重要的职业操守，并用好医患沟通这个有效的渠道加以实现。

（3）注重诚信行医：诚信是一个人或组织在社会中赖以生存和发展的基石，也是医患沟通的基础和前提。医务人员在医疗服务中，通过规范自己的言行举止才能赢得患者的信任和配合，增强患者的依存性，使者更加尊重医务工作者。作为患方也应该信任医方，这既是对医方尊重的需要，也是确保治疗效果的需要。医患沟通中的诚信，不仅是话语的真实，更是医务人员恪守医德、遵章守法的行为和优良医疗能力的综合体现。

（4）尊重医学科学：医学从本质上讲是人学，它关注的是在病痛中挣扎的、最需要关怀和帮助的人。医学技术的目的是解除患者的痛苦，在竭力为患者寻求治疗和缓解病痛方案的同时，注重对待患者的态度和行为方式，通过对患者的同情、关心、安慰等，给予患者情感的照护。医患沟通的核心内容都与患者的诊疗方案有密切关系。医务人员应把握好尊重医学科学与实施人文关怀的尺度，将医学科学作为沟通的基础，将人文关怀作为沟通的目标，理性传达医学科学信息，从而使患方全面、正确地认知医疗相关信息。

（5）有效地表达信息：医疗过程中，医方相对患方更加强势和主动。因此，医方必须充分利用口头语言、肢体语言、书面语言等有效地表达各种信息。其中肢体（行为）语言和口头语言对患方的影响最大，效果最好。因为这两类语言信息直接体现医者救死扶伤的态度和医学的人文精神，患方的感知度最高。这也就提示医务人员在沟通中要善于运用这沟通艺术，与患方建立良好的医患关系，进而促进医疗服务顺利开展。

（6）密切的医患合作：良好的医患关系应是合作型、共同参与型，是有机的角色互动。在医患沟通中，医方要做到主动沟通，才能保持信息渠道畅通，这是双方沟通的前提；医方要会引导患方，耐心地倾听患者，在充分告知其医疗相关信息的同时，让患方参与医疗决策过程并给予专业的指导。此外，患方自愿是医方医疗行为的必备条件（特殊患者除外）。总之，良好的医患沟通、密切的医患合作才能使双方的效益最大化。

二、医患沟通模式及技能要素

（一）医患沟通模式

医疗服务中，医患沟通的临床模式需要契合医患双方的特征。根据我国国情，可以按照GLTC模式进行，即医方示善（goodwill）—医方倾听（listenning）—医患交流（talking）—医患合作（cooperation）。医患沟通GLTC模式不仅适用于医护人员采集患者信息，更适用于医患交流、讨论问题及处理医患矛盾和纠纷。

1. 医方示善 医疗服务中，医护人员应该主动表达善意，通过和善的沟通方式使患者及家属感受到尊重、诚意的温馨氛围，建立和谐的医患关系。

（1）非语言沟通：医护人员在面对患者时表情要和蔼，关怀举止要谦和。根据患者的病情，及时采取正确的医疗救治行为。如患者病情危急时就不宜微笑面对，而应立即进行诊治。非语言沟通虽不如语言沟通那么直接、明确，但往往更能流露真情实感，使患方真切地感受到医方的真诚与负责。

（2）语言沟通：在非语言表达的同时，需要我们对患者及亲属给予尊敬的称呼、基本的礼貌、必要的介绍以及恰当的安慰等。要想做到语言沟通亲和得体，就要根据患者的不同情况而采取相适应的表达方式，这也是对医护人员的基本要求。

2. 医方倾听 倾听是指全神贯注地接收和感受对方在交谈时发出的全部信息（包括语言的和非语言的），并作出全面的理解。可见，倾听不仅要听取对方讲话的声音并理解其内容还须注意其声调、表情、体态等非语言行为，从而获得全面的信息。因此，医方要想了解患者的信息就要学会倾听。当患者诉说时，医护人员要全神贯注接收患方的全面信息，不随意打断患者，并准确理解和掌握患方重要信息。同时，要兼顾对患者诉说的尊重，否则，患者关键信息将会缺失，也会降低对医方的信任。

3. 医患谈话 医患谈话是医患沟通的主要环节，医务人员应该掌握各种谈话技能，以展现出医学的艺术与医患的和谐。

（1）要点反馈：医患谈话时主要从诊断、治疗及服务的医学科学考虑，因此，医方要选取患者述说内容的关键信息进行口头重复并向患方确认和记录。这样的反馈可使其感受到自己的诉说正在生效，增强患者诉说的信心，从而继续诉说。

（2）职业语言：医护人员要以医院各种制度及卫生法规为基础，采用通俗易懂的语言实事求是地说明患方的治疗方案、病情状况及预后等。同时，要恰当说明医疗服务风险性和不确定性，说话要讲究"弹性"，让患方意识到影响疾病疗效的因素是多方面的。

（3）讨论选择：患者确诊后，医患讨论治疗方案是基本的医疗程序。医生首先要让患者及亲属对病情全面知情。然后，根据医疗条件和患者病情适度引导患方。但最后必须尊重患方所选择的治疗方案。

（4）鼓励语言：患者在病痛中往往感觉困惑、无助、焦虑，甚至恐惧、悲观失望等，渴望得到安慰。因此，医护人员应注重对患者的安慰，像给予患者药物一样，经常给予患者语言和精神上的鼓励，从而激发其战胜疾病的意志和信念。

（5）体触肢体：心理学研究表明，人在触摸和身体接触时情感体验最为深刻。常见的体触形式包括抚摸、握手、偎依、搀扶、拥抱等。需要注意的是，体触受家庭、性别、年龄、文化等多方面因素的影响，不同的人对体触的理解、适应和运用是有差异的。因此，医护人员要根据患者的不同情况选择适当的体触形式，增进与患者的沟通效果。

（6）告知坏消息："坏消息"包括患者死亡或严重的病情等。当医生不得不向患方告知坏消息时，需要讲究方式、方法，尽可能减少对患者及家属的打击。如告知亲属患者已死亡的消息时要采取由轻到重"渐进式"的方法并适当安慰，使其亲属心理逐步接受亲人逝去的噩耗，降低情绪反应；如告知严重的病情时，要提前了解患者及亲属的相关信息，针对不同的患者及亲属，选择直接或间接告知，或委婉告知，或"避重就轻"告知。

（7）暂避难题：医患沟通中如果遇到难以回答和难以解决的问题时，要保持平稳情绪，绝不能激化矛盾。明智之举是对患方态度真诚、积极沟通、换位思考，说明不利于患方的因素或医院条件的限制，或转移同事来处理，或向上级汇报等。

（8）聊天：患者和亲属非常希望医护人员像朋友一样对待他们，医患闲聊家常爱好时，有兴趣的话题有利于减轻患者心理负担，建立良好的医患关系。但是，这种放松式的聊天不能涉及疾病和治疗，时间也不宜过长，每日数分钟就可能产生良好的效果。

4. **医患合作** 医患合作是指医患建立了互信关系，双方通过沟通后达成了共同意向或决定，医护人员在患方配合下，以主导的姿态和负责的行为实施医疗服务。毋庸置疑，由于医患双方存在诸多的不同之处，医疗服务过程中还可能会产生新的问题或矛盾，这就使医患沟通又重新从医方示善开始，进入一个新的过程。

（二）医患沟通技能要素

1. **人文素养**　医学被认为是极具人文精神的学科，医务人员是极富含人情味的职业。在诊断治疗过程中贯穿尊重患者、关怀患者的思想，主张建立医患之间的合作关系。因此，医患沟通需要医者有仁爱之心，还要有人文知识和技能。缺乏人文素养，即便有再多的沟通技巧，也难以与患方实现有效沟通。人文素养是医患沟通技能的基础，决定了医者主动与患者沟通的态度，是医患沟通技能应用和提高的动力所在。

2. **礼貌习惯**　人与人交往时，礼貌的言行会给人留下良好的第一印象。医者可通过礼貌的言行表现出对患方的尊重、友善和同情，为建立良好医患关系打下基础。因此，医务人员更需要在医疗服务中养成良好的礼貌习惯，努力提升沟通技能。

3. **语言技巧**　语言是人类特有的一种符号体系，是传递信息的第一载体。医患沟通主要形式有肢体语言和口头语言。肢体语言是指通过目光、表情、语气、动作、形体及行为等对患者产生影响力；口头语言技巧体现在能规避说话误区，提升沟通能力。因此，医务人员应做到有的话不能说，有的话一定要说；有的话不可直说，要婉转地说；有的话不让患者说，有的话则让患者多说。

4. **善解人意**　善解人意是一种理解能力，是医者的悟性，既有先天条件，又需要后天努力的积累。医患沟通时，若患者不直截了当表达，而是曲折迂回或含蓄隐晦的表述，这就需要医者通过患者及亲属的语言和行为进行领会，理解他们的真实意思，从而提升沟通效果。

5. **宽容心态**　病痛的影响使患者和亲属难以保持健康人的思维和心态，常会受到不良情绪的控制，表现出自我、猜疑、对立、计较等言行。面对患方过激的言行，医务人员要有宽容的心态和度量，情绪稳定，沉着冷静，将患方引导到有利于诊治疾病的和谐的医患关系中。

6. **社会阅历**　患者来自社会生活的各个层面，是整个社会的缩影。没有相当社会阅历和人生经验的医务人员可能会不理解患者，不能进行有效的沟通，更不能解决复杂的医患矛盾。因此，丰富的社会阅历能帮助医务人员提高见识和能力，在医患沟通中表现得成熟干练。

7. **专业素质**　医学专业素质是指医生对医学知识和诊疗技能的掌握能力，是医务人员与患方沟通的基础。患者和亲属十分看重医务人员的专业素质，他们会比较乐于同有专业权威的人进行沟通，且依从性较好。这就意味着医生通过不断努力去提升自己的诊疗技能，提升专业素质也是促进医患沟通的一种途径。

8. **通俗表达**　医务人员接受过系统的医学理论和技能的学习与训练，所以，可以较流畅地用专业术语讲话。而对患方而言，医学知识是深奥难懂的，他们需要通俗地解释、形象地描述及确切地说明。因此，医务人员根据患者的知识基础和文化背景选择患者能够理解的言语去沟通，并兼顾医疗的专业性。

三、医患沟通的策略

1. **体现医学的人文精神** 医学以人为服务对象，医务人员应将尊重人、理解人、抚慰人、关爱人融入日常的医疗工作当中。患者在医院里最关注医务人员是否有及时有效的医疗行为、是否有亲和善意的人文言行。医疗本身是技术性的，需要人文去领航，人文需要医学技术去奠基。因此，医方应该主动显示善意，体现人道与仁爱的医学人文精神，作出最有利于患者的决定，理解患者的行为，提供有效的沟通。只有这样全面地表达善意，才能使患方感受到温暖、安全、尊重及诚意的负责态度。可以说，医学人文可协助医生构建和谐的医患关系及和谐的医院服务。

2. **规范医务人员的职业语言** 医务人员职业语言的内容主要包括医学专业知识、技术方案、医疗过程相关知识和信息、医院制度及卫生政策法规等。医务人员的语言要专业规范、明确说明、通俗易懂，且不能随意化。医方向患方交代诊疗方案、判断病情及预后时，要恰当说明医疗服务风险性和不确定性，使患者及亲属获得医疗风险心理承受力。

3. **重视患方的利益人** 患者对亲人的忠诚信任度最高，受他们的影响最大。此外，患者还有一些利益相关人，如远亲、朋友及单位领导等。如果医务人员能注意与患者亲属及利益相关人建立良好的关系并与其密切合作，使他们能积极配合医务人员开展工作，并与患者进行积极地沟通，这对提高诊疗效果起到事半功倍的作用。因此，在医疗服务和处理医患矛盾时，医务人员应高度重视患方利益人的作用。

4. **关注患方的文化背景** 患者来自四面八方，其文化背景直接影响着医患沟通。医务人员应高度注重患方的文化背景，尽可能多地熟悉和了解不同地域、民族及宗教等文化表现与内涵，掌握应对不同文化背景患者及亲属的方法和技巧，才能有针对性地提供个性化医疗服务，满足患方的医疗服务需求，实现有效的医患沟通。

5. **增进医患的真挚友情** 良好的医患关系能提高诊疗效果，化解医患矛盾。因此，医务人员应主动接触患者及亲属，增进双方的了解，建立良好的医患关系，甚至升华为医患之间的友情，这样不仅能促进双方互相理解，还能有利于医疗中的沟通。例如，医务人员在工作之余，适时地与患方闲聊、多一些"份外"的帮助，通过一言一行表达善意。当患方情绪失态时，医方应有效自我控制情绪，采取正确的沟通方式化解患方过激的言行。但是，医务人员也要防止与患方过度友情交往，保持理性和冷静是实施正确医疗方案的前提，也能避免不恰当的医疗行为。

6. **积极友善地沟通媒体** 互联网时代，媒体的作用不可忽视。在面对医患纠纷问题时，医院应该在观念、职能、人员、信息等方面积极应对，主动与媒体沟通，使他们站在中立的位置上，报道医院的良性信息，从而树立正面形象。反之，如果医院与媒体沟通不足，回避矛盾，导致媒体未能客观、全面地反映实际状况，常会使医院和医务人员的社会形象受损。此外，医院还应通过媒体积极进行医学知识的普及与健康教育，这能产生最广泛的医患沟通效果。

7. 形成沟通的书面材料　一直以来，医院以书面病案为主的各类
医疗文档的管理体制比较健全，尤其是医疗技术等相关文档的管理。
而医患沟通系统化、规范化的文档建设则普遍欠缺。《侵权责任法》
《医疗事故处理条例》等法规都要求医院各类文档真实、及时、全面，
并且这些都是处理医患矛盾和纠纷的主要证据。所以，医务人员要把
临床医患沟通中的重要内容整理成专门书面的文档并有效地保存为医
患沟通的证据材料，这也是有利于保护医患双方权益的一项重要工作。

思维导图4.3

4.5小结

思 考 题

一、选择题

1. 生物-心理-社会医学模式的内涵是（　　　）

A. 反映病因、宿主与自然环境之间的变化规律的医学观和方法论

B. 以系统论的原则构筑了疾病、患者和环境（自然环境与社会环境）的一个系
统框架

C. 把人类的健康与疾病、生与死都归之于无所不在的神灵

D. 认为每一种疾病都必然并且可以在器官、细胞或分子上找到可以预测的形态
学或化学改变

E. 用自然主义的观点解释疾病的病因和机理

2. 医患建立合作信任关系的前提和基础是（　　　）

A. 知晓伤病相关信息

B. 患者需要来自医务人员的尊重

C. 关爱和归属

D. 高质量生存

E. 患者的安全

3. 下列哪项不属于医者的心理特征（　　　）

A. 优越感　　　　　　　　B. 控制欲　　　　　　　C. 防范心理

D. 职业紧张　　　　　　　E. 愤怒

4. 下列哪项不属于患者的心理需求（　　　）

A. 尊重和关爱的需要　　　B. 被接纳的需要　　　　C. 实现自我的需要

D. 安全与康复的需要　　　E. 对病情知晓的需要

5. 医患沟通过程中应遵循的伦理原则不包括（　　　）

A. 尊重原则　　　　　　　B. 不伤害原则　　　　　C. 知情原则

D. 公正原则　　　　　　　E. 自主原则

6. 医患沟通的基本原则不包括（　　）

A. 以人的健康为本　　　　B. 注重院方权益　　C. 注重诚信行医

D. 尊重医学科学　　　　　E. 有效地表达信息

7. 普外科门诊，一患者见到医生后向医生诉说自己的病情，还未等患者详细阐明病情，医生就直接打断，冷冰冰的头也不抬就说："我这么多患者，哪有时间听你说，给你开了检查，去交费检查吧，结果出来再来。"请问该医生在沟通中存在的问题包括（　　）

A. 没有与患者建立信任关系　　B. 没有人文关怀　　C. 没有以患者为中心

D. 没有倾听患者　　　　　　　E. 未注重患方权益

8. 以下哪项不是医患沟通的技能要素（　　）

A. 避重就轻　　　　　　　　B. 人文素养　　　　C. 礼貌习惯

D. 善解人意　　　　　　　　E. 专业素质

二、案例分析题

1. 张伯礼在接受"人民英雄"国家荣誉称号奖章的第二天一大早就到医院诊治病患，耐心询问病情，态度和蔼可亲。他说："我的人生格言是做患者可以托付生命的人！"张伯礼把"贤以弘德，术以辅仁"作为自己的座右铭。他身兼数职，工作繁忙，但仍坚持每周出门诊，有时从外地赶回来，连饭都顾不上吃，在诊桌前一坐就是几个小时。他医德高尚、医术精湛，处处为患者着想，从不开大处方，不做不必要的检查，不收患者任何礼物，为患者精心诊治，以高超的医术挽救了许多患者的生命。请结合材料分析医方的需求。

2. 患者，孙某，社会性别：女，18岁，来自农村，仅完成了义务教育便外出打工。因不来月经到某医院诊治。经医生体格检查和染色体检查，确诊为男性假两性畸形，于是收入住院准备做性别矫正手术。当在其他病房实习的几个实习医生听说后，带着好奇去看望患者，他们找到孙某的病室，其中一个实习医生当着病室其他患者的面直截了当征求患者的意见："听说你是男性假两性畸形，让我们检查一下好吗？"患者不语，面色通红，而且马上痛哭起来。实习医生看到此景，惊慌地离去。同病室的其他患者愕然，并同男患者向医生提出了抗议。

问题：实习医生与患者之间沟通中出现了什么问题？为什么？如果您是医生，您会如何协调处理呢？

3. 张医生是一位专业且经验丰富的儿科医生。她非常注重与患者及其家属的沟通，特别是对于那些年幼或初次接受医疗服务的患者。某日张医生接诊了一名六岁的男性患儿，患儿因为持续的咳嗽和发热而前来就诊。张医生在仔细询问症状和初步检查后，发现孩子的肺部有一些杂音，可能是呼吸道感染的症状。然而，当她准备向患儿家属解释情况时，患儿却因为害怕而开始哭闹起来。张医生立即蹲下身子，用简单的语言亲切的语气告诉孩子："宝贝，别担心，这里是帮助你恢复健康的地方。你的咳嗽和发热可能是由于呼吸道感染，但是不用担心，我们会给你一些药来帮助你。"在接下来的诊疗过程中，张医生一直以患儿及家属的角度思考问题，用简单易懂的语言解释各种治疗和检查的目的。最终，患儿不仅接受了治疗，而且还在整个过程中表现得非常配合。患儿父母也对张医生的耐心和专业精神表示感谢。

问题：本案例中张医生是如何使患儿配合治疗的？

三、沟通实践训练

1. 两人一组，模拟熟悉的医院医务人员和患者就诊事宜情景进行简单的交谈，从对话中领会医方和患方的关系。

2. 两人一组，根据生活中听到或看到的医患沟通案例互相分享，并说出沟通中涉及的伦理、心理或法律基础。

3. 两人一组，进行角色扮演；一名医生，一名急性阑尾炎手术后患者。医生指导患者早期下床活动，患者害怕切口疼痛不愿意下床。请综合应用医患沟通策略来说服患者下床活动。

（张美霞　李彩霞　谭晓娟）　4.6参考答案

参 考 文 献

[1] 余小萍, 胡鸿. 医患沟通理论与实践 [M]. 北京: 中国中医药出版社, 2016.

[2] 王锦帆, 尹梅. 医患沟通 [M]. 北京: 人民卫生出版社, 2018.

[3] 王锦帆, 尹梅. 医患沟通学习指导与习题集 [M]. 北京: 人民卫生出版社, 2018.

[4] 王凤华, 石统昆, 殳儆. 医患沟通实务 [M]. 北京: 化学工业出版社, 2021.

[5] 戴萌娜, 张建华, 徐淑涛, 等. 影响我国医患和谐的主要问题及其重要性研究 [J]. 中国卫生政策研究, 2018, 11 (3): 11-14.

[6] 张瀚如. 公众对医院的信任度及其影响因素研究 [D]. 山东大学, 2023.

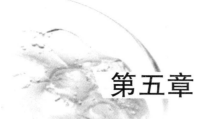

第五章

医疗机构内部关系及沟通

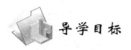导学目标

基本目标：

识记

1. 准确描述概念：医疗机构、医际人际关系、医护人际关系。

2. 列举平行沟通、上行沟通、下行沟通的特点。

理解

1. 归纳科室间、与职能部门协作沟通策略。

2. 说明在医务工作中明确医际人际关系的功能与作用。

运用

处理好与不同层次医务人员的关系过程中的方法与技巧。

发展目标：在医务工作中面对多重医务人际关系，能够用促进医际沟通的原则与技巧，更好地建立良好人际关系，并有效促进关系发展。

思政目标：通过学习，能够领悟深入贯彻以人民为中心的发展思想，秉承坚持为人民服务、为社会主义服务的理念，坚持系统观、大局观，为提升人民群众获得感、幸福感、安全感提供助力。

导　　言

医药卫生事业是人民身体健康、生活幸福的基础，是关系民生和健康中国的重要事业。秉承"以人民为中心的发展思想"，坚持系统观、全局观，用发展眼光看待和构建和谐的人际关系，有利于创造和谐的医患关系，有利于解民忧，暖民心，提升人民群众的幸福感、获得感、安全感。良好的人际关系，在保障医疗机构服务质量，促进医疗机构创新发展，满足人民群众多样化的就医需求中起到极其重要的作用。任何人都需要与周围的人保持联系。人与人之间的沟通是一个复杂的过程，不仅是语言、姿势的交流，更重要的在于信息的传递、情感与感受的交流。这是社会中个体生存、成长与发展的一种需要，也是一种技能。

案例

> 患者，张某，70岁，急性心肌梗死急诊治疗后病情稳定，由急诊护士护送患者转入心内科病房时突发心搏骤停，病房接诊护士发现病情变化，第一时间与急诊科护士实施CPR，同时通知医生开始抢救，并通知科室主任和护士长。科室主任与护士长现场指导，急诊科护士说明急诊就诊时患者病情及处理方法，病房主管医生与责任护士紧密合作，有条不紊地开展抢救，另外安排一名医生对家属进行安抚和沟通，最终在医护人员团队的通力合作下，患者心跳复苏，抢救成功。

> **思考：** 请结合案例分析急诊护士、病房护士、护士长、科室主任之间多方面沟通的功能及意义。

5.1案例分析

第一节　医疗机构组织及构成

医疗卫生保健体系是以医疗、预防、保健、医疗教育和科研工作为功能，由不同层次医疗卫生机构所组成的有机整体。我国医疗卫生保健体系是整个国民经济体系中的一个分支，为执行新时期卫生工作方针、实现卫生工作总目标和提高广大人民群众的健康承担着组织保障责任。

一、医疗机构内部关系构成及功能

医疗机构是为了提供医疗服务而组织起来的机构，担负着诊断治疗疾病和保障人民身体健康的重要职责。医疗机构的组织结构需要保证协调高效地运作，确保医疗服务的质量和安全性。医疗机构的组织结构体系包括以下层次和部门：

1. 领导层　领导层是医疗机构的最高层级，负责全面的管理和决策。此层次的职位包括医疗机构的院长、副院长和各部门主任。领导层主要负责制订医疗机构的发展规划和政策，监督和评估医疗服务的质量和效果，以及与外部合作单位建立合作关系。

2. 行政管理部门　行政管理部门是医疗机构的支持和管理部门，下设财务、人力资源、行政事务等多个部门。财务部门负责医疗机构的财务管理和资金投入情况；人力资源部门负责医疗机构的人员招聘、培训和绩效管理；行政事务部门负责医疗机构的行政事务管理和协调，包括医院办公室、医务科、医保办等。

3. 临床科室　临床科室是医疗机构为患者提供诊疗服务的核心部门，包括内科、外科、妇产科、儿科等各专科。每个临床科室都有一位科室主任及护理管理者负责科室的日常管理和协调工作。临床科室的医生和护士是直接参与患者诊疗工作的核心人员。

4. 医技科室 医技科室是医疗机构为患者提供各种医技检查和治疗服务的部门，包括影像科、实验室、药剂科等。医技科室的医生和技术人员负责进行各种医技检查和治疗操作，提供精确和及时的医学数据支持。

5. 护理部门 护理部门是医疗机构为患者提供护理服务的部门。护理部门的护士负责患者的日常生活照料、疾病护理和康复工作，确保患者得到高质量的护理服务。

6. 后勤保障部门 后勤保障部门是医疗机构的支持和保障部门，包括保安、消防、设备维修和环境清洁等。后勤保障部门负责医疗机构的安全和环境卫生，确保医疗服务的正常进行。

5.2 医疗机构
内部组成

二、医疗机构的特征与功能

医疗机构是广大民众或社会特定人群进行防病治病的场所，并为其提供诊治和护理服务。它以一定数量的病床和配套设施、医疗设备及相应的工作人员为基础，由医务人员运用医学科学理论与技术，通过集体协作，对患者实施诊治和护理服务。

（一）医疗机构的特征

医疗机构是防病治病、保障人民健康的社会主义卫生事业单位，必须贯彻党和国家的卫生工作方针政策，为社会主义现代化建设服务。

1. 公益性 医院是卫生事业的重要组成部分，卫生事业的社会公益性决定了医院的公益性。不论是营利性还是非营利性医院均不能以营利为主要目的，必须贯彻救死扶伤、实行人道主义的方针。

2. 社会性和群众性 医院是一个开放系统，要满足患者、家属和社会对医疗护理的要求，需要调动各方面的因素，与社会保持密切的联系。医院的建设和发展离不开社会的配合与支持。

3. 科学性和技术性 医院要想解决患者的健康问题，要求医务人员不仅要有扎实的医学基础理论知识和熟练的技术操作能力，同时还应具备人文科学、社会科学及预防医学等多方面的知识。

4. 生产性 医院主要是通过医疗、预防和康复服务，保障社会劳动力的健康，并非纯粹的消费性服务场所。医学科学技术属于生产力的范畴，医务劳动以医学科学技术为手段防病治病，并在这一过程中促使科学技术不断得到发展、丰富和提高。

5. 经营性 医院是具有经济性质的经营单位，医疗活动需要人力、物力和财力的投入，因此，必须讲究投入与产出的关系。

（二）医疗机构的功能

医疗机构是以医疗工作为中心，在提高医疗质量的基础上，保证教学和科研任务的完成，并不断提高教学质量和科研水平；同时做好扩大预防、指导基层的技术工作。我国医院的基本功能主要有以下四个方面：

1. 医疗 医疗是医院的主要功能。医院医疗工作是以诊疗和护理两大业务为主体，医技部门密切合作形成医疗整体，为患者服务。医院医疗分为门诊医疗、住院医疗、急救医疗和康复医疗。门诊、急诊医疗是第一线，住院医疗是中心。医院通过临床医学实践，为患者提供诊断、治疗、手术和护理等服务，旨在帮助患者康复、减轻病痛，并延长生命。医院的医疗功能不仅包括基本的医疗服务，还包括紧急医疗救援和转诊服务，以满足患者在各种情况下的需求。

2. 教学 教学是医院的一项基本任务。医院是进行医学临床教育的重要基地，医学教育所占比重应根据医院的性质和任务作出合理安排。医学教育的特点是：每个不同专业不同层次的卫生技术人员，经过学校教育后，必须进行临床实践教育和实习。即使毕业后的在职人员也需不断接受继续教育，更新知识和加强技术训练，才能熟练掌握各种医疗技能和提高医疗质量，以适应医学科技发展的需要。

3. 科学研究 科学研究是医院的一项重要任务。医院是医疗实践的场所，许多临床上的问题均是科学研究的课题。医院可以通过科学研究解决医学发展中的难题，一方面为临床实践提供新的手段、方法及新技术，并将科研成果转化为生产力，积极推动医学事业的发展。另一方面，这些科研成果不断充实教学内容，促进医疗教学的发展。因此，医学科学的发展需要医院的参与。

4. 预防和社区卫生服务 各级医院不仅承担治疗患者的任务，还应更好地发挥预防保健功能，成为人民群众健康保健的服务中心。如开展社区及家庭卫生服务、进行健康教育、开展健康咨询、妇幼保健指导及疾病普查等工作，使医院向社区提供全面的医疗卫生保健服务。

三、医疗机构内部关系特点

医疗机构的组织结构体系对于医疗服务的质量和安全起着重要作用。不同部门和层次的合作协调，保证了医疗机构的正常运作和提高患者的满意度。医疗机构应不断优化组织结构，提升各部门和层次的管理水平，为人民群众提供更好的医疗服务。医疗卫生机构内部关系主要特点如下：

1. 多学科团队合作 医疗卫生服务涉及医生、护士、药剂师、技师、行政人员等多个学科，不同科室的参与。这样可以在各个环节中发现问题，并通过协作解决。医疗卫生机构需要建立跨专业、跨部门的交流平台，以便及时沟通、协调和解决问题。团队合作可以提高医疗服务的质量和效率，同时也增强了医务人员之间的沟通和信任。多学科的合作可以提高医疗服务的质量和安全性。

2. 全员参与 医疗卫生服务要求全员参与，医院管理层需要给予员工足够的培训和激励，让每个人都意识到自己对提高医疗服务质量的重要性。只有全员参与，医院才能形成强大的质量管理力量。

3. 注重数据分析　医疗卫生服务需要通过收集和分析大量的医疗数据，包括患者的病历、治疗方案、药物使用等信息，以便从中寻找问题并改进。数据分析可以帮助发现问题的根本原因，并提供科学依据来改进医疗服务质量。

4. 强调持续改进　医疗卫生服务是一个不断改进的过程。医疗机构需要建立反馈机制，及时收集患者的反馈意见和建议，并采取措施加以改进。管理者需要定期评估医疗质量水平，并制订相应的改进计划。医院还应进行各种绩效评价，以评估改进措施的有效性。

5. 前瞻性风险管理　医疗卫生机构需要对医疗过程中可能出现的风险进行预测和规划，提前采取措施来降低风险发生的可能性。建立安全管理体系，制订相关政策和流程，并培训医护人员具备风险识别和管理的能力。

6. 重视患者参与　医疗卫生机构的工作需要患者积极参与，患者的意见和需求是医疗卫生服务改进的重要依据。医疗卫生机构应鼓励患者提出建议和投诉，并给予积极回应和解决。患者参与可以提高医疗服务的人性化和满意度。

思维导图 5.1

第二节　医疗机构内常见的关系及沟通

医务人际关系是以医务人员这个特殊的社会群体为中心，围绕医务工作、卫生保健实践开展的。医务人际关系是指医务人员及其他卫生保健人员等人群之间因服务或工作关系而建立起来的相互关系。随着医学模式的转变，医疗卫生服务领域日益扩大，医务人际关系网也随之拓宽，走出医院，面向社区和整个社会。

一、医疗环境的平行沟通

医务工作是医院中多方面人际关系的综合体，医务工作者需要与科室内医护人员合作，与不同科室、不同专业医务工作者协作，共同为患者服务。因此，医务工作中其他关系沟通从很大程度上体现出团队合作，不容忽视。只有坚持患者为中心，坚持人民至上，有系统观、大局观，医务工作中平行沟通的人际关系才会更加和谐，为持续保障人民群众健康助力。

（一）医疗环境的平行关系特点

1. 医际关系相关定义　医疗环境中的平行沟通，即医际关系。主要是指医务人员内部之间所形成的业缘关系。所谓医务人员，是指依法获得卫生技术人员资格及相应执业证书并从事卫生技术工作的人员。根据业务性质的不同，可分为：医生、护士、药学技术人员、医技人员等。因此，医际关系包括医-医、护-护、医-护等多方面的人际关系。而医护关系是指医生和护士在医疗护理活动中形成的相互关系，是医务人员人际关系的一个重要组成部分。平行沟通，又称横向沟通，指的是与平级间进行的与完成工作有关的交流。

2. 医际关系的特点

（1）主导性与平等性的统一：医生对医疗方案的制订具有最终的决定权，其他医务人员一般不得擅自修改或变更，如果其他医务人员发现医师的诊治方案中存在不恰当的问题，有权建议或要求其修改或变更。因此，在医疗活动中医师的主导作用，离不开其他医务人员的平等合作，主导性与平等性是完全统一的。

（2）协作性与竞争性的统一：在现代医学高度分化与高度综合的背景下，患者的诊治往往需要诸多科室的医务人员共同参与和配合。但医疗活动中的这种协作又是以竞争为动力的，要不断地学习知识、完善技术，才能保持先进性，否则就无法跟上与其他人协作的步伐，就会被时代所淘汰。竞争的根本目的是一致的，均在于提高医疗质量、护理质量、技术水平、科研能力、服务内容，并最终为患者健康服务。

（3）差异性与同一性的统一：医务人员之间由于专业的不同、分工的不同，都应当严格按照其执业范围、执业内容开展执业活动，而不能相互替代。但每一个医务人员都应以救死扶伤、防病治病为己任，为满足患者的健康需要而工作。所以不存在根本的利益分歧，只有在确保患者利益的前提下，才能实现各自的利益追求。

（二）平行沟通的功能、原则及技巧

1. 医务人员之间平行沟通的功能

（1）有益于提升医疗服务质量：医院是一个特殊的工作场所，工作环境的特殊性体现在参与人员众多，分工复杂，突发事件多，工作节奏繁忙，医务人员之间有效沟通可以使临床工作服务过程简化、高效。在繁杂的临床工作中，多科室、多专业、多学科交叉融合，因此良好的医际之间平行沟通，在稳定和谐的沟通环境下对工作中的问题进行探讨，针对存在的问题共同制订相应的对策，提高医务工作效率，保障患者安全，节省医务人员工作时间，提升患者的就医体验度以及满意度，有利于整体医疗服务质量发展。

（2）有助于培养医务人员整体观念和合作精神：不同部门医务人员之间平行沟通，能够促进彼此之间的相互了解，有助于培养整体观念和合作精神，克服本位主义倾向。它可以增加医务人员之间的互谅互让，培养医务人员之间的友谊，满足医务人员的社会需要，提高工作兴趣，改善工作态度。临床服务工作需要团队合作和整体服务理念，因此，良好的平行沟通能够从很大程度上有助于医务工作者综合能力及素质的提升。

（3）有利于建立和谐的医患关系：正确处理医务人员之间的关系有利于建立和谐的医患关系。在医疗实践过程中，医务人员之间的相互联系和交往是以患者为中心进行的。医务人员之间的相互支持和密切协作，有利于患者疾病的诊治和康复，因此有利于医患之间和谐关系的建立。从某种意义上看，医务人员之间的相互关系是医患关系的外在表现，而良好的医务人员之间的关系有助于融洽医患关系的建立，平行沟通机制对医患满意度的提升有积极作用。

2. 医务人员之间平行沟通的原则及技巧

（1）相互信任，真诚合作：医务人员之间是良好的同事关系，其目的是促进服务对象的健康。因此，医务人员之间应彼此理解对方的工作，相互信任，合作共赢。

（2）互相支持，共同提高：为保证患者得到正确的诊断和及时的治疗，医务人员必须具备为临床提供优质服务的思想，为临床诊治提供及时、准确的依据。医务人员也要及时主动学习新的医疗技术，促进各专业与临床更好地结合，提高疾病的诊治水平。

（3）主动宣传，互相尊重：医务人员之间都应相互宣传各自专业的特点，增进彼此间的了解和支持。不同专业医务人员随时主动宣传本专业的特点和发展趋势，增加不同专业之间的理解和支持，主动了解各科室的医疗特点，尊重其专业自主性，并主动配合对方工作。

（4）坚持原则，适当解释：不同专业医务人员在工作中面对疾病相关问题时，由于所处的专业角色不同，会产生不同的看法和意见，解决这些矛盾和问题的基本原则是不危害服务对象的安全及健康。因此，当出现危及服务对象安全、健康甚至生命时，双方要坚持原则，从服务对象利益出发，做好解释工作。

5.3 平行沟通

二、医疗环境的上行沟通

上行沟通是指下级向上级报告工作情况、提出建议、意见或表达自己的意愿等。上行沟通是领导者了解和掌握组织和团体全面情况的重要途径，集体决策实际上要靠上行沟通的信息为依据。医务工作中的上行沟通，主要指基于医疗卫生工作，医务人员与卫生机构中的领导层、管理人员等进行的沟通。

卫生机构的领导层、管理人员运作着一个错综复杂的网络，在这张复杂的关系网中，管理者与医师之间的关系是非常重要的一部分。医院的管理层与医务人员需要有和谐、融洽的关系和工作环境，对整个医疗队伍的稳定与发展有至关重要的作用。

（一）医务人员与领导层、管理人员的关系特点

1. 协同与合作相统一　医务人员需要与医院管理者密切合作。医务人员是医疗机构工作的践行者和中坚力量。他们参与并负责医疗服务的各个环节。医务人员需要与医院管理层进行有效的沟通和协调，反映需求和问题，寻求医疗机构领导层、管理层能够提供的必要支持和资源，以确保医疗服务的顺利进行。

2. 尊重与信任相统一　医务人员在工作中，服从医院管理，对领导布置的任务，要尽全力高质高效地完成，以取得领导的信任。作为医院管理者，秉承大局观念、组织观念，尊重医务人员工作，对医务工作者有高度信任，为医务工作者提供支持。管

理者与医务人员之间互相信任、互相尊重的关系，是保证医院内和谐内部环境的重要环节。

3. 相互与依存相统一　医院为医务人员提供良好的工作环境和条件，以及专业的培训和发展机会。医务人员在医院管理中需要具备良好的沟通和协作能力，科学的决策能力和问题解决能力，以及持续学习和自我提升的意识。只有通过医院管理与医务人员角色的紧密配合，才能够实现医疗服务的高效运行和发展，为患者提供更好的医疗服务。医院管理与医务人员角色之间的关系密切，相互依存，共同促进医疗服务的发展和提升。

5.4 上行沟通

（二）上行沟通的功能、原则及技巧

1. 上行沟通的功能

（1）有利于提升医疗服务质量，促进学科发展：医疗机构领导层、管理层把控医疗机构发展方向，为医疗机构的可持续健康发展作出有效决策，需要来自基层各科室医务人员的信息反馈作为有效依据。科室学科发展需要一线医务人员的通力合作与支持，因此，医务人员与管理层的良好沟通，有利于提升医院管理，及时发现和解决医院管理及制约学科发展的棘手问题，从而提升医疗服务质量，促进医院基础管理水平，带动学科有序发展。

（2）有利于医疗人才培养与成长：科室管理人员掌握全科业务发展及训练资源，负责科室医教研全科管理。有效的上行沟通，有利于管理层有效核算成本，分配资源，团结医务人员，做好人才培养规划，工作中少走或不走弯路，拓展发展空间，加强重点学科人、才、物的投入，增强医疗团队综合实力。

2. 上行沟通原则与技巧

（1）换位思考与互相尊重：医疗机构管理层面向整个医疗机构各部门、各科室提供服务，统筹全局，工作任务繁杂，而临床一线医务人员直面患者，服务群众，承担任务重、风险高的临床服务工作。因此，医务人员与管理者沟通时，能够换位思考，尊重管理层的繁重工作，体会管理层的付出，用真诚的态度反馈问题，为提高医院的总体管理水平，提高医疗服务质量贡献力量。当然，医务人员也应当理解管理者工作的难处，尊重领导，服从管理。管理者应当加强自身业务能力和组织管理能力的提升，能够在各方面对医务人员进行帮助和指导，能够深入到临床实际工作中，用真诚的态度与医务人员沟通，了解基层的问题与困难，尊重每一位医务人员的工作付出。因此，管理者与医务人员双方沟通过程中，双方要明确各自的角色期望，并努力达到对方的期望值，这样才能形成和谐的人际关系。

（2）主动沟通与恰当表达：医务人员应当基于临床工作、自身发展等实际问题，树立主动沟通意识。医务人员与领导层、管理层的上行沟通如果只是单方向的传达信息，对于双方都没有特别大的帮助。因此应积极向上级提出建设性的意见和建议，争取更多的沟通和表达的机会。当然，上行沟通时，应当注意时机的选择。如果管理者正在进行繁忙的工作，则不应过早地打扰他们。相反，应该根据上级的工作节奏以及时间规划进行恰当的沟通。另外，医务人员需要注意采用恰当的表达方式。在上行沟通时，应当表达清楚，采用言简意赅、清晰明了的表达非常重要。表达的内容要具体明确，避免模棱两可或含糊的表述，以免造成上级的误解。同时，需要注意表达时的语速、语调等，稳定好情绪，避免过于激进的表达方式。

三、医疗环境的下行沟通

下行沟通是指资讯的流动是由组织层次的较高处流向较低处，通常下行沟通的目的是控制、指示、激励及评估。医务工作中的下行沟通主要是指临床医务人员与轮转规培、实习医务人员等低年资、工作经验少的医务工作者之间的沟通。

（一）医务工作者与轮转规培、实习医务人员的关系特点

1. 指导性与平等性相统一　轮转规培、实习医务人员年资低，经验少，由于经历和知识的缺乏，对医学专业知识和技能把握不太准确，需要上级医务人员的指导。因此，医务工作者对轮转规培、实习医务人员具有监督性和指导性。尽管存在帮助与被帮助、指导与被指导的关系，但是年长的医务人员容易因自己工作的临床经验丰富而轻视轮转规培、实习医务人员，而轮转规培、实习医务人员则容易因自己工作精力充沛、反应敏捷等反对年长者的看法，从而形成双方的关系紧张。因此，医务工作者与轮转规培、实习医务人员应该明确，彼此之间没有高低贵贱、重要与非重要之分，秉承平等互利的关系，做到指导性与平等性有机结合。

2. 协作性与同一性相统一　医务工作者与轮转规培、实习医务人员年资、能力、经验等各方面不同，工作分工不同，为保障临床工作顺利开展，需要不同层次医务人员紧密配合，互帮互助。临床工作以为患者提供服务为中心，不断提高医疗质量和技术水平，防病治病，尽最大可能促进患者康复，维护患者健康。因此，所有医务工作者工作目标是同一的，实现更好地为人民服务的医德宗旨。

（二）下行沟通的功能、原则及技巧

1. 下行沟通的功能

（1）有利于人才培养：医务人员成才的条件包括社会的宏观条件、单位的微观条件、个人的主观条件。其中，人际关系是很重要的宏观与微观的综合条件，人才成长的直接的重要环境。临床轮转规培、临床实习是医务人员人才培养的重要环节。下行沟通过程中，上级医务人员起到主要作用，在指导轮转规培、实习医务人员工作与成长过程中，上级医务人员严谨求实的工作态度、饱满的工作热情、扎实的专业实力、高尚的医德医风等，会带动和影响低年资、实习医务工作者，从而落实到临床工作中，服务于患者的每个环节。上级医务工作者与轮转规培、实习医务人员的良性人际关系，有利于低年资、实习医务人员的业务能力提升、综合素质培养，有利于为临床轮转规

培、临床实习人员构建一个好的沟通基础，为今后临床工作顺利开展提供支持。

（2）有利于提高医务人员的综合能力：轮转规培、实习医务人员作为年轻人，具有青春、朝气与活力，在临床工作中有其各自的特点，敢于对传统、常规工作发起挑战和质疑。尽管上级医务人员在与年轻的医务人员沟通过程中，要面对一些不确定性，甚至面临挑战，但从一定程度上又有利于督促高年资医务工作者反思，进一步提升自己的沟通、协调能力，从而全面提升自己的综合素质。因此，人才的流动，良好的下行沟通，从很大程度上提升医务人员人才队伍的整体素质。

（3）有利于医院整体效应的发挥：不同年资、学历、不同层次医务人员在临床工作中各司其职。轮转规培、实习医务人员主要参与、担负临床基础性工作，在学习、成长过程中，也为上层医务人员分担工作。良好的群体关系和集体能力有利于建立和谐的医患关系，有利于充分发挥整体的正效应。

2. 下行沟通的原则及技巧

（1）彼此平等与互相尊重：医务人员虽然分工不同，职务不同，但在人格尊严、身份地位上都是平等的，并且彼此都应当拥有平等发展的机会。只有彼此平等，互相尊重，才能调动积极性，做好医务工作。轮转规培、实习医务人员虽然在经验、业务水平等各方面存在不足，需要上级医务人员的指导和带教，但是他们作为临床一线工作人员，是未来临床工作的主力军，同样需要平等的对待，工作需要得到尊重与认可。彼此平等与相互尊重是做好下行沟通的前提与基础。

（2）相互信任与换位共情：轮转规培、实习医务人员主要处于学习成长的重要环节，需要上级医务人员的帮助，而上级医务人员也有责任用自己高水平的专业能力指导和带教年轻的医务人员。在这个过程中，双方的信任与共情是非常重要的。轮转规培、实习医务人员需要认真对待医务人员的指导，以高度的责任心和认真的工作态度，积极完成临床培训及学习工作。上级医务人员承担繁重的临床一线工作，同时承担带教任务，因此，年轻的医务人员应当能够理解带教老师的辛苦与初衷，主动承担一部分工作，主动学习与真诚沟通。而上级医务人员也需要明白，轮转规培、实习医生虽然存在不足，需要帮助，但是不意味着依附于上级医务人员，他们正处于渴求知识，不断学习和成长的关键阶段，同时他们也面临实习、学习、就业等多方面压力，需要更多的关心和支持，因此，应当为年轻人的成长提供健康的环境。

不同层级医务人员互相信任，上级医务人员用自己高水平的专业能力指导和带教年轻医生，而年轻医生的成长及创新发展又为上级医务人员的进步起到促发效应。因此，相互信任、互相学习与共同提高，是在下行沟通过程中促进有效沟通，建立良好关系的重要方面。

（3）共同分享与互相支持：轮转规培、实习医务人员是临床医务人员队伍的重要组成部分，带教工作也是临床工作的一部分。因此，轮转规培、实习医务人员与上级医务人员共同组成团队，各自在团队中承担自己的角色与任务。每位医务工作者都是一个独立个体，具有自己的独立性，其工作都有相对的独立性。因此，信息的共享是团队工作的一个重要部分。上级医务工作者需要时刻提醒自己，反对以我为中心、唯我独尊，不能因为自己的经验、年资、业务水平等武断的对待年轻医务人员。在下行沟通过程中，上级医务工作者应当主动分享信息，包括学科发展前沿、临床工作的经验、成长的经历等，为年轻人的成长与发展提供宝贵的资料。而年轻人在团队中承担许多基础性工作，在这个过程中，轮转规培、实习医务人员应当主动与上级医务人员沟通，分享信息，能够为临床工作顺利开展提供有利的支持。因此，下行沟通过程中，不同个体间彼此要承认并尊重对方工作的独立性和重要性，实现共同分享与互帮互助，是促进下行沟通健康发展的重要策略。

5.5下行沟通

四、科室间、科室与职能部门的协作沟通

（一）科室间、科室与职能部门协作沟通的作用

1. 有助于提高医院的整体效能　医院通过各科室间、科室与职能部门的协作，及时、准确地沟通信息，共享信息，保持信息的一致性，减少信息传递的误差和重复劳动，有利于加强团队建设，增强医院的凝聚力，减少内耗，从而有效提高医院的整体效能。

2. 有利于促进医院创新与发展　各科室间、与职能部门协作，有利于合理配置人、财、物，本着合作共赢的原则，相互支持、相互协作，能够充分调动各部门、科室及人员的积极性，驱动创新与发展，有利于医院可持续化发展。

（二）科室间、科室与职能部门协作沟通的原则及技巧

1. 规范工作流程　为了确保各个科室、各部门工作有条不紊，需要制订科学规范的工作流程和规章制度。每个科室、每个部门都应该明确自己的职责和工作流程，并定期检查和更新。工作流程应该清晰、明确，避免信息流转中的混乱和漏洞，从而提高工作效率。

2. 形成沟通机制　为了促进各个职能科室之间的信息共享和沟通，每个月定期召开职能科室例会。在会议中，各个科室要报告工作进展、存在的问题和需求，这样可以及时发现问题并协调解决，提高各个科室之间的配合效率，以及提出对其他科室的协助要求。

3. 构建协作平台　为了方便各个科室之间的协同工作，建立一个协作平台是必要的。协作平台可以是医院内部的信息系统，也可以是云端协作工具。通过协作平台，各个科室可以实时共享文档、进行讨论、分配任务等。这种方式既方便快捷又可以减少信息传递的误差。

4. 建立联络小组　为了加强各个科室之间的协同沟通，可以建立一个联络小组。联络小组由各个职能科室的代表组成，负责协助解决跨科室的问题、推动重大项目的

协同工作等。联络小组可以定期召开会议,讨论和解决科室之间的协同问题,促进各个科室的合作共赢。

思 考 题

思维导图5.2

一、选择题

1. 医疗机构的特征不包括（　　）

A. 公益性　　　　B. 社会性　　　C. 科学性　　　D. 免费性

E. 生产性

5.6 小结

2. 以下属于上行沟通的特点是（　　）

A. 权威性　　　　B. 服从性　　　C. 独立性　　　D. 协同性　　　E. 单项性

3. 医护人员因为医嘱存在争议,双方争执,进一步沟通原则不包括（　　）

A. 主动宣传　　　B. 相互信任　　C. 相互尊重　　D. 相互支持

E. 相互合作

二、问答题

举例说明医务人员之间平行沟通的特点。

三、案例分析题

小周是临床专业一名实习生,今天在跟随老师查房时未能回答主管医师的提问,遭到严肃批评。他心情低落,不知道该如何处理实习医生与带教老师的关系。请根据下行沟通的特点及技巧,给出小周同学促进沟通的策略?

5.7 参考答案

（张 燕 薛 军 付 丽）

参 考 文 献

［1］ 曾仕强,刘君政. 人际关系与沟通 [M]. 北京: 清华大学出版社,2020.

［2］ 国务院办公厅关于印发深化医药卫生体制改革2022年重点工作任务的通知. 2022.5.25. http://www.gov.cn/zhengce/zhengceku/2022-05/25/content_5692209.htm.

［3］ 周晋. 医患沟通 [M]. 北京: 人民卫生出版社,2018.

［4］ 隋树杰. 护理学导论 [M].北京: 人民卫生出版社,2013.

第六章
临床工作中的语言沟通

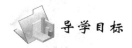 导学目标

基本目标:

识记

准确表述以下概念:语言沟通、交谈、语境。

理解

1. 归纳口头及书面语言的优缺点。

2. 解释语境的构成及作用。

3. 归纳交谈的特点和基本类型。

4. 说明语境干涉及语境切适的内容。

运用

运用医患交谈中的常用语言进行模拟医患交谈。

发展目标: 根据不同情境及语境选择合适的语言沟通形式及技巧,启发整体、联系、动态的多元化思维方式,培养学以致用的能力。

思政目标: 通过本章节学习,学生认识到医患沟通应秉承以患者为中心的服务理念,全心全意为人民健康服务、爱岗敬业。

导 言

人民的生命健康重如泰山,医务人员需要牢记自身的工作使命,为患者提供科学、具有人文精神的医疗护理服务,维护患者生命健康、提升患者的就医体验感。这需要医务人员不仅掌握科学、规范的操作技术,更需要弘扬和践行"敬佑生命、救死扶伤、甘于奉献、大爱无疆"的职业精神。如何更好地帮助患者解决问题、满足需求,并提高就医体验呢?语言沟通是实现这一目标的重要途径。

案例

　　王女士，40岁，为急性白血病疑似患者，为求诊断及进一步治疗，王女士同意郑医生为其行骨髓穿刺术。签完知情同意书后，王女士稍显焦虑，问道："郑医生，做'骨穿'疼不疼？"郑医生瞥了王女士一眼，回答："一个小检查而已，其他患者都说不疼。"王女士又轻声问："这检查一般都比较顺利吧？"郑医生有些不耐烦，草草回答："都还好，"随后无视一旁的王女士，匆忙准备操作用物。

　　骨髓穿刺术全程，王女士十分紧张，不理解配合要点，操作进程不顺利。

　　思考：患者与医务人员之间的沟通过程出现了什么问题？为什么？作为医务人员，应如何缓解王女士的焦虑呢？

6.1案例分析

第一节　语言沟通概述

　　沟通是人与人之间交流和传递信息的过程。它是一种基本的人际互动方式，通过语言、声音、文字、肢体语言和非语言信号等多种形式进行。沟通的目的是传达思想、意图、情感和需求，以便实现相互理解和有效的协作。有效的沟通需要双方都具备良好的倾听和理解能力，以及积极的反馈和回应。此外，沟通还需要考虑到文化差异、背景知识和情境等因素，以确保信息的准确传递和理解。

　　在临床工作中，沟通是医务人员与患者、家属以及团队成员之间交流和传递信息的核心。有效的沟通对于提供优质医疗护理至关重要。与患者和家属的沟通是建立信任和共识的关键。医务人员应倾听和关注患者的需求，并以清晰明确的语言解释疾病诊断、治疗计划和预后。医务人员需要与患者建立积极的关系，提供情感支持，并尊重患者的意愿和决策。

　　医务人员之间的沟通也是必不可少的。团队成员需要相互协作，共享信息，以确保患者得到全面和连贯的护理。有效的沟通有助于避免误解和错误，提高工作效率，并促进良好的团队氛围。

一、语言沟通的含义

　　语言沟通（verbal communication）是指使用语言作为主要工具进行交流和传递信息的过程。它是人类最基本、最主要的沟通方式之一。通过语言沟通，人们可以表达自己的思想、感受、意愿和需求，与他人分享信息、知识和经验。语言沟通不仅仅是信息传递的工具，它还具有社交和情感表达的功能。通过语言，人们能够建立联系、分享情感、传递温暖和支持，以及表达喜怒哀乐。语言也是文化的重要组成部分。通过语言，人们能够传承和表达文化价值观、习俗和传统。然而，语言沟通也存在挑战和障碍。语言差异、不同的语言习惯、口音和方言可能导致理解上的困难。此外，语言的歧义性和主观性也可能导致信息的误解或误导。因此，有效的语言沟通需要双方具备良好的倾听、理解和回应能力，以及持有尊重和开放的态度。

二、语言沟通的功能与特点

（一）语言沟通的功能

1. 信息交流　这是语言沟通最主要的功能。通过语言沟通，可以直接、快速地获取、传递及交换信息。在医务工作中，医务人员获取患者的病史资料、解答患者的疑问都是利用语言实现了信息的交流。另外，护理人员工作中重要的组成部分健康教育亦是如此。

2. 心理保健作用　通过语言沟通，人们可以相互表达情感，缓解紧张情绪，释放压力，得到他人的共鸣与同情，获得精神上的安慰，从而呈现出良好的心理状态。西方医学之父希波克拉底说：医生有三件宝：语言、药物、手术刀。我国唐代李华《言医》一书中专门记载医生用言语治疗的事例。医务人员使用安慰语言、鼓励语言、礼貌语言，如"请""谢谢"等，对患者时常给予鼓励和安慰。得体的语言对患者来说是可利于消除其紧张情绪，起到心理保健的作用。

3. 协调与改善人际关系　语言沟通的概念指出沟通双方通过语言符号进行信息的交换、交流，从而达到增进沟通双方相互了解、协调人际关系的目的。

4. 工具性作用　语言沟通借助的工具是语言。一般而言，沟通主体是为实现某种目的而进行的语言沟通，所以后者具有工具性的作用。

5. 社会整合功能　语言使人们能在社会中从事活动，积极参加公共活动，没有语言人类就无法交际，人们之间的联系就会中断，所以语言是社会成员相互联系的桥梁和纽带。语言沟通可以把分散的个体联合起来，组成不同的社会群体，形成不同的社会关系，所以具有社会整合功能。

（二）语言沟通的特点

1. 互动性　语言沟通要有两个以上的沟通主体参加，每一个主体既是信息发送者又是信息接收者，双方都期待得到对方的回应。

2. 动态性　信息本身具有流动的性质，语言沟通双方就是在不断地接受对方的信息，从而不断地进行信息的交流。

3. 不可逆性　语言沟通双方发出的信息都是不能收回的。第一，信息发出并被接收者获得就无法收回。与完璧归赵、物归原主不同，信息一旦发出，并被接收者接收和破译，就无法收回，可用"覆水难收"来形容。第二，语言沟通时接收者一旦被某一信息影响，其后果也不可能再收回。俗话说："良言一句三冬暖，恶语伤人六月寒。"如果使用生硬、责备、不耐烦、挖苦、讽刺等消极或伤害性语言，则会给接收者留下劣性刺激，如果采用这种方式对患者谈话，患者就会对治疗效果产生怀疑，从而加重病情。如高血压患者会导致其血压升高，心脏病患者可使其心率加快。

4. 社会性 语言沟通具有社会性，这是因为：第一，人类的沟通都是在一定的社会条件和时空场合下进行的。第二，语言的社会性决定了语言沟通的社会性特点。第三，语言沟通的双方（人）具有社会性，也决定了语言沟通的社会性。语言沟通的双方进行沟通的目的是表达自身的思想、调节自身的行为，从而结成一个有机整体，从事特定的社会活动。事实上，正是由于语言沟通，人们才互相联系起来，形成不同的群体，形成人类社会。

三、语言沟通的基本原则

为了更有效的进行沟通，在沟通过程中需要遵循一定的原则。

（一）沟通的基本原则简称"6C原则"

1. 清晰（clear） 是指表达的信息结构完整、顺序有致，能够被信息受众所理解。沟通切忌含糊其词、唯唯诺诺，否则只会使沟通信息丢失更多。

2. 简明（concise） 是指表达同样多的信息要尽可能占用较少的信息载体容量。沟通要简明，越短、越简单越好，这样才能保证对方听得清楚。

3. 准确（correct） 是衡量信息质量和决定沟通结果的重要指标。准确首先是信息发出者头脑中的信息要准确，其次是信息的表达方式要准确，特别是不能出现重大的歧义。

4. 完整（complete） 是对信息质量和沟通结果有重要影响的一个因素。即要求在沟通中，双方务必将自己要说的内容说得完完整整。"盲人摸象"的故事指出看问题如果以点代面、以偏概全，就导致判断和沟通错误。

5. 有建设性（constructive） 是对沟通的目的性的强调。沟通中不仅要考虑所表达的信息要清晰、简明、准确、完整，还要考虑信息接受方的态度和接受程度，力求通过沟通使对方的态度有所改变。

6. 礼貌（courteous） 礼貌、得体的语言、姿态和表情能够在沟通中给予对方良好的第一印象甚至可产生移情作用，有利于沟通目标的实现。

（二）语言沟通除了要遵循上述沟通基本原则外，还需要遵循如下原则

1. 合作原则 语言是为了沟通，而沟通的最终目的是在一定程度上实现某种合作。在语言沟通中，如何根据沟通目的、沟通对象，选择合适的语言配合十分重要。合作原则要求沟通者在语言沟通过程中要尽量配合对方。俯就准则是合作原则的一个下位原则，即沟通双方中的一方在语言能力上明显高于另一方，但是为了能够和沟通对象顺利沟通，一方应将沟通语言转换为一种对方能理解的方式来表达，以求得语言沟通的顺利进行。

2. 得体原则 得体原则是指在语言沟通中话语内容得当，表现方式得体，即根

据语言环境和沟通目的等，充分运用此时、此景，以最佳的方式来传递最适当的信息。得体的语言沟通来源于沟通者的知识、修养、阅历及智慧等。在语言沟通中，沟通者既要考虑自身，又要考虑对方等诸多因素，说话要得体、把握分寸。

3. 尊重、真诚原则　尊重是礼仪之本，也是待人接物的基本美德。语言沟通中，尊重是非常重要的，它对语言沟通具有良性发展的重要作用。同时，尊重不能偏袒于一方。另外，沟通过程中沟通者要有真诚的心态，这样双方才可以通过沟通达到信息交流的目的。

四、语言沟通的类型

随着社会的发展，人与人之间进行语言沟通的方式不仅是有声语言沟通，而且逐渐扩展到书面沟通。

（一）口头语言沟通

1. 定义　口头语言沟通（oral language communication）是以语言作为传递信息的工具，即说出的话，包括交谈、演讲、汇报、电话、讨论等形式。

2. 优点

（1）丰富表达：口头语言具有丰富的表达方式，包括语调、语速、音量和非语言表情等。这些元素可以增强信息的传达效果，帮助听众更好地理解说话者的意图和情感。

（2）互动性：口头语言沟通可以促进互动和对话。说话者和听众可以通过提问、回答和交流来共同参与对话过程，这有助于更深入地探索问题、澄清疑虑和共同构建理解。

（3）适应性：口头语言沟通具有较高的适应性，因为人们可以根据不同的情境和听众调整自己的表达方式。他们可以使用简单明了的语言与非专业人士交流，或者使用专业术语与同行进行专业讨论。

（4）情感表达：口头语言能够更好地传达情感和情绪。语音的音调、语气和语言的选择可以帮助传递说话者的情感状态，增强情感共鸣和人际关系的建立。

（5）解决误解：通过口头语言沟通，人们可以及时发现和纠正可能的误解。通过及时的反馈和进一步的解释，可以澄清含糊不清的信息，减少误解的风险。

尽管口头语言沟通有许多优点，但也需要注意沟通技巧和语言选择的重要性。清晰、简洁和准确的表达是确保口头语言沟通的有效性和成功的关键。

3. 缺点

（1）遗忘和混淆：口头语言沟通容易受到遗忘和混淆的影响。特别是在长时间的交流中，人们可能会忘记或混淆他人所说的内容，这可能导致信息的不完整性和误解。

（2）无法记录：口头语言沟通无法像书面语言一样方便地记录下来，这使得重要的信息和细节容易丢失或忘记。这对于需要长期保存、回顾或传达的信息可能带来挑战。

（3）语言和文化差异：不同语言和文化之间存在差异，这可能导致语言误解和文化冲突。翻译错误、语言习惯的差异以及文化背景的不同都可能导致沟通的困难和误解。

（4）信息易受干扰：信息传递过程中易受外界干扰或空间限制，如周围噪声过大、人数多等。口头语言沟通时，沟通双方主要是根据双方的信息反馈，交换意见，难做详尽准备，因此容易出现疏漏。

（二）书面语言沟通

1. 定义 书面语言沟通（eritten language communication）是通过书写和阅读文字进行信息传递的方式。它利用书面形式的语言表达观点、思想和信息，并通过阅读文字来理解和获取这些信息。相比口头语言，书面语言具有持久性、准确性和可靠性的特点。通过书面语言，人们可以仔细选择和组织词汇、语法和句子结构，以确保信息的准确性和清晰度。书面语言的文字记录可以被长期保存和回顾，具有更长久的影响。它是一种广泛使用的交流工具，能够传达丰富的信息，并跨越时间和空间限制，影响着人们的思想和文化。书面语言沟通与口头语言沟通的比较，见表6-1。

表6-1 书面沟通与口头沟通的比较

相关因素	书面沟通	口头沟通
传播速度	慢，但可持久存在	迅速，但消失得快
反馈性	速度慢	双向沟通，能立即澄清疑点
特性	正式，具权威性	随意，经济
传送区域	内容可以远距离传播	只在沟通地传播
准确性	准确性高	准确性低，较个性化
信息通道	少，以言语沟通为主	多，可利用非言语通道表达

2. 书面语言沟通的优点 书面沟通本质上讲是间接的，这使得其有许多优点：

（1）准确性和精确性：书面语言要求作者仔细选择和组织词汇、语法和句子结构，以确保信息的准确性和清晰度。通过反复编辑和修订，可以达到更精确和准确的表达。

（2）持久性和可回顾性：书面语言的文字记录可以被长期保存和回顾，以便后续的参考和理解。读者可以根据需要反复阅读和研究书面材料，确保信息的持久性和可回顾性。

（3）传播范围：通过书面语言沟通，信息可以广泛传播和共享。书面材料可以通过出版物、电子媒体、互联网等渠道传播给大量的读者，跨越时间和空间的限制。

（4）可靠性和权威性：书面语言沟通在学术、法律、商务等领域具有重要性，因为它可以提供可靠的信息来源。书面材料可以提供引用、参考资料和证据，增加信息的可靠性和权威性。

（5）组织和逻辑性：书面语言要求作者对思想和信息进行组织和结构化。通过段落、标题、目录等元素的运用，可以使信息更具逻辑性和结构性，便于读者理解和跟随。

（6）文化影响：书面语言沟通也受到文化因素的影响。通过书面语言，不同的文化背景和语言习惯可以得到尊重和表达，促进跨文化交流和理解。

3. 书面沟通障碍　间接性也给书面沟通造成了一些特殊障碍。

（1）缺乏非语言因素：发文者的语气、强调重点、表达特色，以及发文的目的经常被忽略，如身体语言、面部表情和语调等。这些非语言因素在口头语言沟通中起着重要的补充作用，可以传达情感、强调重点和解释意图。

（2）信息的歧义和误解：书面语言可能存在歧义性，读者可能会对作者的意图产生误解或不同的解读。文字的表达方式可能不够清晰或容易产生多种解释，导致信息的歧义性和误解。

（3）语言理解的难度：书面语言需要读者具备阅读和理解的能力，包括识别词汇、理解句子结构和推断意义等。对于语言能力较弱或文化背景不同的人来说，理解书面语言可能存在困难。

（4）难以修正和修改：一旦文字被书写下来，修正和修改起来可能相对困难。与口头交流相比，书面语言的修改和更新可能需要更多的时间和努力。

五、语言沟通的环境

（一）语境的含义

语境指的是语言使用的背景、环境和情境，它包括了言语交流发生的具体情景、参与者之间的关系、时间、地点、社会文化背景等因素。语境对于理解和解释语言的意义起着重要的作用。在不同的语境中，相同的词语或句子可能具有不同的含义。通过考虑语境，我们可以更好地理解和解释言语的意义，并避免误解和歧义。语境也可以影响语言的选择和风格。在不同的语境下，人们可能会使用不同的词汇、语法结构和表达方式，以适应特定的交际需要和社交规范。

（二）语境的作用

1. 意义解释　语境提供了额外的信息和线索，帮助我们理解和解释语言表达的含义。通过考虑语境中的环境、关系和背景等因素，我们能够更准确地理解说话者的意图和所传达的信息。

2. 歧义消解　语言本身可能存在歧义，而语境可以帮助我们消除这些歧义。通过考虑语境中的相关信息和线索，我们可以确定特定词语、短语或句子的具体含义，避免产生误解和混淆。

3. 情感和语气传递　语境可以影响语言的语气、情感和表达方式。同样的词语或句子，在不同的语境下可能传达出截然不同的情感和语气。语境提供了对话者的情感状态、意图和态度的线索，帮助我们更好地理解和感知他们的情感。

4. 社会和文化因素的影响　语境反映了特定社会和文化的背景和规范。不同的文化和社会群体可能在语境的选择、用词和表达方式上存在差异。理解语境有助于跨文化交流，避免文化冲突和误解。

5. 语言选择和风格　语境对语言的选择和使用方式产生影响。根据不同的语境，人们可能会使用特定的词汇、语法结构和表达方式，以适应特定的交际需要和社交规范。语境帮助我们选择适当的语言风格，并根据情况做出恰当的表达。

思维导图6.1

第二节　交　谈

一、交谈的含义及特点、影响因素

（一）交谈的含义

交谈是两人或多人间以口头语言为媒介进行信息传递的语言沟通活动。它可以通过面对面的形式进行，如医务人员与患者之间收集资料和解答疑问、医务人员之间的工作交流，以及医务人员之间相互了解患者情况等；也可以通过非面对面的方式展开，如电话随访和网络答疑等。

（二）交谈的特点

1. 使用广泛，沟通迅速　交谈不受时间、地点、年龄、性别及文化程度等因素限制。它既可以在两个人之间进行，也可以在多人之间完成；既可以面对面进行，也可以通过电话、网络等方式实现。只要沟通双方愿意，交谈就可以随时随地进行，并且非常便捷。但是需要注意到一定因素可能会影响交谈的效果和深度。

2. 话题多变　交谈可以就一个或多个话题同时展开，也可以在交谈的过程中随时提出新的话题，亦可根据具体情况及时调整话题、增减内容等。交谈的方式和策略会因时间、地点、对象、目的不同而调整。

3. 交谈运用口语表达　交谈注重通俗易懂，在语义确定的前提下实现有效沟通。

4. 双向沟通，听说兼顾　交流中的双方既是信息发出者，也是信息接收者，在听与说上形成统一体。如果一方得不到对方的信息反馈，则会导致无效或终止的交流。因此，在交流过程中沟通双方应该诚恳、谦让和热情，并且努力寻找彼此之间沟通契合点以保证有效进行对话。

5. 即兴互动　在交谈过程中，双方都能即兴回应对方的言辞。

6. 借助体态辅助交谈 交谈时，除语言交流外，交谈双方也会通过眼神、手势、体态等非语言沟通方式辅助交谈。

（三）交谈的影响因素

1. 个人因素

（1）生理因素：年龄、疼痛、饥饿、疲劳、耳聋、语言障碍等生理不适或永久性的生理缺陷均会对交谈过程中的信息传递及接受处理产生影响。因此，在进行交谈之前，医务人员需要充分了解患者的年龄、病情、生理状态，考虑交谈的可行性，采取适合交谈双方的方式及技巧。

（2）情绪状态：过激情绪可能导致一方无法正确地传达和接收信息，甚至错误地解释信息，并且对另一方的情绪造成潜在影响。双方均被情绪影响时，信息理解都会偏差，影响了事件的发生发展走向。因此，医务人员应具备敏锐的观察力，通过交流和相处洞悉患者的情绪状态甚至是人格、思维模式。在日常及工作的不同情境下，医务人员也要意识自身情绪状态，采取有效心理调节方式控制自己的情绪，并保持积极态度确保有效沟通及医务工作的顺利开展。

（3）个体感知与解释：每个人对周围事物的感知、解释和理解不尽相同，这与其个人经历和知识水平有关，并且很难改变。一般来说，当两个人在知识层面上越接近并且拥有较多重叠部分时，他们之间相互理解就越容易。因此，在医务人员与患者进行交谈时要充分考虑到对方的知识水平、职业背景等，并尽量选择符合其知识层次的表述方式。

（4）观点与价值观：观点是指个体对周围客观事物的意义和重要性评价及看法。不同经历和期望会形成不同价值观。在处理相同客观事物上，基于不同价值观，人们态度反应也各异。在交流过程中，医务人员需要了解并尊重患者的价值观，并能以其价值观视角考虑患者面临的问题。

2. 环境因素

（1）噪声干扰：噪声会分散沟通双方注意力或影响心情，安静环境可增强交流效果。因此，医务人员在与患者进行交谈前要尽量排除噪声源，并提供适宜的安静环境。

（2）隐私保密：交谈需考虑是否存在良好私密空间条件。若条件允许最好选择无打扰房间或请其他无关人员离场；如遇特殊场合，如有第三位听众，则暂时可以选择回避私密话题以确保顺利开展讨论。

（3）氛围：环境中包括灯光、温度、气味、布置的色彩等元素均可影响参加讨论双方的心情。舒适的环境有益于开展正常讨论。反之，不恰当的环境将令参加者精神涣散。

（4）距离：变动距离将引起沟通活动发生程式化变化，保持交谈过程中的合适距离可以减少患者的恐惧及疏离感。

二、交谈的过程及类型

（一）交谈的过程

交谈过程包括准备、开始、展开、结束、记录五个阶段。

1. 准备阶段

（1）时间准备：根据交谈的性质和目的、患者病情轻重、医务人员的工作安排进度拟订交谈时间的长短，并选择护患双方均方便的时间进行。确定好交谈的时间后，及时告知患者。医务人员应准时到达预定的交谈场所。

（2）资料准备：交谈前，医务人员应明确交谈对象、目的及主要内容，并做好相关资料查阅或阅读。例如，查看病历或向主治医师了解患者入院情况、病情发生及发展情况、治疗情况和用药情况等；了解患者家庭背景和社会支持系统；了解患者性格特点和心理状态。必要时可列出交谈提纲，使双方在交流中能够集中注意力于主要问题上。也可以预先考虑可能出现的问题并制订对策，但应避免过于主观臆断。

（3）医务人员自身准备：在进行交流之前，医务人员需要做好形象上和心理上的准备。良好个人形象往往能给予患者一个良好印象，在无形中拉近医务人员与患者间的距离并建立信任感。在与患者交谈之前和在整个过程中需要调整自己的情绪状态，保持积极心态以确保有效沟通。

（4）环境准备：在进行评估性或治疗性对话之前，医务人员需尽量优化对话物理环境以增进沟通效果：首先要保持环境安静，并尽量消除可能分散患者注意力因素，如关闭收音机或电视声音，将手机调至振动模式；其次要确保隐私性，如关紧门窗或遮挡屏幕，并在必要时暂时请其他无关人员离开；此外，在该期间内不接待其他患者以确保预期对话效果。

2. 开始阶段　开始阶段的主要任务是与患者建立信任、融洽的氛围，尽可能地减轻患者焦虑情绪，使其能够放松并坦诚地表达自己的思想和情感。在临床工作中，开始阶段分为初次见面和再次见面两个阶段。当医务人员与患者初次见面交谈时，首先应礼貌问候，并详细介绍自己（包括姓名、职责等）。再次见面时，则可以简单直接地进行自我介绍。解释内容包括本次交谈目的、所需时间以及收集资料用途等。开始阶段需要注意以下方面：

（1）开始阶段医务人员在确保语言准确使用的同时，还要注意非语言沟通的表达。恰当的交流信号：面部和身体面向患者，有眼神接触，表情要轻松自然。严肃、冷漠的表情、拒绝眼神接触、躯体或面部朝向别的方向，会使患者有负面、拒绝交流的感受。

（2）观察患者目前体位是否舒适，病情状态能否承受访谈过程。

（3）在交谈过程中随时欢迎患者提出问题并对需要深入理解的问题进行进一步说明。

3. 展开阶段 展开阶段主要涉及疾病、健康及护理等实质性内容。医务人员需要灵活运用专业知识和各种沟通技巧和策略，以互通信息或者解决患者问题达到治疗护理的目的。

在此阶段，医务人员一方面要继续维持融洽、和谐的交谈气氛，引导交谈内容按原定目标、围绕主题进行；另一方面还要注意交谈中是否出现新问题。如果出现新问题，医务人员需要及时调整好交谈的情绪和气氛，关注患者的问题，予以切实帮助解决。

4. 结束阶段 结束阶段是交谈过程中不可忽视的最后一个阶段，需要恰到好处地结束并进行必要的总结。医务人员在结束交谈时应注意以下方面：

（1）选择适当的时机，以减少患者疲劳和节省时间。一般可以选择在患者话题告一段落或引导话题转向较短内容后做简短交流再结束。如果患者有新问题，可以约定另外时间解答。切忌突然中断交谈或无故离开。

（2）进行必要的重复和总结，强调谈话内容，但应言简意赅且突出重点。

（3）询问和感谢，在交谈结束时询问是否还有补充，并表达友好、亲切和尊重之意，同时感谢患者合作。

5. 记录阶段 在医疗工作中，根据交谈的目标和功能，医务人员与患者的交谈内容进行简单记录或是全程记录，用于医疗文件、研究资料的书写编纂。注意，在交谈的过程中需要提前告知患者记录方式，在征得患者同意后方可开始记录。注重对患者隐私的保护，遵守医学伦理原则。

（二）交谈的基本类型

1. 个别交谈与小组交谈

（1）个别交谈：个别交谈是指在特定环境中两人之间进行的信息交流。个别交谈通常氛围轻松，内容丰富，双方亲近，并有利于意见和建议的互换，还可以涉及个人化问题。如护患、医患以及医护之间的对话都属于个别交谈。由于个别交谈只有两名参与者，因此需要双方积极给出适当反馈以确保顺利进行对话。

（2）小组交谈：小组交谈是指三人或三人以上的对话。为了确保对话效果，该交谈最好有一位组织者，并将参与人数控制在3人至7人之间，最多不超过20人。如果参与者过多，在有限时间内往往难以清晰表达思想和意见，并且容易受到干扰而无法达到对话目标。因此，小组讨论是否成功取决于参与者态度是否真诚坦率、氛围是否平等和谐，以及前期准备工作是否充分。医务人员进行健康教育或科室内查房讨论等都属于小组讨论。

2. 一般性交谈与专业性交谈

（1）一般性交谈：一般性交谈是指为解决一些个人社交或家庭问题而进行的语言交流，一般不带有专业目的性。交谈的内容没有限制，比较随意，非常宽泛。如日常与家人、朋友的面对面聊天等。

（2）专业性交谈：专业性交谈是指医务人员为了达到解决健康问题、促进康复、减轻痛苦、预防疾病等目的所开展的交谈。其具有明确的专业目的性。根据交谈目的不同，专业性交谈分为评估性交谈与治疗性交谈。如健康评估即是评估性交谈；治疗方案制订、为患者实施一些护理操作、进行影像学检查时医务人员与患者进行的交谈便是治疗性交谈。

三、医患交谈中的常用语言

1. 指导性语言　指导性语言是指在患者缺乏医学知识或了解不足时，医务人员向其传授与疾病和健康保健相关的知识，以促使其配合医护工作并达到康复目标的一种语言表达方式。

（1）使用指导性语言时，医务人员应避免使用生硬的语气，并且每次告知内容不宜过多，尽量采用通俗易懂、简明扼要的表述方式，以便于患者记忆。

（2）指导性语言不仅适用于患者群体，还可扩展至所有有健康需求的人群。因此，在正确实施治疗措施的基础上，医务人员还应运用自身专业知识为患者提供必要的专业指导，帮助他们建立和形成有益于健康的行为和生活方式，并提升生命质量。

6.2指导性语言

2. 解释性语言　解释性语言是指医务人员在回答患者提出的问题或进行操作时，以科学、准确、通俗易懂的方式表达与疾病相关的信息，帮助患者理解治疗目的和意义。在患病期间，由于情绪低落和情感脆弱等因素影响，患者更加关注自身健康状态。因此，在面对各种问题或缺乏医学知识而产生怀疑时，医务人员应根据具体情况为其提供充分解释，并消除顾虑和误解，使其积极配合治疗并避免纠纷。如当患者对治疗和用药副作用表示担忧的时候，医生和护士需要解释药物的作用、副作用的表现，目前患者的病情与用药的剂量和时间，解答患者担忧的问题，予以支持，获得患者的配合。

3. 劝说性语言　劝说性语言是指在工作中，当患者行为不当或不配合医务人员治疗和护理时，医务人员采用的一种语言方式，旨在阻止其继续该行为。在护理工作中，当遇到需要要求患者做某事而他们暂时不愿意接受时（如对治疗、检查、护理和饮食缺乏了解），有时会出现非合作或拒绝情况。如患者家属在禁烟区抽烟，医院的禁烟员劝说家属，并指引吸烟区位置，获得患者家属配合。

4. 鼓励性语言　鼓励性语言是指医务人员通过交流，以帮助患者增强信心的一种专业语言表达方式。对于病情较重且预后较差的患者来说，由于缺乏面对现实和战胜疾病的勇气与信心，常表现为消极悲观、萎靡不振甚至拒绝治疗。此时，医务人员应根据患者具体情况启发其认识到积极方面，并鼓励并协助他们建立信心、振奋精神、调动积极性并主动配合治疗。注意避免盲目鼓励，不能推动患者去做超出自身能力范围之外的事情；这样的鼓励不仅不会起到促进作用，反而可能打击其积极性并影响患者的自信心。如偏瘫患者对复健缺乏信心，康复师鼓励患者："我们需要脚踏实地一步一步向前，才能慢慢恢复，有我和您家属的陪伴，相信您每一天都会有进步，一起坚持下去！"

5. 疏导性语言　疏导性语言是指医务人员针对患者的顾虑或心理障碍，以表达理解和同情之意，并促使患者宣泄情感、获得心理满足。这种语言表达方式被视为治疗心理障碍的有效手段。当患者面临挫折时，医务人员应以朴实而富有逻辑的措辞委婉地进行疏导，引导患者倾诉内心话语并帮助其舒缓情绪。这样做有利于疾病治疗和身心康复。在进行疏导过程中，医务人员需要根据每个患者具体存在的身心障碍及个性差异灵活运用相关技巧才能取得最佳效果。如当患者出现焦虑情绪的时候，医务人员可选择叙事疗法或认知疗法鼓励患者完整表达目前焦虑的事情，情绪获得一定宣泄之后，再帮助患者厘清目前问题中患者可以做到的，医务人员可以给予帮助的，缓解患者的焦虑情绪。

6. 安慰性语言　安慰性语言是指用以使患者情绪稳定的表达方式。安抚患者不仅是医务人员的职责，也是其应尽的义务。医务人员在患者病情发生时使用安慰性语言，比任何其他时间更具有感染力和说服力，有助于表达对患者的热忱关怀，在治疗过程中与患者建立共鸣，并稳定其情绪，帮助其摆脱困扰心境，树立战胜疾病信心，从而促进治疗效果。特别对于长期或重大疾病、急诊、年幼或年老以及手术前的患者来说，更需要给予体贴、安抚和鼓励，避免心理因素对身体健康造成不利影响甚至形成恶性循环。

6.3 安慰性语言

7. 暗示性语言　暗示性语言是指医务人员利用潜移默化的心理策略，使患者在无意识中接受要求的一种语言表达方式。暗示作为一种普遍存在的心理现象，其效果会受到患者疾病性质、严重程度、文化水平，以及医务人员使用暗示性语言的方式、措辞、时机和患者对其信任程度等因素影响。在临床工作中，一些患者由于受疾病困扰而对暗示更加敏感，并且医务人员具备权威地位，因此采用积极暗示有时能够超过药物治疗效果。然而，仅凭暗示并不能取得事半功倍的效果，还需要结合有效的治疗和护理措施。根据其目标不同，暗示可分为积极和消极两种类型。积极暗示可以通过无意识刺激改善患者心理状态，并帮助他们建立战胜疾病信心，在某些情况下甚至优于药物治疗效果。

6.4 暗示性语言

思维导图6.2

第三节　临床工作中的语言沟通要求和策略

作为一名医务人员，在工作中要陪伴患者经历患病的整个过程。这使得医务人员在与患者的互动中要面对大量的问题和挑战，如治疗导致的不良反应、预后效果不理想、纠纷的处理等。随着沟通内容的多样化，医务人员需要创造性地采用不同的沟通策略，来面对挑战。有效的语言沟通能够建立起医患的信任关系，促进患者的治疗合作，提高医疗质量。

一、语言沟通的具体要求

（一）倾听与理解

1. 尊重与关注患者是倾听与理解患者的前提　医务人员应以尊重和关注的态度对待每一位患者，展示出对患者的关切和尊重。这种尊重并非只表现在语言上，还包括面部表情、肢体语言等非语言行为。通过积极展示对患者的关注，医务人员可以建立起一种与患者相互尊重和信任的沟通氛围。

2. 积极倾听是倾听与理解的关键　医务人员应运用一系列倾听技巧表达对患者的关注，并确保全面理解患者的陈述。通过积极倾听，医务人员能够获取更多关于患者病情、症状和感受的信息，从而更准确作出诊断和制订治疗计划。

3. 掌握技巧是倾听与理解的重要组成部分　医务人员应灵活运用开放性和封闭性问题，以获取更详细和具体的信息。开放性问题可以促使患者更加主动地表达，描述症状、经历和感受，从而帮助医务人员全面了解患者状况。封闭性问题则可以用来获取特定的信息或确认患者的理解情况。通过合理的提问技巧，医务人员可以更好地引导患者表达，并从中获取有价值的信息。

4. 具备情感智慧来倾听和理解患者　情感智慧意味着医务人员能够理解和共情患者的情感状态，包括焦虑、恐惧、不安等。在倾听和理解的过程中，医务人员应注意患者的情绪表达，并给予适当的回应，以缓解患者的紧张和焦虑情绪。同时，医务人员也需要学会控制自己的情绪，保持冷静和专业，以更好地处理各种沟通场景。

5. 积极的反思和反馈是倾听的助力器　在实践中，倾听与理解是一个连续的过程，需要不断实践和改进。医务人员可以通过反思和反馈来提高自己对患者的理解。反思是指回顾和评估自己在与患者交流中的表现，思考自己的优点和不足之处，并制订改进计划。反馈则是指从患者和同事那里获取意见和建议，了解自己的表现如何影响患者的体验和满意度。通过持续的反思和反馈，医务人员可以不断提高自己的倾听和理解能力，为患者提供更好的医疗服务。

（二）清晰表达与解释

1. 清晰表达和解释的重要性

（1）传递准确的信息：在临床环境中，准确的信息传递至关重要。医务人员需要清晰地表达患者的病情、诊断和治疗计划，以确保正确的医疗护理。通过清晰表达，可以避免误解和歧义，确保信息的准确性。

（2）提高患者参与度：清晰表达有助于激发患者的参与度。当医务人员能够以简单明了的语言解释疾病的原因、治疗选项和预后时，患者更容易理解并参与决策。这有助于建立良好的医患关系，提高治疗的效果。

（3）促进团队合作：在医疗团队中，清晰表达和解释有助于促进团队合作。医务人员可以通过清晰地表达他们的观点、意见和建议，确保团队成员之间的共同理解和协作。这有助于提高工作效率和医疗护理质量。

2. 清晰表达与解释能力的具体要求

（1）简化语言：使用简单明了的语言，避免使用专业术语和复杂的医学术语。将复杂的概念和信息转化为易于理解的语言，以确保患者、家属和其他非专业人员也能够理解。

（2）使用实际例子：通过使用实际例子和比喻，将抽象的概念和复杂的疾病过程转化为具体的情境和生活经验，这有助于提高听众的参与度和理解能力。

（3）逐步解释：在解释复杂的医学信息时，采用逐步解释的方法。先介绍基本概念和关键要点，然后逐步深入解释。这种逐步解释的方法有助于患者更好地跟随和理解信息。

（4）使用视觉辅助工具：图表、图像、图示和模型等视觉辅助工具可以帮助提升清晰表达和解释的效果。通过视觉辅助工具，可以更直观地展示复杂的医学概念和过程，提高信息的可视化效果。

3. 应用清晰表达与解释能力的场景

（1）诊断解释：在向患者和家属解释诊断时，使用清晰的语言和适当的视觉辅助工具，帮助他们理解疾病的性质、原因和可能的治疗选项。

（2）治疗计划解释：解释治疗计划时，使用简单明了的语言和实际例子，让患者和家属了解治疗的目标、过程和可能的副作用。

（3）护理指导：向患者和家属提供护理指导时，使用清晰的语言和适当的示范，确保他们正确理解和执行护理措施。

（4）研究结果解释：在向患者、家属和医疗团队成员解释研究结果时，使用简洁明了的语言和图表，清晰地呈现数据和结论。

（5）随访和复诊说明：在解释随访和复诊安排时，提供清晰的时间表和指导，确保患者和家属明白下一步的行动计划。

（三）有效积极的情绪管理

1. 情绪管理的重要性

（1）提供专业的医疗护理：情绪管理有助于医务人员保持冷静和专业。在紧急情况下，医务人员需要控制自己的情绪，以便能够有效地应对和处理患者的需求和紧急情况。情绪稳定的医务人员可以更好地专注于提供专业的医疗护理。

（2）建立良好的医患关系：情绪管理有助于建立良好的医患关系。当医务人员能够有效地管理自己的情绪时，他们可以更好地理解和回应患者的情感需求。情绪稳定和支持性的医务人员可以帮助患者感到安心和信任，从而建立积极的医患关系。

（3）减少工作压力：情绪管理有助于减少医务人员的工作压力。医疗工作常常面临高强度和复杂的情境，如紧急情况、患者痛苦和悲伤的情绪等。通过有效地管理情绪，医务人员可以减少工作压力和疲劳，提高工作效率和工作满意度。

2. 情绪管理的技巧

（1）自我意识：情绪管理的第一步是增强自我意识。医务人员需要了解自己的情绪反应和触发点，以便能够及时意识到情绪的变化并采取措施进行调整。

（2）情绪调节：一旦自我意识增强，医务人员可以学习一些情绪调节的技巧。这包括深呼吸、冥想、积极思维、放松训练等方法，以帮助调整情绪并保持冷静。

（3）寻求支持：医务人员可以向同事、上级或心理健康专业人员寻求支持。分享工作中的压力和情绪反应，寻求建议和支持，有助于缓解情绪压力并提供情感安慰。

（4）健康生活方式：保持健康的生活方式有助于情绪管理。良好的睡眠、饮食和运动习惯可以提高心理健康和情绪稳定性。

（5）时间管理：有效的时间管理可以减少工作压力和情绪波动。医务人员可以制订合理的工作计划，设置优先级，并学会委托任务，以减轻自身的负担。

（6）积极沟通：积极和有效的沟通可以帮助情绪管理。医务人员应该学会表达自己的情绪和需求，并倾听他人的意见和反馈。

3. 应用情绪管理的场景

（1）紧急情况下的情绪管理：医务人员在处理紧急情况时需要保持冷静和专业。他们可以通过深呼吸和积极思维来调节自己的情绪，并专注于提供迅速和有效的医疗护理。

（2）与焦虑或恐惧患者的情绪管理：一些患者可能处于焦虑或恐惧的状态下，这可能会对医疗过程产生负面影响。医务人员可以运用情绪管理技巧来安抚这些患者，如通过温暖的语言和温和的动作来传递安全感。

（3）处理患者和家属的情绪：在临床工作中，医务人员经常会面对患者和家属的情绪反应，如悲伤、愤怒或沮丧。情绪管理可以帮助他们更好地理解和回应这些情绪，并提供情感支持和安慰。

（4）处理工作压力和职业倦怠：医务人员常常面临高强度的工作压力和长时间的工作。情绪管理可以帮助他们减轻压力，预防职业倦怠，并保持工作的积极态度。

（5）团队合作和冲突解决：在医疗团队中，情绪管理对于促进团队合作和解决冲突至关重要。医务人员可以通过有效的沟通和情绪调节来建立良好的团队关系，并解决团队内部的冲突。

（四）尊重文化和语言差异

1. 尊重文化和语言差异的重要性

（1）促进有效沟通：每个文化都有其独特的沟通方式和语言习惯。尊重文化差异可以帮助医务人员更好地理解患者的语言和沟通风格，从而促进有效的双向沟通。

（2）提供个性化医务服务：不同文化对健康和疾病的看法可能不同。医务人员应该具备文化敏感性，意识到不同文化对健康和疾病的看法可能存在差异。他们应该避免对其他文化的偏见和刻板印象，以尊重患者的文化信仰和价值观。从而提供个性化的诊疗，满足患者的特定需求。

（3）增强患者满意度：当患者感受到其文化被尊重时，他们更有可能对医疗团队产生信任和满意感。尊重文化差异可以提高患者满意度，增加患者对治疗计划的依从性。

2. 尊重文化和语言差异的实践技巧

（1）学习不同文化的基础知识：医务人员应该积极学习不同文化的基础知识。他们可以通过参加跨文化培训、阅读相关文献和与不同文化背景的人交流来增加对其他文化的了解。

（2）理解和尊重身体接触的文化差异：不同文化对身体接触的观念和接受程度可能有所不同。医务人员应该了解并尊重患者在身体接触方面的个人偏好和文化差异。

（3）寻求翻译和文化中介的帮助：在与非本土语言患者交流时，医务人员应该寻求翻译和文化中介的帮助。这可以确保沟通的准确性和文化敏感性。

3. 适应饮食和宗教要求　一些文化有特定的饮食和宗教要求。医务人员应该尊重患者的饮食限制和宗教习惯，并尽力提供符合这些要求的饮食和护理。

二、语言沟通的具体策略与技巧

（一）倾听

在临床工作中，倾听是一项至关重要的技能，它对于建立良好的医患关系、有效沟通和提供优质护理至关重要。通过倾听，医务人员能够更好地识别患者的心理和情绪需求，提供情感支持和合理的建议。然而，在忙碌的临床环境中，倾听往往容易被忽视或轻视。医务人员可能面临时间限制、工作压力和信息过载的挑战，这可能导致他们没有充分投入倾听患者的过程中。通过学习倾听技巧和实践，医务人员可以提高与患者的沟通质量，增强患者满意度，并为他们提供更全面、个性化的治疗。

（二）倾听的过程

1. 倾听的概念　倾听可以被定义为专注地、积极地、无偏见地听取他人的意见、观点和情感表达。它是一种表达尊重、关注和理解的方式，是与患者建立连接和建立信任的基础。倾听不仅仅是听到患者说话，而是通过注意力集中、非言语反馈和积极回应，展示对患者的关注和关心。

2. 倾听的反应　听话者的反应主要可以分为内容式反应、情感式反应和同感式反应。

（1）内容式反应：当个体试图确认其对发生事件的准确理解时，作出的反应往往为内容式反应。如"你是说……""你刚才的观点是……"等。

（2）情感式反应：当个体不能准确把握他人的情绪时，可以采取转述情感的方式。如"你一定感到……""你现在的感受是……"等。

（3）同感式反应：同感是指沟通的双方内心情感的共通与统一。也许交往双方没有同样的经验，但是经过移情训练，可使他们能够达到同感。移情训练主要是听话者完全放下自己的价值观，全身心地理解和体会对方的感受。经过移情训练可以充满同感去倾听和反应，可以把自己的关注力转移到谈话伙伴身上，并能从他的立场理解信息。

3. 倾听的三个层次　按照倾听的效果，可将倾听划分为三个层次：

（1）敷衍了事型：这一层次的人总是一边听别人说话，一边在考虑其他不相干的事。

（2）词面理解型：即对方怎么说，自己就怎么听，始终处于被动地位。

（3）全心投入型：这类倾听者不仅要用耳朵去听，正确理解信息，而且要全身心进入对方的话语境界，既听懂对方的"话内音"，又明确其"话外音"。

（三）倾听的意义

1. 倾听可获取重要的信息　通过倾听，人们可获取对方的信息、感受到对方的感情，从而据此推断对方的性格、目的和诚恳程度。倾听使医务人员能够更好地理解患者的需求、担忧和期望。通过倾听患者的言辞、语气和情感表达，医务人员能够捕捉到更多的信息，从而获得更全面的沟通内容。这有助于医务人员更准确地解读患者的意图，并提供相应的支持和建议。

2. 倾听是一项双赢的活动　积极倾听对讲话者和听话者来说都有意义，可让讲话者觉得自己的话有价值，还可促使听话者思维活跃，双方都会受益。

3. 倾听是说服对方的关键　只有通过倾听，才能发现对方的出发点和弱点，这就为说服对方提供了契机。

4. 倾听可获取友谊和信任　认真倾听的听话者可使对方消除一些不满或愤懑，从而获得对方的信任或友谊。倾听不仅仅是可以获取临床信息，它还可以为患者提供情感支持。当患者感到自己被倾听和理解时，他们更愿意分享自己的情感和困扰。医务人员可以通过倾听来提供安慰、鼓励和支持，从而帮助患者应对他们的情绪和心理健康问题。

（四）倾听水平评估

倾听水平的评估是提高临床工作中倾听技巧的重要一步。通过评估，医务人员可以了解自己的倾听能力和潜在的改进领域，从而有针对性地提高倾听水平。以下是几种常用的评估方法和工具，以帮助医务人员评估自己的倾听水平。

1. 自我评估　自我评估是最基本的评估方法之一，医务人员可以通过反思自身的倾听行为和技巧，来评估自己的倾听水平。以下是一些问题可以帮助进行自我评估：

（1）能否全神贯注地聆听患者的讲话？评估自己是否容易分心或在倾听过程中思

绪涣散。

（2）是否能够积极回应患者的言辞和情感表达？评估自己是否能够表达出对患者讲话的理解和关注。

（3）是否给予患者足够的时间来表达他们的意见和需求？评估自己在与患者交流时是否给予足够的空间，没有中断他们的讲话。

（4）是否能够提出有针对性的问题来更好地理解患者的情况？评估自己是否能够提出开放式和深入的问题，帮助患者表达更多信息。

（5）在倾听过程中能否保持开放的态度，避免偏见和评判？评估自己是否能够摒弃个人偏见和判断，真正理解患者的观点和感受。

通过诚实地回答这些问题，医务人员可以对自己的倾听水平有一个初步的了解。

2. 视频录像评估　将自己的倾听过程录下来，然后进行评估，是另一种常用的方法。医务人员可以回放录像，仔细观察自己的倾听行为和技巧。评估的关键点包括：

（1）眼神接触和非言语反馈：观察自己是否能够保持良好的眼神接触和使用肢体语言或微笑等非言语方式来表达理解和关注。

（2）回应和澄清：评估自己在倾听过程中是否能够积极回应患者的言辞和情感表达，并提出澄清问题以确保理解准确。

（3）中断和时间管理：观察自己是否中断患者的讲话或在时间管理方面存在困难。评估自己是否给予患者足够的时间来表达他们的意见和需求。

（4）提问技巧：评估自己是否能够提出有针对性的问题，帮助患者更好地表达他们的情况。

（5）态度和偏见：观察自己在倾听过程中的态度和偏见。评估自己是否能够保持开放的态度，避免偏见和评判。

3. 360度评估　360度评估是一种多方位的评估方法，医务人员可以邀请同事、患者和其他相关人员对其倾听能力进行评估。这种评估方法能够提供更全面的反馈和意见，帮助医务人员全面了解自己的倾听水平。可以使用问卷调查或面对面交流的方式进行评估，包括以下方面：

（1）同事和上级：询问同事和上级对倾听能力的评估，包括他们观察到的倾听技巧和改进建议。

（2）患者：通过患者满意度调查或面对面交流，了解患者对倾听体验的评估和反馈。

（3）其他与患者接触频繁的专业人员：和其他与患者接触频繁的专业人员交流，了解他们对医务人员倾听水平的评估和建议。

通过自我评估、视频录像评估、360度评估和参加倾听培训等方法，医务人员可以评估自己的倾听水平，发现自己在倾听方面的优缺点，并找出改进的领域。这些评估方法可以帮助医务人员提高倾听能力，更好地理解和回应患者的需求，为患者提供更有效的医疗服务。

（五）有效倾听

在临床工作中，医务人员面对各种患者，每个人都有自己的需求和情感状态。有效倾听能够帮助医务人员与患者建立亲近和支持的关系，让患者感到被重视和关心。在有效倾听的过程中，医务人员需要摒弃个人偏见和评判，保持开放的态度。他们应该尊重患者的观点、价值观和文化背景，理解其感受和决策，并为其提供支持和合适的建议。通过总结和回顾患者所说的内容，医务人员可以确保对其需求和关切的理解准确，并为下一步的沟通和决策提供基础。

有效倾听的好处不仅体现在建立更好的医患关系上，还包括获取准确的信息、促进共同决策以及提高治疗效果和患者满意度。通过有效倾听，医务人员可以更好地了解患者的需求和期望，从而提供个性化和针对性的治疗，最终改善患者的治疗体验和治疗结果。

1. 倾听技能　倾听中许多问题来源于关注自我而非信息本身。可通过如下步骤来改善倾听技能：停、看、问、听。这四个步骤将有助于提高倾听能力，见表6-2。

表6-2　如何改善倾听技能

倾听技能	定义	行动
停	关闭那些分心的、矛盾的信息	增强对分心的意识，运用自我对话保持关注
看	意识到讲话者的非言语线索；监控自身的非言语线索，对讲话者表现出兴趣	保持目光接触，避免坐立不安或做其他事，通过目光示意来表达兴趣
问	有不知道或不明白的事情及时请人解答	在不打断对方思路的前提下适可而止、彬彬有礼地提问，可以用开放式或封闭式问题
听	理解事实的含义和细节	注意心理概括：把细节与核心观念联系起来

2. 有效倾听技巧

（1）充分应用开放性提问：开放式提问，所问问题的回答没有范围限制，患者可以根据自己的观点、意见、建议和感受自由回答，医务人员从患者的回答中了解他们的想法、情感和行为。在倾听时，通常使用"什么""怎样""为什么"等词语发问，让患者对有关问题、事件做出反应。这样的提问会引出当事人对某些问题、思想、情感等的详细说明。注意，在使用这种提问形式时，首先是医务人员与患者建立良好的关系，只有患者对医务人员信任，他们才会对问题作出更多的回答。另外，还要注意提问时不要过多地引导，所有问题围绕主题开展，注意问句的方式、语调，不能太生硬或随意。这种方式的缺点是提问需要的时间较长。

（2）恰当运用封闭性问题：封闭式提问，特点是将问题限制在特定的范围内，以"是不是""对不对""有没有""要不要"等词句提问，让患者对有关问题作出"是"或"否"的简短回答。医务人员通过这种封闭式提问，可以在短时间内搜集大量信息（如患者的婚姻状态、药物食物过敏史、手术外伤史等），验证结论与推测，缩小讨论范围，适当中止叙述等等。这种提问的缺点是会使患者处于被动的地位，没有机会解释，容易产生沉默和压抑情感。所以采用封闭式提问要适度，注意和开放式提问结合起来。

（3）善于运用鼓励和重复语句：这是指直接重复或仅运用某些词语如"嗯""还有吗"等来强化患者叙述的内容，鼓励其进一步讲述。这是一种鼓励对方的方法，除了可促进交谈外，还可引导患者进一步深化谈话内容，从而使医务人员能够进入患者的内心世界，表现出对他们的关心和理解。

（4）准确运用说明：说明又叫释义，就是医院人员把患者谈话内容和思想进行综合整理后，用自己的语言反馈给患者。说明可使患者有机会重新组合零散的事件和关系，深化谈话的内容，更准确地作出决定。

（5）有效运用情感反应：情感反应就是对患者情感的反馈，与说明类似。使用这种方式最好针对患者现在的而不是过去的情感，如"你此时的心情比较好""你现在很痛苦"。另外，要及时准确地捕捉患者瞬间的情感体验，及时反馈。

（6）避免倾听时容易犯的错误：一般人不愿意或不重视倾听，喜欢自己不停地说；急于下结论；轻视患者的问题；干扰、转移、中断患者的话题；不适当地运用参与技巧，如询问过多，概述过多等。在倾听患者的谈话时应尽可能避免上述问题，掌握"听"的艺术，具体见表6-3。

表6-3 "听"的艺术

要做到	不要做
表现出兴趣	争辩
全神贯注	打断
该沉默时必须沉默	从事与谈话无关的活动
注意非言语暗示	过快地作出判断
当你没有听清楚时，请以疑问的方式重复一遍	草率地给出结论
当你发觉遗漏时，直截了当地问	让别人的情绪直接影响你

三、语言沟通的其他技巧

（一）共情

1. 共情的含义　共情（empathy）这个词是由美国心理学家卡尔·兰塞姆·罗杰斯（Carl Ransom Rogers）于1957年提出的，共情是指个体能够感同身受地理解和共鸣他人的情感、需求和体验的能力。它是一种情感和认知的过程，通过与他人建立情感连接和理解，使其感到被关心、被支持和被理解。共情不仅仅是简单地理解他人的感受，更是通过情感连接，深入体会他们所经历的情绪和体验。通过共情，我们能够与他人建立真实的情感联系，体验到他们的喜怒哀乐，增进彼此的理解和亲近感。

共情通常是在人与人交往中产生的一种积极的感觉能力。共情又分为广义的共情和狭义的共情，广义的共情是指所有人际场合中产生的设身处地为他人着想的能力，如公众场合中遵守各种规则或为陌生人做些事等。狭义的共情是指从临床心理学中发展出的一种特殊的理解能力。广义的共情是以狭义的共情为基础的，因此，此处主要指的是狭义的共情能力，即指在人与人交流中表现出的对他人设身处地理解的能力。

在医务工作中的共情，是指医务人员能够理解和感受患者的情感、需求和体验，并以关心、尊重和支持的方式回应。它是一种情感和认知的过程，通过与患者建立情感共鸣，使患者感到被理解和关心。如术前患者对医务人员说："我从没开过刀，好害怕呀！"假如这时得到的回答是："你不要害怕，主刀医生的经验非常丰富。"患者会感觉这种回答不近人情，心里暗想："又不是你开刀，你当然不害怕啦！换上你自己试试！"这样显然很难达到沟通的效果。如果这时候能说："我很理解你现在的心情，如果是我可能也会害怕。"这种感觉上的共鸣达到了感情上的平等，患者会增强信任感并且能进一步分享自己的顾虑和担忧，也能更好地配合后期的治疗。共情包含以下要素：

（1）情感共鸣：即与患者的情感体验产生共鸣，能够感同身受地理解患者的情绪和感受。

（2）理解和认知：通过倾听和观察，医务人员努力了解患者的需求、期望和挑战，以便提供更为个性化和有效的护理。

（3）关心和支持：表达对患者的关心、尊重和支持，让患者感到被关注和理解。

2. 共情在临床工作中的作用

（1）建立信任和亲近感：共情有助于建立亲近、支持性的医患关系。当医务人员能够理解和共鸣患者的情感、需求和体验时，患者感到被关心、被认可和被理解，从而建立起信任和亲近感。这种关系有助于患者更好地配合治疗计划，提高治疗效果。

（2）提高治疗效果和依从性：通过共情，医务人员能够更好地了解患者的需求和期望，制订个性化的治疗计划。他们能够根据患者的情感状态和生活背景，调整治疗方法和沟通方式，提高治疗的效果和依从性。共情还有助于患者更好地理解他们所面临的疾病和治疗过程，减轻他们的焦虑和恐惧。例如，当医务人员能够共情地理解一个癌症患者的恐惧和焦虑，他们可以提供更多的心理支持，解答患者的疑虑，帮助他们应对治疗过程中的困难和挑战。这样的共情连接有助于患者更积极地参与治疗，遵守医嘱，从而提高治疗效果。

（3）改善沟通和信息交流：共情能够提高医务人员的倾听和观察能力，从而更好地理解患者的言辞、情感表达和非语言信号。通过共情，医务人员能够更准确地获取患者的意图和需求，有针对性地进行沟通和交流。共情还有助于医务人员与患者之间建立共同的语言和理解，避免信息传递的误解和困惑。在临床工作中，医务人员常常需要向患者解释医学术语、诊断结果和治疗方案。通过共情，他们可以根据患者的背景和情感状态，选择恰当的语言和方式进行沟通，确保患者能够真正理解和接受所传达的信息。共情还有助于医务人员更好地回应患者的问题和疑虑，建立起开放、透明的沟通氛围。

（4）提升患者及家属的心理健康：共情有助于减轻患者的焦虑、恐惧和抑郁情绪。当患者感到自己被理解和支持时，他们会感到更加安心和宽慰，有助于提升他们的心理健康。共情还可以为患者提供情感支持和安慰，促进他们积极应对疾病和康复过程。在面对严重疾病或慢性病的患者时，共情能够帮助医务人员更好地理解患者的情感状态和心理需求。他们可以通过共情的方式，与患者建立深入的情感连接，提供情绪支持和安慰。共情使医务人员能够更加敏锐地察觉到患者可能存在的心理困扰和抑郁情绪，及时采取相应的干预措施，为患者提供合适的心理支持和心理治疗。在处理临终关怀时，医务人员通过共情能力，能够更好地与患者及其家属建立情感连接，为他们提供安全的环境来表达情感和交流需要。这有助于缓解患者和家属的心理负担，提供温暖和尊严的临终护理。

共情在临床工作中扮演着重要的角色。它有助于建立信任和亲近感，提高治疗效果和依从性，改善沟通和信息交流，以及提升患者的心理健康。医务人员通过培养和应用共情技巧，能够更好地理解和回应患者的情感需求，为他们提供更加人性化和有效的医疗服务。共情也对医务人员自身的心理健康和工作满意度产生积极影响。因此，共情在临床工作中是不可或缺的一项技能和素养。

3. 实现共情的方法

（1）学会换位思考：医务人员可以尝试主动想象自己处于患者的角色中。他们可以设想自己身体不适、面临疾病的不确定性或接受治疗的痛苦。通过这种想象，他们可以更好地理解患者的处境，并在沟通中表达出对患者的理解和关怀。医务人员应该尽量摆脱先入为主的观念，给予每个患者独特的关注和理解。医务人员可以自我反省，识别自己可能存在的偏见，并努力超越这些偏见，真正理解患者的个体差异和需求。

（2）学会倾听：在与患者交流时，医务人员应全神贯注地倾听患者的言语和表达，并观察他们的非语言信号。通过倾听和观察，医务人员能够更好地理解患者的情感状态和需求。他们应该给予患者足够的时间来表达自己的感受和疑虑，避免打断或急于给出解决方案。通过倾听和观察，医务人员能够更准确地捕捉患者的情感线索，与其建立情感共鸣。

（3）确认和验证：在沟通过程中，医务人员应该及时确认和验证自己对患者情感体验的理解。他们可以用简短的陈述或总结来反馈患者所表达的情感和关切，以确保自己理解准确。例如，可以说："如果我理解正确的话，您现在感到非常担心手术的风险。"通过验证，医务人员可以消除误解和偏差，确保与患者建立准确的共情连接。医务人员可以通过体验性陈述来展示对患者情感体验的理解和共鸣。例如，可以说：

"我能理解您现在感到焦虑和担心,这是面对疾病时常见的情感。"这样的体验性陈述表明医务人员对患者的情感体验有深入的了解,能够与其建立情感连接。体验性陈述还可以帮助患者感到被理解和支持,促进有效的沟通和合作。

通过运用以上方法,医务人员能够更有效地与患者建立情感连接,理解他们的情感需求,并提供更有针对性的支持和治疗。这种共情的沟通方式有助于建立信任和满意度,提高患者的治疗效果和整体健康结果。

(二)沉默

在临床工作中,沉默(reticence)本身也是一种信息交流,是一种特殊的语言沟通技巧,能够起到此时无声胜有声的作用。沉默的沟通技巧具有重要的作用,它可以帮助医务人员与患者建立更深入的联系、提供更有效的护理,并促进患者在治疗过程中的参与和合作。

1. 沉默的作用

(1)患者表达情感的时刻:有些患者在面对疾病、痛苦或困惑时,需要时间来整理自己的思绪。在这种情况下,医务人员可以运用沉默技巧,给予患者安全的空间和时间来表达情感和体验。

(2)探索患者内心深处的问题:有时患者可能面临敏感或难以启齿的问题,他们需要更多的时间和信任才能打开心结。通过运用沉默技巧,医务人员可以传达出对患者的接纳和支持,鼓励他们勇敢面对内心的困扰。

(3)赋予患者决策权:沉默可以帮助医务人员避免过度指导和干预,让患者主动参与决策过程。通过沉默,医务人员可以让患者有机会发表意见、提出问题和表达疑虑,从而更好地满足他们的需求。

2. 运用沉默技巧的方法

(1)给予患者时间和空间:在与患者交流时,医务人员可以使用沉默来给予患者足够的时间和空间来思考和表达。他们应该避免急于打断或填补患者的沉默,而是保持耐心和倾听,让患者自主选择适合他们的表达方式。

(2)利用非言语沟通:在沉默的过程中,医务人员可以通过非言语沟通来传递理解和关怀。他们可以通过微笑、眼神交流和肢体语言来表达自己的支持和共情,让患者感到被接纳和理解。

(3)使用开放性问题引导:通过提出开放性问题,医务人员可以帮助患者更深入地思考和表达。这些问题可以激发患者的思考,让他们自主探索内心的问题和需求。

3. 运用沉默技巧的时机　沉默在谈话中具有特殊的作用,医患交谈中适宜地运用沉默,可以使谈话更好地进行下去。什么情况下运用沉默更恰当呢?

(1)患者情绪激动时:当患者愤怒、哭泣的时候,应保持沉默,给患者一定的时间让其宣泄。此时医务人员可以轻轻地握住患者的手或扶住患者的肩,真诚地面对患者,给患者以同情、支持、理解的感觉。

（2）患者思考和回忆时：患者对于一些问题不知道该怎么回答时，需要一定时间进行思考或回忆时，可以应用沉默的技巧，给予患者一定的时间让其思考或回忆。

（3）对患者的意见有异议时：对患者的某些意见或建议有异议时，可运用沉默技巧，表示对患者意见的不认同。

4. 打破沉默的方法　尽管沉默有一定的积极作用，但如果滥用沉默技巧，长时间保持沉默，会使对方感到压抑、难以捉摸，使谈话难以进行下去，甚至会影响与患者的关系。因此，在交谈中，不能长时间保持沉默，应在适当的时候以适当的方式和话语打破沉默。

（1）转换话题：当刚才的话题不宜再进行下去时，可以转换话题。如说："来，先喝点水。"还可以说："要不要先去下洗手间？"

（2）续接话题：当患者说到一半突然停下来时，可以说："后来呢？""还有吗？""您刚才说……您接着往下说。"

（3）引导话题：可以说："您刚才谈的这个问题是否给您带来了很大的影响，您能说一说吗？"等。

（4）其他方式：如说："您是不是有什么话要讲？""您怎么不说话了，能告诉我您的想法吗？"等。

5. 沉默技巧的注意事项

（1）尊重个体差异：每个患者都有不同的沟通风格和需求，因此医务人员应该灵活运用沉默技巧。有些人可能更习惯于沉默，而对于其他人来说，沉默可能会引发不安。医务人员应该根据患者的个体差异来决定何时使用和适度运用沉默技巧。

（2）沉默不等于冷漠：沉默并不意味着医务人员对患者不关心或不重视。相反，沉默是一种尊重和给予患者自主权的表现。医务人员应该通过非言语沟通和关怀的举动来弥补沉默可能带来的误解。

（3）寻求专业指导：沉默技巧在临床工作中具有一定的风险和挑战。医务人员应该根据自己的经验和能力，谨慎运用沉默技巧，并在需要时寻求同事或上级的意见和指导。

共情和沉默在医务人员与患者沟通中扮演重要角色。共情帮助建立情感连接，减轻患者焦虑，增强信任和安全感。沉默给予患者表达和思考空间，帮助医务人员观察非言语信号。运用共情和沉默，医务人员能更好地理解患者需求，提供个性化治疗与护理。这些技巧有助于提高医患关系，促进有效沟通和共同决策，提高患者满意度和治疗效果。重视培养和应用这些技巧，提升医务人员的沟通能力和专业素养。

沟通技巧是医务人员与患者之间建立有效沟通的基石。良好的沟通能够增强医患之间的信任和合作，提高患者满意度，以及改善治疗结果。它不仅关系到医患关

思维导图6.3　　　　6.5小结

系的质量，还对治疗结果和医务人员的职业发展产生积极影响。因此，医务人员应该不断提升自己的沟通技巧，以提供更优质的医疗服务。

思 考 题

一、选择题

1. 在临床工作中，哪种语言更适合在患者面临困难或挑战时使用，以传达支持和安慰的信息？（　　）

A. 安慰性语言　　　　　　　　　　B. 鼓励性语言

C. 暗示性语言　　　　　　　　　　D. 指导性语言

E. 解释性语言

2. 当与患者进行沟通时，哪种语言更有助于激发他们的积极性和自信心，以促进康复和治疗效果？（　　）

A. 安慰性语言　　　　　　　　　　B. 鼓励性语言

C. 暗示性语言　　　　　　　　　　D. 指导性语言

E. 解释性语言

3. 倾听在临床工作中的主要目的是（　　）

A. 听取患者的意见和建议　　　　　B. 提供明确的指导和建议

C. 理解患者的情感和需求　　　　　D. 提供医学知识和解释

E. 提高患者的依从性

4. 倾听的核心原则是（　　）

A. 保持专业冷静的态度　　　　　　B. 主导对话并提供解决方案

C. 尽可能迅速解决问题　　　　　　D. 关注患者的感受和体验

E. 进行积极高效的对话

5. 在与患者进行沟通时，医务人员应用共情技巧的方式是（　　）

A. 使用专业术语进行解释　　　　　B. 忽略患者的情绪表达

C. 表达理解和关注患者的感受　　　D. 强调医生的专业性

E. 提供专业的指导意见

6. 共情技巧在临床沟通中的作用是（　　）

A. 提高患者满意度和治疗依从性　　B. 掌握专业知识的展示

C. 忽视患者的情绪和疑虑　　　　　D. 加快诊断和治疗过程

E. 了解患者的真实意愿

二、案例分析题

刘女士，33岁，诊断为系统性红斑狼疮。早间主管医生小赵径直走进刘女士所在的三人间病房说道："这次检验指标高了，提示这个疾病在急性发作期，需要用糖皮质激素控制一下病情。"刘女士正在吃早餐，她惊讶地说："什么？激素？那不得变成大胖子，我可不要输液！"赵医生说："不用激素，这个病控制不好！"刘女士说："那得用多少？我会不会变胖？输液疼不疼呢？"赵医生想到早晨交班时间快到了，忙说："不疼！"随即离开病房。刘女士非常生气，随即拒绝了治疗。

请问：患者与医务人员之间沟通中出现了什么问题？为什么？作为医务人员，应如何协调处理呢？

三、沟通实践训练

两人一组，就目前生活中、学习中的事物进行简单的交谈，从对话中感知您在交谈中使用到的技巧。

6.6 参考答案

（王　焕　王秀琴　方　云　许婧睿　庞晓丽）

参 考 文 献

［1］　余小萍. 医患沟通学 [M]. 北京：人民卫生出版社，2018.

［2］　尹梅. 医患沟通 [M]. 北京：人民卫生出版社，2020.

［3］　郑哲，左秀丽. 医患沟通技能训练 [M]. 北京：人民卫生出版社，2020.

［4］　王朝晖. 医患沟通学 [M]. 北京：人民卫生出版社，2023.

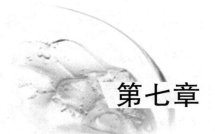

第七章

临床工作中的
非语言沟通

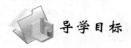导学目标

基本目标：

识记

准确表述以下概念：非语言沟通、体态、界域语。

理解

1．说出非语言沟通的种类。

2．归纳常用身体语言并说出使用注意事项。

3．归纳体态的常见类型并说出应用的注意事项。

4．阐述临床工作中不同场景的服饰及使用注意事项。

运用

1．不同情境下运用合适的手势辅助表达。

2．遵循TOP（时间、场合、地点）原则能够进行不同场合服饰穿搭。

发展目标：

1．认识临床情境中的常用非语言沟通技巧。

2．有效应用非语言沟通技巧并注意文化敏感性，持续学习不断提升非语言沟通技能。

思政目标：通过本章节学习，学生学会更好地与患者进行情感共鸣、不断增强同理心，从而建立更加信任和亲近的医患关系。

导　言

　　人与人之间除了借助语言进行交流外，还存在着大量的非语言沟通形式。许多不能用语言来形容和表达的思想感情，都可以通过非语言沟通形式来表达。在沟通中，信息的内容部分往往通过语言来表达，而非语言可辅助表达信息的相关部分，因此非语言沟通常被错误地认为是辅助性或支持性角色。非语言沟通在有效沟通中具有重要作用，作为一种重要的人际交往方式，它可以传达比语言更多的信息，包括情感、意图、态度和感觉。心理学家发现，非言语沟通对于建立良好的人际关系和成功的沟通至关重要。在临床工作中必须坚持人民至上的鲜明政治立场，因此建立良好的医患关系是广大医务工作者必须和亟须解决的问题。本章从非语言沟通的基本知识出发，介绍非语言沟通的方式与技巧，从而加强医务工作中有效的医患沟通。

案例

　　病房中一位直肠癌晚期发生肝转移患者王先生，常常在医生查房时追问治疗费用等情况，并且不能很好地配合相应的治疗和护理，经常冲医务人员及陪护的家属发脾气。

　　思考： 当患者冲医务人员发脾气，不配合治疗时，医务人员应该如何应对？

7.1案例分析

第一节　非语言沟通的基本知识

　　美国心理学家博德惠斯特尔和人类学家爱德华分别在《体语学导论》和《无声的语言》中对于非语言沟通现象进行了研究。系统介绍了非语言沟通的类型和功能。随后学者们从不同的视角、运用不同方法对非语言沟通的概念进行了界定。

一、非语言沟通的含义与特点

（一）非语言沟通的含义

　　非语言沟通（nonverbal communication）是借助非言语性符号，如人的仪表、服饰、动作、表情、空间距离感等非自然语言为载体所进行的信息传递，是语言沟通的重要补充，能使沟通信息的含义更明确、更完整。

　　非语言沟通是人际沟通的重要方式之一，并贯穿于人们生命的全过程。如胎儿在母体里就开始通过触觉和听觉器官了解母亲，在学习有声语言之前，就已经开始进行非语言沟通。大多数非语言沟通如步伐的快慢、温暖自信的笑容、眼睛里的光芒和动作姿势，都是不自觉地表现出来的，人们甚至没有意识到他们正在传递一些非语言信息。非语言信号所表达的信息往往是很不确定的，但常常比语言信息更具有真实性。因为它更趋向于发自内心，并难以掩饰。有时，非语言沟通所提供的信息会比言语更为精确。非语言和语言共同勾勒出人们所想表达的完整信息，由此可见非语言沟通的重要性。

（二）非语言沟通的特点

　　1. 真实性　非语言沟通能够表达、传递信息的真实含义。弗洛

7.2知识链接

伊德说："任何人都无法保守他内心的秘密，即使他的嘴巴保持沉默，但他的指尖却喋喋不休，甚至他的每一个毛孔都会渗出对他的背叛。"当人面对外界刺激时，常发生无意识的直接反应。越是无意识的反应，人的真实情感表现越强。在人际沟通的过程中，通过观察对方的非语言可以领悟一个人的真情实意，与谈话的内容进行对比。医务人员要掌握患者意识与实际病情、体态表现与内心真实想法之间的内在联系，辨别真伪、掌握实际的病情，为临床的诊疗提供有价值的资料。

2. 情境性　一个非语言沟通行为在不同的情境下会有不同的含义。例如，同样是拍桌子，可能是"拍案而起"表示愤怒，也可能是"拍案叫绝"表示赞赏。

3. 通用性　人类生存和思维的基本方式相似，很多非语言诠释出相近或一致的含义。因此对于不同国家、民族，不论年龄、性别、文化程度等，都会使用相同的非语言来表达情感。如哭泣表达伤感，微笑表达愉快。

4. 文化性　在不同的文化背景下，同样的非语言沟通方式既可以表达同一种情感，又可以是完全不一样的解释。如哭泣多代表痛苦和悲伤的心情，笑多代表愉快、高兴和喜悦的心情，这在世界各国基本相同。然而，同样是点头，在东方文化中普遍认为是肯定的表达，但在印度，点头表示不确定或者否定。

5. 模糊多义　非语言沟通所传递的信息，可能较语言沟通要模糊不清，因为个人的身体语言可能是有意识地传递某种态度和信息，也可能是无意识的动作，所以相同的行为可能会有不同的解释与理解。

6. 多重途径　非语言沟通的表达可通过多重途径或是一系列信息同时出现，即从身体的姿势、身体间的接触、身体间的位置和距离等方面体现整体组合的特点。

7. 连续不断　人们的非语言行为随时随地都在发生，即使我们停止了语言，眼神、面部表情、肢体动作等都还会不断地透露信息。

二、非语言沟通的类型和作用

（一）非语言沟通的类型

非语言沟通通常包括辅助语言、形体动作和环境语言三类。

1. 辅助语言　辅助语言是由伴随着口头的有声暗示组成的，包括说话速率、说话音调、说话音量、声音补白和说话质量等。其表达方式所体现的含义与词语本身所体现的含义一样多。当一个家长用温和的声音告诉孩子去打扫他的房间，而两个小时过去了，房间仍然保持原样时，这位家长说："如果你不马上做，你就会有麻烦。"听到这样的口气，孩子就会知道父亲生气了。辅助语言包括说话速率、音调、音量和质量这些声音特点。当这些因素中任何一个或全部被加到词语中时，它们能修正其含义。据研究者估计，沟通中38%的含义受暗示的影响，即不是词语的本身，而是它们的表达方式。

（1）速率：人们说话的速率能对接收信息的方式产生影响。有人研究了人们每分钟120~261个字的说话速率。他们发现，当说话者使用较快的速率时，他被视为更有能力。但说得太快，人们跟不上，说话的清晰度也可能受到影响。

（2）音调：音调指声音的高低。音调可以决定一种声音听起来是否悦耳。如果声音低的人演说，常被人认为是害羞，没有把握；如果声音高一点，并能够抑扬顿挫就更能引起听众的注意。

（3）音量：信息的含义可以受到音量的影响，即说得响亮的程度。如果合乎于说话者的目的，且不是不分场合的任何时候都使用，声音响亮能达到较好的沟通效果。柔和的声音在特定情景下也有同样的效果。

（4）声音补白：声音补白是在搜寻要用的词时，用于填充句子或作掩饰的声音。像"嗯、啊、呀"等短语，都是表明暂时停顿以及搜寻正确词语的非语言方式，然而不停地使用或当它们分散听众注意力时，就会产生问题。

（5）声音质量：声音的总体质量是由所有其他声音特点构成的，即速度、回音、节奏和发音等。声音质量是非常重要的，有研究发现，声音有吸引力的人被视为更有权力、能力和更为诚实。然而，声音不成熟的人可能被认为能力差和权力低，但更诚实和热情。

2. 形体动作　是指由人体发送的非语言信息符号，主要包括面部表情、目光、手势、体态和体触等。形体动作内涵丰富，是非语言沟通的重要类型。为他人指路时会做向前指的姿势表达方向；沿途搭车的旅客，伸手招呼是"请停车，我要搭车"的象征。医务工作中，患者能通过医务人员的表情、目光、体态得知医务人员的心情和素质，因而注重形体动作是提高医疗质量的重要内容。

3. 环境语言　是指沟通者通过环境这个特殊的客体语言进行的沟通，是非语言沟通的一种重要形式，具有一定的持久性和不易移动的特点。非语言沟通中的环境语言不是人们居住的地理环境，而是由文化本身所造成的生理和心理环境。主要包括时间、空间、颜色、符号和建筑等。在临床工作中，医院管理者根据不同颜色对患者可能产生的心理影响来选择不同科室的工作服颜色和病房色彩，以达到满足各类患者需要的效果。时间也能用来传递沟通的信息，对时间的控制是非语言沟通的一种重要的形式。反应时间的快慢可反映出对交流的认真和关注程度。人们通常会利用时间去产生心理上的效应。如一般情况下你与一个不熟悉的人约会，自己如果是主动的一方，一般就比较早地到达；如果是不太积极的一方，一般就较迟一点到达。时间也与地位相联系，地位越高，对时间的控制能力就越强。沟通中的时间安排需要注意以下几点：

（1）准备适宜的时间：不恰当的沟通时间安排，会给沟通带来消极影响。例如，在沟通双方或一方情绪不好的时候比较容易出现冲突或矛盾。一般来说，选择沟通时间时应注意以下几个要求：不要选择接近下班的时间；避免情绪不好的时间；避免时间安排过于紧凑；选择双方都能全身心投入沟通的时间；要征得对方的同意。

（2）了解对方的时间安排：每个人在时间上都有各自的安排，我们不要奢望对方在任何时间都有时间并且愿意接待。如果不提前了解对方的时间安排，特别是重要人物的时间安排，那么很容易导致自己的时间和精力大量浪费，可是却得不到对方青睐的结局。事先对对方大致的时间安排进行充分了解，可以有效避免时间的浪费。如果清楚对方的工作规律，就可以避免打扰对方紧张忙碌的工作。

（3）控制时间：与对方的沟通，时间控制非常重要。除非好朋友或有亲密关系的人之间的沟通可以有较宽裕的时间外，一般的沟通都需要严格控制时间，不能只顾自己感受的漫谈而耽误了对方的正常工作。另外在访谈中，理想的沟通应该有80%的时间是受访者在谈。

7.3 时间知识

（二）非语言沟通的作用

非语言沟通在社会生活的各个方面，包括政治、经济、文化、娱乐等，特别是在人们日常交往中，发挥着重要作用。主要表现在以下方面：

1. 补充作用　人类的思想感情有35%通过语言表达，65%通过非语言表达。非语言符号对于人们使用语言信息传播与交流具有补充作用，使语言的表达更加准确、更加深刻。人们常说的"听其言，观其行""行为表率""儒者风范"等，都是指由对象的动作、表情、仪态、装束等非语言符号传递的信息所形成的表征。医患沟通中，患者与医务人员通过非语言来交流信息表达意思，如患者紧皱眉头、唉声叹气，表达出内心的担忧和痛苦。医务人员也通过微笑、手势、眼神等非语言来传递对患者的关心和照护，鼓励患者增强战胜疾病的信心。

2. 指代作用　在医务工作中，非语言的指代作用非常重要。如患者在接受某些特殊的医疗治疗时，患者不能很好地说明自己的需求问题，却会用非语言指示表达需要，寻求帮助。医务人员在给患者进行治疗或解答患者疑问时，也常常应用非语言作具体指示，以便患者能很好地配合治疗。

3. 替代作用　由于语言符号，特别是拼音符号在信息传播中受到时间、空间和深度以及某些特别环境等方面的功能限制，需要非语言符号进行替代，才能够完成信息传播与相互沟通。例如：在需要噤声的环境下使用手势，用动作或表情表达情绪，用服饰、装束表现身份及外貌、用舞蹈等艺术形式表现内容等。非语言替代是有条件限制的，必须是在同样文化氛围或是普遍被人们认同的规则下才能使用，反之则会影响沟通效果。

4. 辅助作用　特别在人际沟通过程中需要传递情感时，非语言沟通常常比单纯的语言更为生动、形象。例如，人们在日常言谈中用动作和声音强调意思，用眼神辅助语言传递感情，演讲者常用挥拳、鼓掌等动作和一些面部表情来体现语言信息，往往起到加强效果的作用。

5. 重复作用　非语言符号常常可以用来重复言语的表达。例如我们送别亲友时连连挥手；愤怒时连续拍桌子；亲昵时不停地亲吻；当你问你的同事某个文件放在哪里时，她可能会一边说"在左边书柜第二层上"，一边转过来指着那个方向。

6. 调节作用　是指用非语言沟通来协调和调控人与人之间的言语。在某些情况或环境下，可以使用非语言来协调和控制人们之间的语言交流状态。例如，在会议中，同事贸然大声与你讲话，为了提醒他，将手指靠近嘴唇，表示"小声点"或者"别说了"。

7. 否定作用　非语言表达的一个很突出的作用是它的否定功能。它不但可以与语言共同使用，表达相同或相近的意义，也可以独立传达相反的意义，还能够在语言肯定的同时表示否定。这是非语言符号的独到之处。例如，我们常常接触一些言语上很客气，而表情或举止上很傲慢或很冷淡的情景；还有语言上表示同意而语气上表示不同意；心理极度愤怒、眼神冒火，而说话却平静等。

7.4 知识链接

人们在人际交往中常常是同时使用语言与非语言进行交流。非言语沟通既存在于或伴生于语言沟通的过程中，又可以脱离语言符号而独立存在，并同样能够完整、系统、生动地进行信息传递，表达丰富的意义和情感。

思维导图 7.1

第二节　临床工作中的非语言沟通

人体是一个信息的收发站，在临床诊疗过程中医患双方身体的每一个动作、姿态都在向对方传递一种信息。医患双方在运用言语表达进行沟通交流的同时常常需要借助于表情、行为、姿态等以配合、补充和深化言语表达的效果。由于医疗工作环境的严谨性特征，在进行非语言沟通当中，医务人员也要随时注意自身恰当的表达，保护医患双方的沟通安全。

一、面部表情

（一）面部表情概念和分类

面部表情是人体语言最为丰富的部分，是人的内心情绪的流露。人的喜怒哀乐都可以通过表情来体现和反映。人们对现实环境和事物所产生的内心体验以及所采取的态度，就是通常所说的感情，其经常有意无意地通过面部表情显露出来。面部表情最主要由目光和笑容来体现，因此，表情在面对面的口语交际过程中，就成为心灵的屏幕，能够辅助有声语言传递信息，沟通人们的感情。医务人员应以职业道德情感为基础，坚持系统观念，在与患者交往中善于运用和调控自己的面部表情。

1. 目光　目光，就是眼睛神采、眼光，通常也称之为"眼神"。孟子曰："存乎人者，莫良于眸子，眸子不能掩其恶，胸中正，则眸子膝焉，胸中不正，则眸子睡焉，听其言也观其眸子，人焉庚哉。"眼睛是人心灵的窗户，是人体发射信息最主要的器官，因此目光是一种更含蓄、更微妙、更有力的语言。目光持续的时间、目光的注视角度等许多细小的变化和动作都能发出信息，能明显、自然准确地展示自身的心理活动。

眼神是传递信息十分有效的途径和方式，不同的眼神可起到不同的作用。在人际沟通中，目光语可以表现多种感情。根据情境不同，既可表示情意绵绵、暗送秋波，也可以表示横眉冷对、寒气逼人等。目光语通常有以下几种作用：

（1）表达情感：目光具有忠实地反映出表达者的情感的作用。目光能够最直接、最完整、最深刻、最丰富地表现人的精神状态和内心活动，它能够冲破习俗的约束，自由地沟通彼此的心灵，能够创造无形的、适宜的情绪气氛，代替词汇贫乏的表达，促成无声的对话，使两颗心相互进行神秘的、直接的窥探。目光可以委婉、含蓄、丰富地表达爱抚，或推却、允诺，或拒绝、央求，或强制、讯问，或回答、谴责，或赞许、讥讽，或同情、期盼，或焦虑、厌恶，或亲昵等复杂的思想和愿望。目光能够恰当地表达人的许多情感，如悲痛、欢乐、委屈、思念、温柔、依赖等。一般而言，沟通双方正眼视人，显得坦诚；躲避视线，显得心虚；若斜着眼，显得轻佻。瞳孔也可以反映人的心理变化：当人看到有趣的心中喜爱的东西时，或人在恐惧时，瞳孔就会扩大；而看到不喜欢的或者厌恶的东西，瞳孔就会缩小。

（2）调控互动：目光具有调控互动的作用，是一种双向的交流。沟通双方可以通过目光判断其对谈话主题和内容是否感兴趣、对自己的观点和看法是否赞同。医患沟通是医务人员与患者之间的一种面对面的互动，这种面对面的互动，双方可以进行"视觉交往"。患者往往可以通过医务人员的眼神加强对其语言和情感的理解。医务人员在为服务对象实施医疗护理的过程中，如对手术后患者投以询问的目光，对不安的患者投以关爱的目光，对康复锻炼的患者投以鼓励的目光，而对不配合的患者投以责备、批评的目光。此时的目光就起到了调控和互动的作用，能使患者感到愉快，得到鼓励，或产生内疚。同样，患者一个赞许的目光，可使护理人员消除身体疲劳，感受到自身工作的价值。

（3）显示关系：目光不仅能显示人际关系的亲疏程度，还可以显示人际支配与被支配的地位。一般说坦然、亲切、和蔼、有神的目光，自然就表达出和谐的人际关系；纠结、愤怒、哀怨、无助的目光，不自觉就表达出疏远的人际关系。

在医患沟通中，与患者交谈时，目光注视对方，会给人一种尊重、重视的感觉。医务人员温和的眼神可使新入院的患者消除紧张的心理，关爱的眼神可使孤独的患者感到温暖，镇静的眼神可使危重患者有安全感，凝视的眼神可使患者感到时刻备受关怀。

2. 微笑 泰戈尔说："当他微笑时，世界爱了他。"微笑是人际交往的润滑剂，它可以迅速缩短交际双方的心理距离，体现人与人之间融洽的关系。微笑可以跨越民族和国家，表达尊重与爱，沟通人们的心灵，缓解紧张的空气，给人美好的享受。医务人员的微笑对患者的安抚作用胜过十剂良药。饱受病痛折磨的患者看到医务人员的微笑，会感到一派生机，增添与疾病斗争的勇气。微笑有不同的分类：

（1）按表达感情来划分：①真诚的微笑：具有人性化的、发自内心的、真实感情的自然流露。②信服的微笑：带有信任感，敬服感的内心情怀的面部表示，或是双方会心的淡淡一笑。③友善的微笑：亲近和善的、友好的、原谅的、宽恕的、诙谐的轻轻一笑。④喜悦的微笑：成功或胜利后的高兴愉悦心情的自然流露。⑤娇羞的微笑：与害羞、腼腆以及一丝甜蜜或喜悦的情绪交织在一起。⑥职业微笑：服务行业或其他一些临时性宣传、表演职业，保持微笑是起码的要求，无论心情好坏。无论自己有没有微笑的动因，都需要自觉地面带笑容。

（2）按照微笑的度数来划分：①0度微笑：自然面容，适用于会议等场合。②1度微笑：含笑，目光柔和，肌肉放松，一般不露出牙齿，只需保持嘴角微微上扬就可以了。注意微笑的同时，目光要注视着客人适用于迎候、等候。③2度微笑：嘴角往上，脸部肌肉上提，眼角露出笑意，要露出上排牙齿，但不宜露出太多牙齿，一般只露出上排8颗牙齿为宜。适用于注目礼，目光交接，倾听。④3度微笑：露上牙，眼部笑意明显，注意上下排牙齿要保持平齐不分开，注意微笑要由内而外、发自内心的，微笑要自然大方带动脸部肌肉，切忌嘴动脸不动。适用于表达沟通。

（二）常见面部表情和使用注意事项

1. 目光　目光是人体传递信息最有效的器官，而且能表达最细微、最精妙的差异，可以从一个人的目光中看到他的整个内心世界。研究显示，在人的视觉、听觉、味觉、嗅觉和触觉感受中，视觉收集的信息占总信息量的80%。与人交往时，目光应是坦然、亲切、友善、有神的。在与人交谈时，目光应当注视着对方，才能表现出诚恳与尊重。与人交往时，冷漠的、呆滞的、疲倦的、轻视的、左顾右盼的目光都是不礼貌的。

（1）注视的部位：与人交谈时，目光应该注视着对方。常见的注视部位有以下四种：①注视对方双眼，表示自己重视对方，愿意倾听对方的表达，但时间不宜太久；②注视对方额头，表示严肃、认真、公事公办，适用于极为正规的公务活动；③注视眼部至唇部，是面对交往对象时所用的常规方法；④注视唇部至胸部，多用于关系密切的人。

（2）注视的角度：注视别人时，目光的角度可表示与交往对象的亲疏远近。①平视或正视：常用在普通场合与身份、地位平等的人进行交往时。②侧视：是一种平视的特殊情况，即位于交往对象的一侧，头面需要转至交往对象并与之平视。③仰视：主动居低处，抬眼向上注视对方，以表示尊重、敬畏对方。④俯视：即抬眼向下注视他人，一般用于身居高处之时，它可对晚辈表示宽容、怜爱，也可对他人表示轻视、歧视。

（3）注视的时间：注视时间应控制在整个谈话时间的1/3～2/3之间。目光注视时间太少，表示冷落、轻视或反感；时间过久，特别对异性和新认识的人上下打量是不礼貌的。不同情况下的注视时间略有不同：①友好：注视对方的时间应约占全部相处时间的1/3。②关注：比如听报告、请教问题时，注视对方的时间应约占全部相处时间的2/3；③兴趣：注视对方的时间超过了全部相处时间的2/3，另有一种情况，即对对方本人产生了兴趣。④轻视：注视对方的时间不到全部相处时间的1/3，意味着对其瞧不起或没有兴趣。⑤敌意：注视对方的时间超过了全部相处时间的2/3，表示可能对对方抱有敌意。

（4）注视方式：注视的方式有多种，有的表示尊重、体现个人礼仪的，也有的表示漫不经心、粗俗无礼的，常见的注视方式有以下几种：①直视：即直接地注视交往对象，表示认真、尊重，适用于各种情况。若直视他人双眼，即称为对视，对视表示自己大方、坦诚，或是关注对方。②凝视：就是全神贯注地进行注视，一般表示对别人专注或恭敬；③盯视：指长时间地盯着某一事物或是某人，表示出神或挑衅，故不宜多用。④扫视：就是指视线移来移去，上下左右反复打量，表示好奇、吃惊，不宜多用，尤其是对异性。⑤眯视：就是眯着眼睛看，一般表示看不清楚，或是模样不大好看，或表示怀疑、轻视，一般应当忌用。⑥环视：这是一种有节奏、逐个地注视很多人或物，表示同样的认真和重视，一般用于同时与多人打交道，表示自己"一视同仁"。⑦虚视：这是一种直视方式，特点是目光不聚焦于某处，显得眼神涣散，多表示疑虑、疲乏、失意或无聊。

2. 笑容　笑有微笑、大笑、冷笑、嘲笑等许多种。不同的笑表达不同的感情。微笑是指不露牙齿，嘴角的两端略微提起的表情。发自内心的微笑是最美好的，人们的交往常常是从微笑开始的。微笑是真诚、友善等人类美好情感的自然流露，真诚的微笑传递着友好、亲善、尊重的信息，给人以如沐春风之感。微笑是有自信心的表现，证明对自己的魅力和能力抱积极的态度。微笑可以表现出温馨，亲切，能有效地缩短双方的距离，给对方留下美好的心理感受，从而形成融洽的交往氛围。面对不同的场合，不同的情况，用微笑来接纳对方，反映出个人良好的修养和诚挚的胸怀。

（1）微笑的礼仪：微笑的美在于亲切自然、文雅、适度，符合礼仪规范。微笑要诚恳和发自内心，做到"诚于中，形于外"。切不可故作笑颜假意奉承。一般来说，微笑应做到与眼睛、语言、身体的"三结合"。微笑时眼睛也要微笑，否则会给人"皮笑肉不笑"的感觉，微笑通过眼睛表达出来，才会更传神、亲切；微笑和问候语、敬语结合起来使用，使对方感是发自内心的；微笑和点头、握手，鞠躬等结合起来使用，会增加肢体语言中的感情色彩。

（2）微笑的技巧：首先微笑要自然，微笑要发自内心才能笑得自然、亲切、得体。切忌不能为笑而笑、没笑装笑；其次微笑要真诚，真诚的微笑能让对方感到温暖，引起对方的共鸣。真诚的微笑是心灵对外界的一种自然映照，它比开怀大笑多了一份柔和，比哑然失笑多了一份温暖，饱含着温情和理解；再者，微笑应根据情况表达不同的含义，例如，尊重、真诚的微笑应该是给长者的；关切的微笑，应该是给孩子的。还有，微笑的程度应合适，微笑是向对方表示一种礼节和尊重。倡导多微笑，但不是时刻微笑，微笑要恰到好处。比如，当对方看过来时候，可以直视他微笑点头。对方发表意见时，一边听一边不时微笑。如果不注意微笑程度，笑得放肆、过分、没有节制，就会有失身份，引起对方反感。最后，微笑应根据场合而定，不同的笑，可以显示着不同的思想态度和感情色彩，产生不同的影响。在与别人交谈中，放声大笑或傻笑，都是非常失礼的，与人交往中把握好微笑的尺度，更能显示出你的内在修养。

（3）微笑的训练：训练前做好以下准备：筷子、小镜子（每人一面）、音乐播放器材、音乐歌曲、优秀影视剧中的演员和节目主持人微笑的影像资料等。常用训练方法具体如下：①简易训练方法：用上下切牙轻轻地咬住筷子，嘴角对准筷子，两边嘴角都要翘起，并观察连接嘴唇两端的线是否与筷子在同一水平线上。发"一"的声音，同时，对着镜子不断调整自己的表情。保持这个状态10秒。在这一状态下，轻轻地拔出筷子练习维持当时的状态。②情绪记忆法：将生活中令自己最开心的美好画面储存在记忆中，当需要微笑时，只要想起那个瞬间，脸上就会流露出笑容。③口形练习法：练习微笑时，嘴里可以发出"一""七""茄子"或"威士忌"等音，并注意保持此种口形。

微笑是在放松的状态下训练形成的，练习的关键是使嘴角上扬的程度一致。如果嘴角歪斜，表情就不会太好看。在练习各种笑容的过程中，就会发现最适合自己的微笑。

二、身体语言

（一）身体语言的概述和分类

1. 身体语言的概述　身体语言又被称为肢体语言，是指由身体的各种动作代替语言本身来表情达意的一种特殊语言。身体语言有广义和狭义之分。狭义的身体语言是指通过头、眼、颈、手、肘、臂、身、胯、腿、足等人体部位的协调活动来向交流对象传达信息，借以表情达意的一种沟通方式。而广义的身体语言除了包括身体与四肢传递的信息之外，还包括了面部表情所表达的意义。它是与口头语言相互补充的一种交流方式，可以增强沟通的效果。

在临床工作中，身体语言有着不可替代的作用。医务人员要善于观察和理解患者的非语言行为，要能从患者的面部表情、身体姿势等解读他们的内心感受和需要，以此来获得患者真实的信息。在某些特殊情况下，身体语言是医务人员与患者交流信息的唯一方法。例如，使用呼吸机的患者不能用语言向医务人员表达他们的感受，他们只能依靠目光、表情、肢体手势等来表达自己的需要。经验丰富的医务人员能够从初生婴儿

7.5 知识链接

啼哭声调的高低、节奏的快慢、音量的大小、持续时间的长短等来判断是否发生病情变化等。

2. 身体语言的分类　身体语言的形成不是与生俱来的，是受生活环境、语言习惯、个性修养、情感表达等多种因素的影响，有着浓厚的个人特质，清晰地反映着个人的内在修养。按照交际者的状态，可分为静态身体语言与动态身体语言。

（1）静态身体语言：静态身体语言是一些静止的姿态和表情。如一个人坐在桌前，两腿交叉，踝骨相锁，头微微偏向一边，手掌根部支撑着脸面，这就是一个静止的姿态，在与人交际的一定情境中，表达对发言人的批评、厌烦、否定等意思。在临床工作中，医务人员表现出这样的姿态会降低患者的表达欲，不利于收集患者的就医信息。

（2）动态身体语言：动态身体语言是由一种姿态或表情向另一种姿态或表情的转换，表现为肢体和头部的一些运动，在运动中表现感情态度和信息，如点头、挥手等。主要包括：手势、体态、面部表情、时空系统等。医务人员在倾听患者述说其病症时，应秉持开放态度，表现出对患者所谈问题的兴趣，鼓励患者敞开心胸以表达真实的就医需求。迎接患者时，医务人员离开座位，与患者打招呼并做出迎接患者的手势和动作，使患者在心理上有受到重视和尊重的感觉。手势、体态的动作方式、强度、频率都在医患之间传递信息。医患交谈时间的长短、朝向与距离，对医患交谈的气氛均有影响。医务人员在与患者的沟通中要恰如其分地运用动态身体语言，能增加语言沟通的形象感，对沟通效果起到事半功倍的效果。医务人员的言谈举止会引起患者的注意，尤其是他们的技术操作。精湛的技术、娴熟的操作对患者有极大的暗示性及感染力，能增加患者对医务人员的信任感和满意度，使医患关系更融洽、和谐。

（二）常用身体语言和使用注意事项

1. 触摸　触摸是一种常用的身体语言沟通技巧，是通过人体各部位之间或人与人之间接触抚摸的动作来表达情感和传递信息的一种行为语言。在不适合语言表示关怀的情况下，可用适当的触摸来加强沟通，起到"此时无声胜有声"的效果，主要包括握手、拥抱、抚摸及亲吻等。触摸的表达要非常个体化，要充分考虑患者的年龄、性别、种族、社会文化背景，把握触摸时的情景和双方关系，选择恰当的触摸方式和部位。医务人员在与患者进行沟通中，运用触摸应注意以下几点：

（1）根据沟通的情境选择触摸的方式：只有适合具体的沟通场合的触摸才能达到良好的沟通效果。

（2）根据沟通对象选择触摸方式：在中国传统的文化习俗中，同性之间比较容易接受触摸的方式，而异性之间，则要慎重使用。在护理工作中，对于儿童和老年患者，可通过人体触摸方式表达关注和照顾，而对于年轻的异性患者，应保持谨慎的态度，以免引起误会。

（3）根据交往双方的文化背景选择触摸方式：如在西方，男女之间常用拥抱的方式表示友好，而在我国，异性之间主要通过握手的方式表示友好。

心理学家研究最多的体触是握手。握手是适用范围最广泛的沟通方式之一。通常的握手方式，是右手往前偏下伸出，来迎接别人伸出的手，然后两手虎口相触，手掌紧贴，有力地握住别人的手，小幅度但利索地上下晃动几次。心理学家通过研究，总结出社交场合握手的一般规则：①握手者必须从内心真诚接纳别人。②握手应热情有力，避免"钓鱼式""抓指尖式"握手。③作为主人、上级或女性，应主动伸手与人相握。④不要戴手套与人握手。⑤男性一般不抢先与女性握手。⑥握手时保持适当的目光接触。⑦下级一般不主动伸手。

在选择体触方式进行沟通时，贯彻以问题为导向。应注意观察对方的反应并及时进行调整。医务人员在运用体触方式时，应保持敏感和谨慎的态度。医务工作中采用体触的原则是：不要让被触摸的对方感到威胁或被侵犯；避免使用做作、尴尬或不自在的体触方式。

2. **手势**　手势、姿势和面部表情等非语言沟通手段一起，成为身体语言的一个重要组成部分。如果说"眼睛是心灵的窗户"，那么手就是心灵的触角，是人的第二双眼睛。手势具有应用广、形态多、表达内容丰富，有极强的表现力和吸引力、能够充分反映沟通者的思想感情等特点。医务人员在工作中应以问题为导向，学会运用不同手势，以促进医务工作中的人际沟通。同时应该注意避免在工作中使用一些禁忌手势。此外医务人员应该了解不同文化背景下的一些手势的含义，避免由于文化差异引起误解。

（1）手势的分类：手势有多种复杂的含义，常见的可分为以下四种类型。①习惯手势：是指在下意识的状态下产生的含义不太明确的手势，有强烈的个人风格。如毛泽东常有叉腰的手势，斯大林在演讲时习惯拿着烟斗，边讲边摇，这些手势成为他们独特的风格。②情意手势：这种手势主要是表达说话者喜、怒、哀、乐的强烈情感，使具体化。如讲到胜利成功时的拍手称快；讲到非常气愤时的双手握拳，不断颤抖。情意手势既能渲染气氛，又助于情感的传达。③指示手势：这种手势有具体指示对象的作用。它可以使听众看到真实的事物。例如，讲到"你""我""他"或"这边""那边""上""下"时，都可以用手指一下，给他人更清楚的印象。这种手势的特点是动作简单、表达专一，基本上不带感情色彩。④象形手势：这种手势主要用来模仿事物，给听众一种形象的感觉，常略带夸张。例如，讲到"袖珍电子计算机只有这么大"的同时，用手比画一下，他人就具体知道它的大小了。⑤象征手势：这种手势可以表示抽象的概念，用得准确、恰当能引起听众的联想，如表示胜利的"V"，停止的"T"，赞许的"OK"。手势活动范围可分为三个区域：肩部以上为上区，多表现积极、振奋、赞扬等；肩至腰部为中区，多表示平静、严肃、和气等；腰部以下为下区，多表示否定、压抑、鄙视等。

（2）手势的要求，①手势的使用要求准确：在人际交往中，人们经常用手势传递各种信息和情感，为避免和克服手势运用的混乱与理解的歧义，使对方能够明晰、准确、完整地理解自己的用意，应尽量准确使用手势。要用大家都明白的手势表达意思，使手势同语言表达的意思一致。②手势的使用要求规范、合乎惯例：例如，介绍的手势、指示方向的手势、请的手势、鼓掌的手势等，都有其约定俗成的动作和要求，不能乱加使用，以免产生误解，引起麻烦。③手势的使用要求适度：手势语在交际中的作用显而易见，但并非多多益善；相反，在使用时应有所节制，如果使用太多或滥用手势，会让人产生反感。尤其是手势与口语、面部表情等不协调时，会给人一种装腔作势的感觉。

（3）禁忌手势，①易于误解的手势：易为他人误解的手势有两种，一是个人习惯，但不通用，不为他人理解；二是因为文化背景不同，被赋予了不同的含义。比如，伸起右臂，右手掌心外向，拇指与示指合成圆圈，其余手指伸直这一手势，在英美表示"OK"，在日本表示钱，在拉美则表示下流。不了解的人就很容易误会。②不卫生的手势：在他人面前搔头皮、掏耳朵、剜眼屎、抠鼻孔、剔牙齿、抓痒等手势，均极不卫生。③不稳重的手势：在大庭广众之前，双手乱动、乱摸、乱举、乱扶、乱放，或是咬指尖、折衣角、抬胳膊、抱大腿、拢脑袋等手势，亦是应当禁止的不稳重的手势。④失敬于人的手势：掌心向下挥动手臂，勾动示指或除拇指外的其他四指招呼别人；用手指指点他人，都是失敬于人的手势。其中，指点他人，即伸出一只手臂，示指指向他人，其余四指握拢这一手势，因有指斥、教训之意，尤为失礼。

3. **界域语**　界域语又称人际距离，是指人与人之间的空间距离。是通过人在交往时所处的距离、位置及其变化来传递信息、表情达意的一种无声语言。它不仅是人际关系密切程度的一个标志，也是人际沟通中传递信息的载体。在人际交往中，处于不同的人际距离时，会传递出不同的信息，就会有不同的感觉，从而产生不同的反应。界域语分为三大类：即距离界域语、高度界域语和位置界域语。

（1）距离界域语：指交际者之间的空间长度所产生的媒介效果。美国人类学家爱德华·霍尔有一个著名的论点是"空间能说话"，在他的《无声语言》中，首次提出人际交流中"距离"的概念。个体沟通交流时的空间和距离影响个体的自我暴露程度及舒适感。人们交往过程中的距离主要可分为四种：①亲密距离：双方相距范围在0～0.46 m，是人际交往中最小的间距，属于亲密接触的关系。在情感联系高度密切的人之间使用，可以相互感受到对方的体温、气味、呼吸等。这种距离一般在社交场合很少见，主要在极亲密的人之间或医务人员进行某些技术操作时应用，主要用于进行治疗、传达非常秘密的信息或亲密的感情，所用的语调为低声细语。比如，医务人员给患者测量生命体征，进行皮肤护理，注射治疗等都属于亲密距离。②个人距离：双方相距范围在0.46～1.2 m，是朋友之间进行沟通的适当距离，友好而有分寸。适用于亲朋好友之间的交谈。医务人员和患者交谈、了解病情或者向患者解释某项操作时，常采用这个距离以表示关爱，患者也听得清楚。文化不同的人群交流时的个人距离差异显著。这种距离较少直接身体接触。0.45～0.75 m适合在较为熟悉的人们之间，可以亲切地握手、交谈；或者向他人挑衅也在这个距离中进行。0.75～1.2 m是双方手腕伸直，可以互触手指的距离，也是个人身体可以支配的势力圈。③社交距离：双方相距范围在1.2～3.6 m，通常的正式社交活动会议都保持这种距离。1.2～2.1 m，一般是工作场合和公共场所时用到。在这种距离内交往，表明双方的关系不是私人性的，而是一种公开的。如医务人员与同事一起工作时、医务人员通知患者做检查、医务人员交接班、开小型会议等多采取这种距离。2.1～3.5 m，表现为更加正式的交往关系，是会晤、谈判或公事上所采用的距离，如接见外宾或内宾；由于身份的关系需要与部下之间保持一定的距离。④公共距离：双方相距范围在3.6 m以上，是在公共场所人与人之间的距离。这种距离人际沟通大大减少，很难进行直接交谈。沟通时讲话声音很大，非语言行为如姿势、手势等较夸张，一般用于健康教育、演讲、开大会等。3.6～7.5 m，这是产生势力圈意识的最大距离，如教室中的教师与学生，小型演讲会的演讲人与听众的距离。所以在讲课和演讲时用手势、动作、表情以及使用图表、字幕、幻灯等，辅助教具都是为了"拉近距离"，以加强人际传播的效果。7.5 m以上距离位置，在现代社会中，则是在大会堂发言、演讲、戏剧表演、电影放映时与观众保持的距离。

（2）高度界域语：在人际交往过程中，不但交际双方的距离喻示着两人之间的关系，影响着交际效果，二者的相对高度也隐含着某种意义，也以一种我们不易察觉的方式影响着交际双方的情绪。我们发现一个人在另一个人面前降低身体的高度，可以被作为一种确立上下级关系的手段。在东西方文化，当人们来到神像、神坛、烈士英雄纪念碑等象征尊贵崇高的事物面前，都要脱帽、鞠躬或跪拜。跪拜，屈膝，鞠躬，脱帽这些都是通过降低自己的身体高度来向对方表示尊敬，崇拜之意。现代的致敬方式沿袭了这种降低身体高度的做法。一般说来，一个人感到自己的地位比对方越低，他降低自身的程度就越大。

（3）位置界域语：在重要会议或宴会中，人们的座位都是严格按照某种顺序安排的。座位的安排和桌子的选择蕴含着不同的交际意义。我们以长方形办公桌为例来解释不同位置蕴含的不同交际意义（图7-1）。甲与乙交谈，甲位置固定的话，乙有四个基本位置可选择。乙_A的位置是社交位置，体现两者之间诚挚、

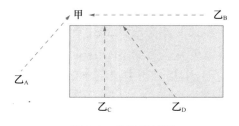

图7-1　位置界域图

友好的关系，双方无紧张情绪的感觉，有利于互相观察对方的体态变化，从而随时调整话题，当其中一人感到威胁时，桌角起到屏障的作用。在与客户商谈、下级向上级汇报工作时，乙_A是最有策略、最巧妙的选择。乙_B属友好位置，可体现出亲切、信赖的氛围。这种位置关系有利于合作沟通，能显示双方意气相投、亲密、平等的关

系。乙 $_c$ 是竞争的位置，两者隔桌相望，此种位置关系，会造成一种防范性的竞争气氛，一般用于谈判。乙 $_D$ 是公共位置，双方之间无须沟通，一般公共场合生人之间，都是这种位置关系。总之，位置界域表示出三类不同的信息：排斥与不排斥，平衡与不平衡，一致与不一致。

在非语言沟通中，人际距离可显示人们相互间的各种不同关系。我们每个人都生活在一个无形的空间范围内，这个空间范围向个人提供了自由感、安全感及控制感。在现实生活中，距离范围并不是一成不变的，尤其是个人距离，主要取决于双方文化背景、亲密及了解程度、社会地位及性别差异等。所以，医患交谈的距离应根据双方的关系及具体情况来掌握。在医院，医务人员要重视给患者提供合理的空间范围，最大限度地保证其个人空间的私密性，有意识地根据患者的年龄、性格、文化修养、病情需要等来适当调节人际距离。如对儿童和孤独老年患者，缩短人际距离有利于情感沟通；对于敏感患者，采用的人际距离应适当远些，给患者足够的个人空间，否则使患者有不安全感、紧迫感，甚至产生厌恶、愤怒或者反抗。

三、体态及服饰

（一）体态的概念及常见类型

1. **体态的概念**　体态又称仪态、姿态，是指人体在静止或运动状态下的姿势和身体形态。人的举手、投足、弯腰乃至一颦一笑，并非偶然的、随意的，这些行为举止自成体系，像有声语言那样具有一定的规律，并具有表情达意的功能。人们可以通过自己的仪态向他人传递个人的学识与修养，并能够以其交流思想、表达感情。

在社交中，仪态是极其重要、有效的交际工具，它用无声的语言向人们展示出一个人的文明素养。用得体的仪态表情达意，往往比语言更让人感到真实、生动。所以，我们在与人交往中必须举止优雅，仪态优美。

2. **体态的常见类型**　体态作为人在动态或静态下的身体造型，涉及身体的各个部位，如站、坐、走、蹲、卧、爬、滚等。

（二）体态应用的注意事项

1. **站立有相**　站姿是所有体态的基础，是保持优雅风度的关键。站立是人们生活、工作及交往中最基本的举止之一。正确的站姿是站得端正、稳重、自然、亲切。一要平，即头正、肩平、两眼平视；二要直，即腰直、腿直，后脑勺、背、臀、足跟成一条直线；三要高，即重心上提，身姿挺拔。做到上身正直，头正目平，面带微笑，微收下颌，肩平挺胸，直腰收腹，两臂自然下垂，双腿相靠直立，双足跟靠拢，足尖呈"V"字型。女性两足可并拢，肌肉略有收缩感。如果站立过久，可以将左足或右足交替后撤一步，但上身仍须挺直，伸出的足不可伸得太远，双腿不可叉开过大，变换也不能过于频繁。

站姿能体现一个人的风貌，也能影响个人的形象；能促进交往的成功，也能导致交往的失败。站立时应注意：

（1）不可趴伏倚靠：站立时趴伏倚靠显得无精打采、心不在焉，给人的印象要么傲慢无礼，要么懒惰松散。因此，站立时，身体应自然挺直，不倚靠任何桌椅、墙壁等物。站立劳累时，可稍事走动或坐下休息、找人替换等，但不应随意借力、扭动，不要有跺脚、踏步、抖腿等小动作。

（2）不可歪斜："玉树临风""亭亭玉立"，从这些形容词中，我们能想象出优美的、笔挺站立的姿态。歪斜着站立，传达出一种不恭敬的态度，任何人都不会对这样姿势的陌生人产生信赖感和与之交往的渴望。如果是去参加面试，尚未开始，就注定失败结局了，因为糟糕的站姿已经暗示出面试者的不自信和准备不足。因此，站立时，身体肌肉要自然紧张，同时略微放松，不要僵硬，身体要自然挺直，收腹挺胸，双脚成合适的夹角。站立时不低头，头和肩不歪斜，还应避免在手中把玩物品，也不宜出现双手叉腰，双臂抱胸或其他一些失礼表现，这样在临床工作中才能传达出医务人员的公信力与权威性，才能与患者建立良好的信任关系。

2. 行走有态　行姿属动态美的范畴。人的行姿是从小到大逐渐养成的，即人们可以从一个人的步态了解她的性格和修养。规范的行姿应该是头正、肩平、躯挺、步位直、步幅适度、步速平稳。即双目平视，两肩平稳，防止上下前后摇摆。双臂以肩关节为轴前后自然摆动，前后摆幅在30～40度，两手自然弯曲，手掌朝向体内。上身挺直，收腹立腰，重心稍前倾。两足尖略开，足跟先着地，两足内侧落地。依靠后腿将身体重心送到前足足掌，使身体前移。走出的轨迹要在一条直线上。跨步时两足间的距离，一般应为前足跟与后足足尖相距为一足或一足半长。但因性别和身高不同会有一定差异。行进的速度应保持均匀、平衡，不要忽快忽慢。在正常情况下，步速应自然舒缓，显得成熟、自信。临床工作中，忌在走廊间奔跑，有突发应急情况时，应快步走，以防引起患者的过分担忧。行走时应注意：

（1）行走时切忌八字步，低头驼背。且不要摇晃肩膀，甩手，不要扭腰摆臀。女性如果穿高跟鞋，步幅要小，足跟先着地。

（2）行进时一定要保持踝、膝、髋关节的挺直，保持挺胸收腹、向上的姿态。注意避免用屈膝的方法来保持平衡，这种行姿不但不挺拔，反而因屈膝、撅臀而显得笨拙、不雅。

（3）结伴行进时，步伐不要太快或太慢，应与同伴们保持一致。

（4）走路时不可用鞋底蹭着地面，但不要抬得太高而不自然。走路时，不要歪歪斜斜，而要走直线。

（5）走路时不要四处张望，目光应该直视前方。路上遇到异性不要盯着对方看，以免别人误会。走路时可适当将目光投到别处，但要控制频率，目光要自然。

（6）走路时不要吃东西，边走边吃有损自己的形象，应杜绝边走边吃的不良习惯。

（7）在人多的地方行走，要注意避让车辆和行人，避免横冲直撞，如果撞到别人，一定要马上道歉。应尽量走在路的右侧，不和别人抢行。

3. 落座有姿　坐姿是一种可以维持较长时间的工作姿势，也是一种主要的休息姿势。

良好的坐姿不仅有利于健康，也可以展示一个人的个性，体现一个人的礼仪素养。能够塑造沉着、稳重、文雅、端庄的个人形象，是影响形体美的一大要素。坐姿包括就座的姿势和坐定的姿势。入座时要轻而缓，走到座位面前转身，轻稳地坐下，不应发出嘈杂的声音。女士如着裙装，落座时应用手将裙子的下摆稍微收拢。坐下后，上身保持挺直，头部端正，目光平视前方或交谈对象。腰背稍靠椅背。在正式场合，或有尊者在座，不能坐满座位，一般只占座位的2/3。两手掌心向下，叠放在两腿之上，两腿自然弯曲，小腿与地面基本垂直，两足平落地面，两膝间的距离，男子以松开一拳或二拳为宜，女子则不松开为好。非正式场合，允许坐定后双腿叠放或斜放，交叉叠放时，力求做到膝部以上并拢。无论哪一种坐姿，都要自然放松，面带微笑。落座时应注意：

（1）入座后忌坐满座位。如果把椅子坐满，身体必然是紧靠椅背的，并且稍微后仰，这种姿势看起来很慵懒，也显得有点自负。如果接待客人时这样坐，客人会因为感到受了轻慢而不快；做客时这样坐，主人会因为你的过于随便而感到不快；参加面试时这样坐，你可能会错过一个很好的工作机会。面对不太熟悉的人，或者身处公共场合、工作场合、社交场合时坐满椅子，既是对他人的不敬，也是对自己形象的不负责。在与患者接触时，坐满椅子，既是对他人的不敬，也是对自己形象的不负责。

（2）在社交场合，不可仰头靠在座位背上或低着头注视地面；身体不可前俯后仰，或歪向一侧，双手不应有多余的动作。双腿不宜敞开过大，也不要把小腿搁在大腿上，更不要把两腿直伸开去，或反复不断抖动。这些都是缺乏教养和傲慢的表现。

（3）男士分腿而坐无可厚非，因为这种坐姿使男士显得很有气势、很自信、很豪迈。在与患者沟通的过程中，女士忌分腿而坐。女士穿裤装时分腿而坐，容易给人以倨傲张狂的印象。面对长者分腿而坐是藐视；面对异性分腿而坐是暧昧的暗示。女士穿短裙时分腿而坐容易露出内裤、长筒丝袜的袜口和大腿，有损形象。女士落座时不要把手夹放在两腿之间，也不要搓弄衣角，自然叠放在腿上即可。因此，女士落座时，两腿应紧并，两膝相抵并拢，双腿也可叠放，但是不能把足尖儿翘起来，更不能冲着别人。女士落座时不要把手夹放在两腿之间，也不要搓弄衣角，自然叠放在腿上即可。

4. 蹲姿典雅　对男性蹲姿没有严格要求，而对女性蹲姿则有较多规范要求。标准的蹲姿首先要讲究方位，当需要捡拾低处或地面物品的时候，可走到该物品的左侧。当面对他人下蹲时要侧身相向；上身保持正直，两脚前后自然分开约半步，并膝盖，两腿靠紧，理顺身后衣裙，屈膝下蹲，左手扶裙，右手拾物，保持美观，不污染工作服。取物或工作完毕后，先直起腰部，使头部、上身、腰部在一条直线上，再稳稳站起。

蹲姿的注意事项：

（1）不要突然下蹲：蹲下来的时候不要速度过快。当自己在行进中需要下蹲时，要特别注意这一点。

（2）不要离人太近：在下蹲时，应和身边的人保持一定距离。和他人同时下蹲时，更不能忽略双方的距离，以防彼此"迎头相撞"或发生其他误会。

（3）不要方位失当：在他人身边下蹲时，最好是和他人侧身相向。正面他人，或者背对他人下蹲，通常都是不礼貌的。

（4）不要毫无遮掩：在大庭广众面前，尤其是身着裙装的女士，一定要避免下身毫无遮掩，特别是要防止大腿分开，露出内衣等不雅的动作，以免影响自己的姿态美。

（5）下蹲时一定不要有弯腰、撅臀的动作：女士切忌两腿分开。

（6）不要蹲在凳子或椅子上：有些人有蹲在凳子或椅子上的生活习惯，但是在公共场合这么做是不能被接受的。

（三）临床工作中不同场景的服饰及使用注意事项

服饰会使人们对其主人产生非常强烈和直观的印象。服饰反映出一种信息，并且通过选择特定的服饰，着装者表明自己与服饰所反映出该人的地位、归属、遵循的规范和信奉的内容作出反应。例如，我们在街上见到一个男士身着整齐的西装，油光的皮鞋，可以断定他是一位职业男性。如看到某些人穿着统一的学生服，就可以断定是一群学生。佛家、道家由于着装不同，一眼就可以看出他们信奉什么。

1. 服饰穿搭一般需要遵循TOP原则

（1）T（time）：是指服饰的"时间"原则，即服饰穿着应基本顺应时代的发展，与时代保持同步，不要过于超前或滞后。此外还要考虑季节的转换和时间的变换，应在不同季节、不同时间穿着不同服饰。

（2）O（occasion）：是指服饰的"场合"原则，服饰穿着应考虑场合因素，即服饰所蕴含的信息内容必须与特定场合的气氛相吻合，否则就会引起他人的疑惑、猜忌、反感甚至厌恶，导致交往空间距离与心理距离的拉大和疏远。

（3）P（place）：是指服饰的"地点"原则，即服饰穿着应考虑地点和环境因素，在不同的地点和不同的环境穿不同的服饰。

2. 不同场合中的服饰　服饰是人的另一张面孔，直接影响到他人对我们的第一印象。得体的服饰，既可以体现良好的个人形象，也可以体现对交往对象的尊重。医务人员在临床工作中的服饰需要考虑舒适性、卫生性、安全性和职业形象等多重因素。根据不同场景，建议医务人员选择和使用的服饰：

（1）手术室：医务人员在手术室中需要穿无菌手术服，还要戴口罩、手套、鞋套和帽子等。手术服应该是无纺布的，能够防细菌、病毒等病原体的污染。

（2）病房和门诊：医务人员在病房和门诊中应该穿着整洁、舒适、耐穿的白色制服，有助于提升工作的卫生和职业形象。在冬季可以添加围巾、外套等保温物品。

（3）急诊和ICU：对于急诊和ICU的医务人员来说，应该更加重视服装的安全性。建议穿戴耐穿、防护、防水、防静电的制服和鞋子，以及其他安全装备，如手套、口罩、护目镜等。

（4）康复和居家护理：在康复和居家护理中，医务人员通常需要自己安排服装。建议选择柔软、透气、方便活动的服装，以提高舒适度和便捷性。同时也应该注意职业形象，穿着整洁素雅的服装，表现出专业的职业素养。

3. 服饰使用的注意事项　在使用服饰时，医务人员还需要注意以下几点：

（1）工作服要美观、大方、长短肥瘦合体，应当定期更换和清洗，如发现服装有损坏、不合适的情况，应该立即更换或修补。

（2）工作服如果为裙装，最好配长筒袜或裤袜，袜子颜色以肉色为宜。切忌穿挑丝、有洞或用线补过的袜子，切忌不穿袜、穿短袜。

（3）工作鞋以白色为主，真皮材质，透气性好；质地柔软，穿着舒适；光感好，易打理；韧性好，不易破损。

思维导图7.2

（4）发卡是用于固定医务人员帽或圆帽等的非装饰性饰物。一般情况下，护士的燕尾帽需要发卡来固定，发卡的选择应是白色或浅色，左右对称别在燕尾帽的后面，一般不外露。

7.6小结

总之，医务人员在选择服饰时应该考虑多重因素，综合考虑舒适性、安全性、卫生性和职业形象，以提高工作的质量和保证患者的健康安全。

思 考 题

一、选择题

1. 正常医患之间的交谈，双方的适当距离为（　　　）

A. 0～0.46 m　　　　B. 0.46～1.2 m　　　　C. 1.2～3.6 m

D. 0.5～3.6 m　　　　E. 0.7～3.6 m

2. 医生在问诊时，目光应注视患者的（　　　）

A. 额头　　　　　　　B. 双眼　　　　　　　C. 唇部

D. 胸部　　　　　　　E. 面部

3. 当人在平静、严肃的氛围下进行交流时，其手势的活动范围在（　　　）

A. 头顶以上　　　　　B. 肩部以上　　　　　C. 肩部以下，腰部以上

D. 腰部以下　　　　　E. 肩部以下

4. 在沟通过程中辅助语言包括（　　　）

A. 个别交谈　　　　　B. 小组交谈　　　　C. 一般交谈

D. 评估性交谈　　　　E. 治疗性交谈

二、案例分析题

1. 李某，左乳腺癌切除术后2周。目前接受辅助化疗。患者术后情绪低落，主诉头痛、入睡困难。主治医生请患者在医生办公室进行问诊。在问诊的过程中，患者经常低头看着桌角，并频繁看手表。请问李某表现出的沟通信息是什么？

2. 护士小张在病房值夜班。早晨6点30分，小王边接护士站的电话，边整理交班的相关文件。这时，患者赵某到护士站询问今日出院的相关事项。看到小张正忙，就站在旁边等待。等小张挂断电话可以和他说话时，护士小张一边低头整理资料，一边问患者有什么事？正当患者要回答时，护士站的电话又响了。护士小张接起了电话，患者赵某愤然离开。请问在这个沟通事例中，沟通不畅的责任在哪一方？如果你是护士小张，你会如何去做？

7.7参考答案

（梁慧敏　张春慧）

参 考 文 献

［1］　王锦帆, 君梅. 医患沟通 [M]. 北京: 人民卫生出版社, 2018.

［2］　新华社. 习近平: 高举中国特色社会主义伟大旗帜为全面建设社会主义现代化国家而团结奋斗——在中国共产党第二十次全国代表大会上的报告 [EB/OL]. (2022-10-25). http://www.gov.cn/xinwen/2022-10/25/content_5721685.htm.

［3］　白冰作. 医患沟通技巧及案例分析 [M]. 北京: 人民卫生出版社, 2021.

［4］　樊绍烈. 读懂微表情 [M]. 北京: 清华大学出版社, 2018.

［5］　黄青翔. 人际交往心理学 [M]. 北京: 中国华侨出版社, 2021.

第八章
临床工作中的沟通艺术

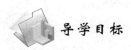 导学目标

基本目标：

识记

准确表述以下概念：治疗性沟通。

理解

1. 归纳治疗性沟通的四个阶段及基本方法。
2. 解释治疗性沟通的作用及意义。
3. 归纳临床各类患者的特征和工作特点。
4. 说明与临床各类患者沟通的方法与技巧。

运用

1. 辨别及认识治疗性沟通常用技巧。
2. 在沟通中根据患者的特点和疾病种类运用适当的治疗性沟通技巧。

发展目标： 根据患者的特点及疾病种类选择恰当的、个性化沟通形式及技巧。

思政目标： 通过本章节学习，学生认识到医患沟通应秉承以患者为中心的服务理念，尊重患者的需求，提供高质量的治疗与护理。

导　言

　　随着医学模式的转变，医学发展立足于生物、心理和社会多个层面，其重心不仅在于治病救人，更强调对生命的敬畏、对患者及家属的尊重和关爱等人文精神。医学人文精神以人为本，医患沟通的重要性愈发显著。《素问·三部九侯论》认为："必审问其所始病，与今之所方病，而后各切循其脉，视其经络浮沉，以上下逆从循之，"强调了医患之间的信息沟通始于"问诊"，交流应全面获取患者病情资料，了解疾病的发生、演变。西方医学之父希波克拉底曾说过：医生有三件法宝，分别是：语言、药物和手术刀。他认为与患者的沟通是一种"漫长的艺术"，而治疗性沟通则是该艺

术的升华。因此，医务工作者应将沟通艺术与临床各类患者疾病的诊疗相结合，保障治疗及护理的评估、诊断及实施过程的规范性、针对性和个性化，帮助患者解决问题、满足需求，提升医护诊疗质量。

案例

　　张女士，25岁，未婚，本科学历。患者于7小时前无明显诱因出现上腹阵发性胀痛，伴恶心呕吐，后转移且固定于右下腹，持续胀痛，伴发热。诊断为急性阑尾炎，拟进行"腹腔镜下阑尾切除术"。责任护士小王准备为患者行留置导尿术。操作前小王对患者进行了详细告知和解释，但张女士表示拒绝。经过耐心询问，小王得知患者拒绝插导尿管的原因是害怕隐私部位的暴露以及插管引发的疼痛。小王表示十分理解患者的担忧和顾虑，并再次细致解释了留置导尿的具体方法及其对于手术和康复的重要意义，并保证操作中动作尽量轻柔，用拉帘将床单位遮挡，保护好患者的隐私。

　　经过小王的耐心解释与沟通，张女士最终同意积极配合留置导尿术，手术顺利进行。

　　问题：张女士为什么最终同意行留置导尿术？护士小王运用了哪些沟通的艺术？

8.1案例分析

第一节　治疗性沟通

　　医务人员与患者之间的沟通内容与形式可分为治疗性沟通和非治疗性沟通。医患沟通大多属于治疗性沟通，能直接对患者的医疗过程产生影响。

　　治疗性沟通的相关概念起源于20世纪60年代，90年代引入我国后逐渐应用于临床多个领域。我国学者在系统论、信息论、控制论等多种理论的基础上提出了治疗性沟通系统（system of therapeutic communication，STC）的概念，即在临床治疗与护理中，以患者为中心，医务人员与患者及其家属的双向沟通，以关系性沟通（relationship communication，RC）为基础，建立彼此信任的治疗关系；以评估性沟通（assessment communication，AC）为核心，应用专业知识评估与监测患者生理、心理、社会和环境适应问题；以治疗性沟通（therapeutic communication，TC）为实质，根据患者的诉求与需要，运用可利用的资源帮助患者解决问题，最终达到建立良好的社会支持系统、积极应对疾病、减轻痛苦、恢复健康的目的。治疗性沟通是为促进患者康复和积极应对治疗所采用的有针对性的、以对话为主要形式的一种沟通手段。加强治疗性沟通可以增加患者对医务人员的信任，增加医务人员与患者之间的信息交流和相互理解，取得患者最大限度的密切配合，避免医患纠纷的发生或使很多医疗纠纷得以化解。实施过程一般包括以下四个阶段。

一、初始沟通

初始沟通是医务人员与患者进行沟通时打开的第一扇大门，为收集患者病情资料、进行有效沟通奠定基础。为了使治疗性沟通能顺利开展进入下一阶段，医务人员在交谈前应做好患者信息搜集、个人及环境的准备。

1. **治疗性沟通前的准备** 进行沟通前医务人员应做好全面充分的准备，以保障初始沟通的顺利进行。

（1）医务人员个人准备：沟通前医务人员需要做好个人准备，如良好的仪容仪表能够帮助医患间产生积极首因效应，确保沟通的进一步开展。在掌握患者基本信息的基础上，医务人员也可以提前设计初始沟通语言，如医务人员与糖尿病患者沟通饮食方案时可以说："刘阿姨，您好，我是您的责任护士小李，今天想跟您谈一谈您的饮食问题，帮助您调整下饮食结构以利于疾病治疗，大约需要10分钟，如果没有其他问题，我们现在开始可以吗？"这有助于打破与患者初次见面的心理隔阂。

（2）患者准备：医务人员应提前告诉患者做好沟通准备，与患者共同商量沟通的时间及地点等。治疗性沟通前可帮助患者喝水，提醒使用便器或去厕所，协助患者采取舒适的体位、姿势，如与放置胸腔闭式引流管的患者交谈时，可让患者采取半卧位。

（3）环境准备：医务人员应尽量优化沟通环境，如保持环境安静隐蔽、保护患者隐私，有助于患者放心说出某些不愿被他人知道的信息。尽量减少环境中容易影响患者注意力的因素，如关掉手机或停止正在进行的工作，避开治疗与护理时间等，以确保沟通效果。

2. **初始沟通** 这是治疗性沟通的开始，医患双方的目的都希望留给对方较好的印象，使以后的沟通能顺利进行。

（1）目的：通过初步沟通，给对方留下较好的印象，彼此有简单的了解和信任，为将来进行实质性沟通打下良好的基础。

（2）方法：医务人员可向患者主动打招呼、问候；向患者详细说明此次沟通的目的、大约占用的时间；告诉患者有什么需要可随时提出，不明白的问题可随时提问。

（3）内容：可从一般性问题开始，如"李阿姨，您好！昨晚休息得怎么样？"或"您这样躺着（坐着）感觉舒服吗？"当征得患者的同意，双方感到自然放松时便切入正题。如果是与患者第一次交谈，还应该做自我介绍。总之，沟通的初始期应努力给患者留下良好的首次印象，建立相互信任的医患关系，这是治疗性沟通成功与否的重要环节。

3. **注意事项** 初始沟通医务人员应做到问候恰当、称呼得体、仪表端庄、态度和蔼、尊重患者、关系平等。积极引导患者开口谈话，创造融洽的氛围，为后续沟通搭桥铺路。遵守时间约定，切忌无休止地讨论，否则会影响下一阶段主题交谈的展开。

二、信息收集

通过初始沟通已建立良好的医患关系后，医务人员要有目的地全面搜集治疗性沟通所需要的基本资料，为治疗性沟通的解释与计划阶段提供科学依据。医务人员可询问患者病史、症状、体征、诊断、治疗情况等，掌握患者全面的心理情绪状态、社会支持系统、个性心理特征、生活习惯等，充分挖掘患者的诊疗目标与深层次需求。

医务人员应依据患者实际情况如病情、体力、心理反应等采取不同的沟通策略，适当把握时机和尺度，引导患者主动诉说。医务人员可运用倾听技巧，全神贯注。对于患者表达模糊不清的感受和经验可使用澄清或重申技巧，帮助患者具体、深入进行自我探索。当患者悲伤、哭泣时，可用沉默或抚触技巧来安慰。记录患者陈述信息的同时也要记录患者特殊的非语言行为。总之，灵活运用恰当的个性化沟通策略，鼓励患者主动诉说和充分表达，才能保证信息收集的全面和准确。最后，应对沟通内容认真、及时记录，充分体现真实性与实用性，及时与医疗团队反馈分析，指导制订下一步沟通计划。

三、解释与计划

这是治疗性沟通的实质阶段。

1. 解释　医务人员应用相关专业知识及辅助工具评估患者可能存在的生理、心理及社会适应问题，以及对待疾病诊疗与护理的态度（包括信念与情绪等）、认知和行为反应等。向患者解释并与患者共同探究产生现有问题的原因及影响因素，运用各种途径与方法，帮助患者寻找可获取的解决现有问题的物质、心理、社会资源。

8.2 治疗性沟通

2. 制订诊疗计划　与患者及家属共同探讨现存问题、问题产生的原因、现有资源等，进一步指导患者筛选当前最需解决的疾病相关问题，结合医务人员与患者及家属所拥有的、应对疾病的一切可利用的资源帮助患者寻求自助和（或）他助，制订诊疗计划，从而改变患者现有错误的认知与行为习惯、积极应对疾病、建立有力的社会支持，减轻身心痛苦，促进健康恢复。

8.3 制订诊疗计划

四、结束沟通

本阶段是沟通过程的最后一步，恰当巧妙地处理，顺利、愉快地结束交谈可为以后的治疗与沟通打下基础。如果处理不当，不但会使沟通者深感不快、失望，还会影响下一次沟通的成效。

1. 结束时机恰当　当医患双方感到所谈的话题已尽，需要的内容已搜集完整，沟通目的已达到，沟通即将结束时，医务人员应主动征求患者意见，是否结束话题，并感谢患者的配合和支持，为下次沟通打下良好的基础。

2. 为下次沟通做好准备　沟通结束时医务人员对此次沟通进行小结、评价沟通效果后。如需以后继续沟通，要约定下次沟通的时间、内容、地点等。

随着医学模式的转变、人民生活水平的提升，人们对医疗服务的需求日益多样化。医务人员应以生命至上、救死扶伤为己任，也要把人们对美好生活的向往作为现代医疗的出发点和立足点。治疗性沟通的临床应用满足了医务人员角色功能的扩展和整体医学观的建立。在临床工作中，受医院环境、医务人员工作特性等多重因素的影响，治疗性沟通的分期并不一定如上述明确，因此，医务人员在沟通时要灵活多变，个性化、多样化地实施治疗性沟通，确保沟通效果，保障诊疗的顺利进行。

思维导图8.1

第二节　临床工作中的人际关系与沟通实践

一、与门诊患者的沟通

（一）门诊患者特征

1. 患者身份的各异性　门诊患者来源广泛，其教育背景、经济状况、职业、信仰、生活经历不尽相同。学历、经济承受能力和医疗保障方式的差异均直接影响患者对疾病的认知程度、心理预期和就医需求，这也是影响医患沟通效果的主要因素。

2. 患者病情的不确定性　门诊患者疾病广泛、病情复杂，各种急性、慢性感染性疾病、流行病患者混杂在普通患者中同时就诊。对于首诊的患者，其临床诊断尚不明确，临床症状尚不明晰，门诊工作对医务人员的诊疗水平有较高要求。对于中青年和文化层次较高的患者，他们对自身疾病知识了解途径多样，不仅要求诊断明确，同时要求治疗高效并保障生活质量。若患者疾病累及多个系统或临床症状不典型，往往需要进一步检查和多专科会诊，加之诊疗费用、等待时间等非医疗因素影响，容易引发患者出现焦躁情绪而诱发医患纠纷。

3. 患者就诊的随机性　门诊患者不仅人流量大，就诊时间随机性也强。不同季节，患者就诊时间往往集中在几个高峰时间。综合性医院由于外地病源多，在上半周门诊量较多。就诊高峰使候诊时间延长，接诊时间相对缩短，患者常出现急躁情绪。平均诊疗时间的相对缩短，也增加了医务人员对疾病诊断的难度。同时，高峰门诊量增加了药剂、检验、影像等各科工作量，使医患纠纷的发生概率增加。

4. 患者心态的复杂性　门诊患者身份各异，所患疾病种类不同，患者对疾病的治疗需求及预期可能截然不同。有的对所患病极端焦虑，信心不足；有的因"久病成医"而一知半解，对疗效要求甚高；有些患者认为自己有或即将出现严重、未被诊断的疾病，反复就医或回避就医。家庭经济条件较差或全自费患者，往往要求医务人员给予最低廉、最简单有效的治疗，以减轻经济负担；而家庭经济条件优越者，则希望得到更优质的诊疗护理服务。

（二）门诊工作特点

1. **接诊患者数量多**　医院门诊每天要接待大量来自社会各方面、不同阶层的患者，尤其是一些诊疗技术精湛、诊疗设备先进、交通比较便利的大型、综合性医院的门诊患者更为集中。门诊人流高峰期一般都集中在上午，就诊患者及家属较多，且年老体弱者、婴幼儿、抵抗力较低者等交叉在一起，现场相对比较拥挤，环境比较嘈杂。

2. **人杂、病种多**　门诊的患者来自社会各阶层，且多有陪伴人员，患者和健康人交叉在一起，各种复杂的社会现象都可能发生；患者人群中有年老体弱者、青壮年，也有婴幼儿；有一般急慢性疾病、感染性疾病，也可能有传染病甚至烈性传染病，可以说是涵盖了各种疾病和所有症状。

3. **医务人员变换多**　门诊的出诊安排几乎涉及所有临床科室，尽管医院力求使门诊医务人员相对稳定，还推出了网络预约挂号、院内屏幕显示、电话咨询等各种方法向患者明确医务人员门诊出诊安排，但各临床科室出诊医师变动还是不可避免的。患者复诊时往往要求初诊时的医师进行诊疗，医师变动给患者的连续诊治带来一定的影响。

4. **诊疗环节多**　门诊患者对医务人员的要求是接诊快、检查详细、诊治明确合理，而患者的数量、病种、疾病轻重缓急程度难以预测，每名患者的需求又各有不同，患者预检、分诊、挂号、候诊、就诊、检查、诊断、治疗、取药等是一连串的且由多个环节组成的流程，其中任何一个环节的障碍都可给患者带来不便。

5. **诊疗时间短**　由于门诊医务人员每天要接待大量的患者，尤其在门诊患者高峰时刻或高峰季节，门诊医务人员诊治患者的数量与质量之间的矛盾相对比较突出。有些患者病情比较复杂或前驱症状并不太典型时，医务人员会花费较多的时间进行思考和观察，但即使是这样，对于正确、全面、及时作出诊疗措施这一目的来说，时间仍然是短暂的。

（三）门诊医患沟通方法与技巧

1. **充分理解沟通对象，语言个体化**　门诊患者身份各异、就医需求不同。在与患者沟通和问诊时，尽量使用符合患者背景的通俗易懂的语言和词汇，避免使用专业性术语，减少患者对诊疗的不理解或误解。

2. **适当使用鼓励性语言，避免与患者不同观点的直接暴露与交锋**　作为医务人员应该掌握以"是"开始的技巧。在谈话的过程当中，尽量求同存异，认可患者的想法和感受，鼓励患者谈话。鼓励性语言是指能够增加患者表达自己意愿和信心的语言，在鼓励时应真诚，避免滥用或过度使用。患者就诊时通常带着一种生疏的心理，也带着一份期盼，希望医务人员能更好地理解自己，获得尊重。作为医务人员应鼓励患者充分表达、将要讲的话讲完。

3. 适时地打断和引导　门诊平均诊疗时间相对有限，在接诊时需要控制谈话的方向，寻找谈话的重点，然后适时地控制接诊时间。如果医务人员认为患者倾诉内容对病情的缓解和治疗有作用，可与患者商议另约时间讨论。当医务人员发现患者在陈述病情时的姿势存在风险，如虚弱的患者，可适当打断患者并协助使其为安全舒适坐位或者卧位，用这样一种很巧妙的方法把患者注意力转移，将谈话引导到沟通主题上来。

4. 善用美好的语言，避免使用伤害性语言　积极使用安慰性、鼓励性语言，患者在安慰性的语言下会感到安全和愉悦，有利于减轻患者的焦虑，积极配合治疗。善用暗示性的语言，例如，患者在对病情不了解的情况下，会存在较大的担忧，这时医务人员可以告知患者对于此类疾病其治疗很有经验，或用相同疾病且恢复良好的患者举例，以此激励患者积极配合治疗。

（四）常见沟通案例分析

案例1：患者王某，女性，46岁，因"不明原因停经数月"就诊某知名医生。候诊1个多小时后就诊，要求医生将其泌尿系统感染一并处理，医生拒绝。两人为此产生争论，随后医生在众人及王某丈夫面前指责患者为"更年期"。王某感觉自尊心受到伤害，于是向院方投诉，要求医生道歉。

问题：导致患者自尊心受到伤害并向院方投诉的原因是什么？如果你是医生，应如何协调处理？

8.4案例分析　　教材资源图例8.1

案例2：患者李某，男性，57岁，汉族，丧偶独居，退休工人，城镇居民医疗保险，家庭经济状况一般。患者高血压，长期服用医保降压药物。某日到医院开药，患者称近期会外出，要求开三个月量的降压药。医生在听到其提到的要求后，直接回复："不可能，哪个医院能开你到哪个医院去开。"患者听后火冒三丈，与医务人员争吵了起来。

问题：医生与患者之间的沟通出现了什么问题？应如何处理？

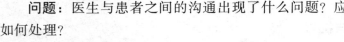

8.5案例分析　　教材资源图例8.2

案例3：患者李某，男性，曾在外地做下肢手术，术后到某医院门诊拆线。由于门诊患者较多，刘护士为其拆线前，只简单询问了手术时间和名称，而后迅速为其完成了拆线。患者返回后，发现拆线针眼处有微微出血，且隐隐作痛，故以此为由，指责拆线前刘护士未详细沟通，导致拆线后出现出血、疼痛等不适，要求其承担后期换药费用，并向其道歉。

问题：患者对刘护士进行投诉的原因是什么？如果你是刘护士，应该如何与患者进行沟通？

8.6案例分析　　教材资源图例8.3

案例4：患者孙某，男性，88岁，因胸闷、气促等症状来院就诊。王医生对其进行了专科和相关体格检查，确诊为心绞痛。王医生建议其住院进行下一步治疗。该患者的陪同人员为其80岁的老伴。王医生告知家属自行借轮椅，办理相关手续。家属听后，感觉医生不尊重老年人，未给予特殊的照顾和服务，引起不满。

问题：对于老年患者，医务人员应提供什么样的诊疗服务，以保障老年人病有所医、救治及时。

8.7案例分析　　　教材资源图例8.4

二、与急诊患者的沟通

（一）急诊患者的特征

1. 患者病情急且危重　急诊患者大多是急危重症患者，且夜间发病较多，病情往往来势凶险，大部分没有明确诊断，病情危急程度、病情变化速度难以估计。医务人员需要迅速准确地判断，立即采取相应抢救治疗措施。此时，患者及家属都会出现高度焦虑、恐惧及对疾病的无助感，情绪往往难以控制。医务人员要与家属进行简洁而有效的沟通，取得患者和家属的全面信任和配合。

2. 患者及家属就医紧迫，心理准备不足　急诊患者病情急、变化快，患者及家属求医心切、心情急迫、期望值高。但其常常因心理准备不充分，会出现不必要的高度紧张和焦虑，甚至将这种情绪迁怒于医务人员的冲突事件常有发生。

3. 预后不良患者多　急诊重症患者多，病情来势凶猛，即使经过各方及时抢救，也会出现一些严重的不良后果，甚至死亡等情况。然而，大部分家属难以接受患者预后不良甚至死亡的事实，有时会将责任推卸到他人或医务人员身上，宣泄情绪，从而引发医患纠纷。

（二）急诊工作特点

1. 节奏快而紧张　急诊患者多为急、危重症患者，救治工作必须争分夺秒，这就使得急诊工作必须时刻处于紧张的待命状态。为了做好急诊救治工作，特别是对突发事件中成批患者的救治，急诊医务人员需要具有快速的应急处置能力，组织指挥需严密，使节奏紧张而有序。对疑难重症患者的抢救和治疗，同时还需要多科室协作，检查和处置交织在一起，就显得节奏快而紧张。

2. 诊疗随机性大　急诊工作量随机性很大，患者的就诊具有不可预见性，医务人员经常会因为季节气候，各种流行病、传染病、食物中毒、工业外伤、交通意外等原因长期处于超负荷工作状态。急诊患者就诊时间的规律虽然较难被掌握，但一般情况下，内科急诊患者在上午就诊的病例较少，下班时间后会增多；创伤急诊患者一般中午就诊少，早晚多。此外，急诊工作还具有一定的季节规律性，尤其在秋冬季节，因病毒活跃，患者数量激增。

3. 技术要求专业全面　急诊患者发病急、疾病广，病情严重且复杂，往往波及多个脏器。因此，一方面需要医务人员熟练掌握本专业医疗护理的理论与技术，及时、准确、有效地对患者实施抢救；另一方面，医务人员还需要了解及掌握临床多个相关学科的专业医疗、护理知识及各类急救技能，紧抓抢救时间，挽救患者生命。

4. 矛盾的突出性和尖锐性　急诊由于部门多、环节多，医患发生摩擦的机会也增加。同时，虽然患者病情危急，求医紧迫，但医务人员为了保证治疗的准确性和安全性，除一些紧急处理外，必须先详细采集病史，进行一些必要的检查，方可对症下药，这就造成了医患双方的需求和现实之间的矛盾。再加上急诊患者在抢救中病情有时变化很快，预后不良或生命危急，家属难以接受，医患之间的矛盾突出。若家属情绪比较激动，矛盾则更加尖锐。

（三）急诊医患沟通方法与技巧

1. 积极沟通，主动提供医疗服务　急诊工作责任重大，稍有不慎，会给患者带来不可弥补的损失，甚至危及生命。医务人员必须在最短时间内了解患者病情、其家庭状况和社会支持系统等方面的情况。医患沟通必须在第一时间进行，接诊后即开始沟通，必要时需要边抢救、边沟通和反复多次沟通。急诊工作强调"首诊负责制"，及时接诊、会诊，仔细询问病史，认真查体，密切观察病情变化，严格执行床头交接班制度。

2. 迅速诊断，有效施救　由于急诊患者病情的危重性、突发性、紧迫性，患者及家属心情焦急，只有满足患者急诊的迫切需要，挽救患者生命，才能使患者及家属对医务人员产生信赖和尊重。医务人员应分秒必争，迅速投入急救。在询问病情、查体和安排相关检查时，尽可能迅速、同步采取急救措施。通过急诊绿色通道，医务人员应及时将急重患者转入病区，争取抢救时间，提高急诊患者的救治成功率。积极有效的抢救是急诊患者的根本需求，也是急诊医患沟通的关键所在。

3. 各科协作配合，救治疑难危重患者　急诊患者往往病情复杂严重，常涉及多系统、多器官损伤，因而需要急诊医务人员具备多学科的综合医学知识。同时要求各科室紧密配合，在第一时间采取最佳的治疗措施，使患者得到及时有效的治疗。

4. 讲究沟通艺术，注重人文关怀　医务人员应站在患者及家属的角度，换位思考、充分共情，体谅患者及家属情绪。通过和蔼的态度，消除患者恐惧感，并迅速分诊。对重症的患者，医务人员要在采取急救措施的同时，耐心疏导，用自己的行动感染患者、尊重患者，安慰亲属，通过沟通，做好心理疏导，建立起接受治疗的最佳心理环境和身体应激状态。对意外死亡的患者，如车祸、猝死或因其他疾病突然死亡，家属面对突如其来的打击，难以承受。医务人员要用亲切的语言、温和的态度去安慰、帮助他们，使其控制情绪，配合院方处理善后。

5. 认真交代病情，如实记录急救经过　医务人员要充分认识急救中潜在的医患纠纷风险，提高执行规章制度的自觉性，具有高度的责任心。抢救中要用恰当、严谨的语言沟通，及时向患者和家属交代病情、治疗方案和可能出现的病情变化。特别是对预后不良的患者，交代病情应全面、谨慎，取得患者和家属充分理解和配合。在进行抢救工作的同时，认真记录接诊时患者的情况、接诊时间、通知医生时间及医生到达时间、进行抢救时间等，准确记录抢救经过。尊重患者和家属的知情权和选择权，重要的检查治疗和危重病情交代要有书面记录、患者或家属的签字。如实记录病情和抢救经过是医务人员的职责，更是处理医患纠纷的法律依据。

（四）常见沟通案例分析

案例1：患者李某，女性，19 岁，因突发下肢关节红肿、走路姿势异常来医院急诊外科就诊。高医生进行初步检查后，认为患者走路姿势异常并非因外科疾病引起，而是毒虫叮咬后关节肿胀，影响走路姿势，故未予任何处理，让患者转皮肤科治疗。患者母亲再次询问患者腿脚是否异常时，高医生以不耐烦的语气对患者母亲说："都说过转皮肤科了，还问什么？"结果引发患者母亲对医师诊治结果的怀疑，并到医务科进行投诉。

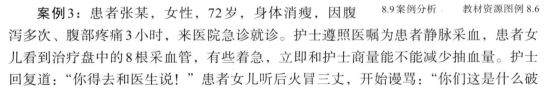

8.8案例分析　　　教材资源图例 8.5

问题：医生与患者之间的沟通出现了什么问题？如果你是医生，应如何协调处理？

案例2：患者王某，男性，下午 1：21 分因鼻出血匆匆跑来就诊，由两名家属陪同。因耳鼻喉科中午休息（14：00上班），无接诊医生。急诊护士看到患者很紧张，家属很焦急，就赶紧把患者分流到外科。外科孙医生做了简单检查，认为问题不大，还建议等耳鼻喉医生上班后再行处理，该过程引起患者及家属不满。

8.9案例分析　　　教材资源图例 8.6

问题：案例中引起患者及家属不满的原因是什么？如果你是医生，应如何协调处理？

案例3：患者张某，女性，72 岁，身体消瘦，因腹泻多次、腹部疼痛3小时，来医院急诊就诊。护士遵照医嘱为患者静脉采血，患者女儿看到治疗盘中的8根采血管，有些着急，立即和护士商量能不能减少抽血量。护士回复道："你得去和医生说！"患者女儿听后火冒三丈，开始谩骂："你们这是什么破医院，患者本来就贫血，瘦得不行，还抽这么多，用得着吗？我看你们就是想多收钱，不抽血你们就不会看病吗？"患者和家属拒绝采血。

8.10案例分析　　　教材资源图例 8.7

问题：案例中引起患者及家属不满的原因是什么？如果你是护士，应如何协调处理？

案例4：患者孙某，女性，58 岁，有冠状动脉粥样硬化心脏病病史10年，买菜时突然晕厥被送入急诊科抢救。医生接诊时患者已经出现休克状态，全身湿冷，呼吸微弱。医生询问病史、进行检查后向家属交代预后："患者可能不行了！"家属听后震惊不已，要求全力抢救。检查过程中患者心搏骤停，医务人员立即展开心肺复苏。半个小时后，患者心率仍未恢复，医生告知家属："患者是突发大面积心肌梗死，目前心跳已停止，情况不太乐观，估计复苏希望不大。"家属听完十分激动，拼命地要往抢救室涌。此时如果不能控制住家属情绪，势必会影响抢救，甚至产生进一步医患矛盾。

问题：医生与患者之间的沟通出现了什么问题？如果你是医生，应如何协调处理？

8.11 案例分析　　　教材资源图例 8.8

三、与内科住院患者的沟通

（一）内科患者特征

1. 患者病情复杂、病程持续时间长　内科患者的疾病往往是长期积累的，病情复杂、反复发生，病程发展缓慢，患者身心受累且常伴有合并症，需要长期的治疗和护理。内科患者的治疗需要综合运用药物、营养、康复等多种手段及医务人员的综合协作和配合。

2. 患者的心理情绪问题显著　内科患者由于其疾病特点，常伴有较大的情绪问题。常见的焦虑（anxiety）是指一种缺乏客观原因的内心不安或无根据的恐惧，主观上感到紧张不愉快，多伴有自主神经功能异常。患者常有心悸、胸痛、血压增高及其他系统的相关症状。内科患者病情的变化、社会交往的变故会加剧患者的紧张心理，易出现反复就诊、过度检查、依赖服药（包括那些没有明显治疗作用的药物）等疑病或药物依赖心理。抑郁（depression）也是内科患者常见的心境障碍，它以持久的情绪低落为主要特征，部分患者表现为一些躯体症状，尤其是心血管系统症状，如胸闷、胸痛、气短等。

3. 引发疾病的不良社会因素多　不健康的生活方式、健康知识缺乏、人口老龄化，都会引起内科疾病的发生。如缺少体力活动，吸烟，大量饮酒，摄入高脂肪、高胆固醇、高钠盐饮食等因素，均与肥胖、高脂血症、糖尿病、高血压病、冠心病、心律失常的发病率高度相关。

（二）内科工作特点

1. 专业性要求高　内科患者的疾病主要涉及人体的内部器官和系统，疾病种类繁多，病情复杂多变，且病期冗长，患者身体会出现不可逆转的病理变化，多不能完全康复。这就要求内科医务人员要具备扎实的医学知识和技能，且有丰富的实践经验，通过详细的病史询问、体格检查和实验室检查等手段来准确地判断各种病症，并制订相应的治疗方案。

2. 多学科合作　内科科室涉及到多个学科，例如，呼吸系统疾病、循环系统疾病、内分泌系统疾病等，患者往往同时有多种疾病，可能会出现不同的症状和后遗症，需要综合治疗。为了更加明确地诊断和治疗，除了运用药物、营养、康复等多种手段外，还需要与其他科室进行协调合作，共同为患者提供全面的医疗服务。

3. 需要充分良好的沟通　内科患者患病时间长，病情反反复复，会有一定的消极态度。内科医务人员要与患者建立良好的沟通关系，尊重生命的价值，尤其在诊治过程中采取积极态度，耐心听取患者的叙述，了解患者的病情和需求，及时为患者进行医学解答、疑惑解释、康复建议等，让患者信任自己，协助患者作出正确的医疗决策。

4. 注重预防和健康指导　内科工作的目标就是帮助患者恢复健康，让他们的身心健康得到有效的治疗和防范。这就要求医务人员在工作过程中，在为患者进行专业救治的同时，还要从患者的情感、心理等方面进行关心和指导，让患者克服疾病带来的恐惧、失望等心理困境，树立患者战胜疾病的信心。同时还要给予患者专业的预防措施和健康指导，让患者养成良好的生活习惯，减少疾病的发生。

（三）内科医患沟通方法与技巧

1. 及时开展健康教育　一旦明确诊断，应告诉患者及其家属该病的病因或危险因素、发病机制、临床特点、治疗方法、疗程等，使其对病情、疗效和预后有足够的认识，有助于增加对治疗的依从性，减少因为不知情而引起的医疗纠纷。例如，高血压是一种多因素引发的疾病，既与遗传有关，也与患者本人的生活方式有关，合理的生活方式可延缓血压增高；血压增高不一定有症状，但持续的血压增高可造成心、脑、肾等重要脏器的损害、致残甚至危及生命。对于有内科疾病家族史的患者，更应提早采取预防措施，包括低盐、低脂饮食，多食富含维生素和纤维素的食物；戒烟、限酒；坚持有规律的体育活动；保持心理平衡；定期进行必要的检查；患病后保持乐观、平和的心态，积极配合治疗，定期复查，以便观察疗效以及调整治疗方案。

2. 尊重患者知情同意的选择权　与内科患者进行沟通应充分尊重患者及家属，适度告知患者治疗中的风险，应根据患者的心理承受能力、生活背景、经济状况及社会支持系统，选择恰当的方式将患者的病情如实告知患者及家属，使患者对疾病的转归有清晰的认识，对治疗过程中可能发生的意外做好应对准备，一味隐瞒患者病情的传统方式弊大于利。适度告知患者治疗中的风险，既有利于患者配合治疗，又能减少医疗纠纷。如何与患者沟通告知不利信息，还需要结合临床实际特点不断探索。选择任何治疗方案，应根据病情需要，将适应证、利弊、风险及费用等告诉患者，确保其知情，并将决定权真正交予患者，由医患双方共同商定最佳的治疗方案。应避免诱导患者接受非必须、风险大、费用高的治疗。

3. 充分沟通，引导患者积极配合治疗　内科疾病早期常起病隐匿，多无自觉症状，患者常于定期的体检或因其他疾病就诊时偶然发现，故患者的知晓率较低，对治疗缺乏足够的认识，依从性低；部分对治疗期望过高，追求根治。如同时合并心理障碍，更影响治疗效果。医务人员应具备良好的职业素养，扎实的专业基本功，准确掌握疾病有关的信息和患者的病情特点，将处理过程和风险以适当的方式告诉患者及其家属，动态观察病情变化，多运用鼓励性沟通、治疗性沟通技术保持连续性沟通，树立人文关怀、全程服务的理念，重视患者自身在治疗过程中的积极作用。

四、与外科住院患者的沟通

外科是研究外科疾病发生、发展规律及其临床表现、诊断、预防和治疗的学科，是以手术切除、修补为主要治疗手段的科室。手术效果好、收效快，但也有局限性。无论是何种手术，对患者都是一种心理和生理的强刺激，这种刺激如得不到缓解，将会影响疾病恢复效果，加重患者术后情绪障碍，进而引起医患冲突的发生。

（一）外科患者特征

1. **手术前患者的特征**　患者对手术安全性缺乏了解，特别是对麻醉的毒副作用，顾虑严重；担心手术效果，对手术成功缺乏信息与信心；对手术医务人员的技术水平与手术经验不了解、不放心；害怕疼痛，常伴有焦虑、恐惧情绪以及睡眠障碍等行为问题。患者渴望接受手术技术高超的医务人员诊疗，希望手术前多与主刀医生见面，向主刀医生表达自己的心情。不过以上特征的个体差异较大，年轻的患者反应相对较严重；女性患者相对明显；文化程度高的患者的需求及顾虑往往更多；性格内向、不善言语表达、情绪不稳定或既往有心理创伤史的患者更容易出现较为严重的情绪、行为异常反应。这一时期患者及家属对疾病治愈的期待较高，医务人员应利用患者这种期待心理，适当引导患者积极配合。

2. **手术中患者的特征**　手术中患者的主要心理反应为紧张，特别是非全身麻醉的患者，会对手术中医务人员的言行举止用心倾听、揣摩，会对手术器械撞击声格外留心。医务人员应及时关注术中患者的反应和需要。

3. **手术后患者特征**　手术患者的焦虑恐惧、紧张反应不仅仅局限在手术前，也始终伴随至手术后。有些患者在度过危险关头后不久，会进入沮丧、失望、悲观、无助和忧虑的心理反应期。由于重大手术均有可能引起部分生理功能丧失或改变，患者容易出现愤怒、自卑、焦虑、人际关系障碍等心理问题。外科医务人员应及时了解手术患者的心理变化、诊疗需求，采取适宜的医患沟通，减轻患者的心理应激反应，帮助患者顺利度过围手术期，以期取得最佳的治疗效果。

（二）外科工作特点

1. **专业性强**　外科疾病具有突发性、风险性、多变性的特点，患者多起病急，病情进展快，其治疗方式绝大多数为手术治疗。这就要求医务人员具有很强的专业性，能够在较短的时间内精准诊断疾病，并给予恰当的治疗手段。同时，在手术过程中，还有可能出现意外情况，医务人员需具备足够的应变能力和临场反应能力，以迅速采取措施，保证患者的生命安全。

2. **工作强度大**　部分外科患者需要在短时间内完成术前准备、术中操作，还要在术后进行严密的观察，一旦出现问题，需要紧急进行救治。这些都会耗费医务人员大量的体力和精力，甚至会影响正常的就餐和休息。工作强度较大，甚至是超负荷工作，也给他们的健康带来了一定的影响。

3. **需要充分良好的沟通** 外科治疗方式绝大多数为手术治疗，对患者的生理和心理都会造成强烈的刺激，加之手术过程中可能出现意外情况及术后可能出现各种并发症，极易造成患者及其家属的恐惧、不安与不满，导致医患矛盾发生。医务人员需要及时了解患者的心理，采取适宜的沟通方式，就疾病进展、术前准备、术中风险以及术后并发症等内容向患者及家属进行充分讲解，取得其充分信任和理解，进而获得最佳的治疗效果。

4. **团队协作精神强** 外科是一个多学科、多人合作的领域，医务人员在为患者诊治过程中，往往需要影像科、营养科、手术室、麻醉科等各科室的紧密协作，这就要求他们具备良好的团队合作能力，相互之间配合默契，共同完成术前、术中、术后工作，为患者提供全方位的医疗服务，确保手术顺利和安全。

5. **风险性高** 外科患者住院时间相对较短，疾病转归一般不易迁延不愈，但术中容易出现意外情况、术后容易产生各种并发症，尤其病情危重、进展快的疾病，具有更大的风险性，有时治疗效果不理想，还有可能产生较大的负面影响，甚至带来生命的危险，存在较高的风险。

（三）外科医患沟通方法与技巧

1. **设身处地充分共情** 医务人员与患者之间的沟通是一个交换信息、达成一致、共同解决问题的过程。然而，二者在认知上存在一定差距，医务人员的理性认知与患者及家属的感性认知间存在矛盾，医务人员要设身处地站在患者的立场上，体验并理解患者的认知和感受，用心灵去感知、思考和体验，做到感同身受。

2. **认真倾听认同感受** 手术是以损伤为前提的，医务人员应耐心地倾听患者的诉说。患者的诉说是内心痛苦的释放，可以消除忧愁与悲伤。医务人员应积极主动地倾听，不要打断患者的话，认同患者对手术治疗的焦虑和恐惧。通过患者的诉说，医务人员可以及时掌握患者的病情及心理变化，发现治疗中容易忽视的细节。倾听的同时医务人员也要观察患者及其家属的非语言行为，如表情、肢体动作，努力营造使患者感到自在和安全的氛围，让患者及家属能够主动、自由地表达自己的意见。

3. **真诚鼓励细致对焦** 医务人员要善于发现患者的难言之隐，鼓励患者把自己的担心、不安说出来，解除压抑在心里的情绪，对患者的鼓励要具体、真诚且及时。沟通的最终目的是在医患之间达成理解和共识这一焦点问题。将手术方案告知患者是关键的环节，告知的过程中首先要以同理心不断鼓励患者，舒缓患者的情绪。将患者想知道的和医务人员想告诉患者的都用通俗易懂的语言向患者进行表达。表达时，应注意自身良好的形象，掌握好语调语速，提高语言艺术，采用平易近人的交流方式。同时，充分的身体语言，如微笑、点头鼓励，适时的安慰都能拉近医务人员与患者的距离。利用图像、资料、实物标本等将复杂的沟通过程简单化，也可以巧妙地应用一些比喻、类比、举例的方法，帮助患者理解和记忆诊疗知识，提高依从性。

五、与妇产科患者的沟通

（一）妇产科患者特征

1. 妇科患者的特征

（1）病种多且致病因素复杂：妇科患者疾病病种多且所涉及的心理学、社会学及医学伦理学问题等十分复杂。下丘脑性闭经、产后抑郁、围绝经期综合征等妇科疾病常与患者情绪情感相关。疾病和患者身体状况极易受心理社会因素影响，医务人员需要通过沟通，深入了解妇科疾病的生理、心理、社会诱因。

（2）隐私性强：妇科疾病的诊疗常涉及患者的个人隐私，如妇科检查时隐私部位的暴露，性传播疾病可能与不洁性生活史有关，这些问题会对患者的生理、心理以及社会生活等方面造成多重影响。患者对妇科检查常常怀有自卑和自我防御心理，特别是面对男性医务人员时，极容易产生回避和羞愧情绪。若医患沟通不及时、不充分，不仅会导致误诊、漏诊，更容易引发医患间的伦理冲突。针对妇科患者的这些特点，医务人员尤其要重视自身言行举止，注重患者的隐私与保护，尊重患者的自主选择权。

（3）病程迁延，影响生命质量：妇科良、恶性疾病，特点各异，且好发于育龄女性。某些疾病过程严重影响生育功能，使得患者生活质量急剧受损。如子宫内膜异位症，具有良性疾病、恶性行为的特点，且在绝经以前几乎不可能治愈，甚至反复发作，部分患者还需要手术和药物治疗交替应用，对患者的身心都是严苛的挑战。又如卵巢癌，起病隐匿，发现时往往已是晚期，需要进行较大范围的手术及多次化疗，多数患者还要面临不良预后。因此，对于妇科患者，医患之间必须充分沟通，使患者知晓各种治疗方法的利弊以及远期复发的风险，激发患者与医务人员共同决策、充分信任、密切配合，才能实现最优的治疗效果。

2. 孕产科患者的特征

（1）患者需求高、依赖性强：随着我国新生育制度的推行、孕检知识的普及和规范，全社会对孕产妇给予了高度的关注和关爱。尽管孕产妇入院前的社会地位、生活经历、教育背景不尽相同，但她们在怀孕期间都对自身健康异常的重视，对健康新生儿高度的期盼。这使得她们在入院后对医务人员的社会支持和家人的关怀有高度需求和依赖。

（2）喜悦和恐惧并存：孕产妇憧憬着做母亲的喜悦，盼望着孩子的平安降生，因此，也格外担心孩子是否健康、是否有畸形，担忧生产过程是否顺利，害怕生产过程中的疼痛、孤立无援。他们期待的同时又出现忧心忡忡、焦虑不安的矛盾心理。

（3）焦虑和抑郁情绪：妊娠、分娩伴随着一系列的躯体、神经内分泌和心理变化，大多数孕产妇适应良好或在产后激素水平平稳后得到缓解。也有部分孕产妇适应不良，表现为易怒、易激惹、情绪低落，过分担忧自己和新生儿的健康，常与家属甚至医务人员发脾气、争吵。生理上可能出现嗜睡或失眠、疲倦乏力，食欲减退或暴饮暴食，引发体重的异常变化。严重者可持续至产后几个月甚至几年，严重影响她们未来的工作和生活。少数抑郁孕产妇有自伤甚至轻生的可能性，需要医务人员尽早发现、及时干预。

（二）妇产科工作特点

1. 病种多而独特　在妇产科领域中，其服务对象包括孕妇、产妇、新生儿以及妇科疾病患者，这些患者年龄、身体状况和疾病类型各不相同，情况多样。除了需要诊治月经不调、盆腔炎症、宫颈疾病、子宫肌瘤等各种疾病外，还要完成孕期保健、分娩过程、产后康复等相关工作。

2. 高度的专业性　妇产科的医务人员不仅仅要了解生殖系统各项生理和病理变化，掌握各种妇科疾病的病因、临床表现，还要能够诊断和治疗各种不同的妇科疾病，处理和妊娠相关的问题，如孕期保健、孕期并发症的预防和管理，熟悉分娩过程中可能发生的问题，并能够做出及时、合理诊断和处理。

3. 隐私性强　妇产科涉及到妇女非常私密的部位和情况，包括妇女的生殖器官检查、分娩过程、调节生理周期、避孕方法指导等。患者在诊疗过程中会有一些为难情绪，所有医务人员在诊疗过程中要尊重患者的隐私，保护患者的信息，为患者提供一个安全、尊重和保密的环境，确保患者在诊疗过程中舒适与安全。

4. 风险性高　妇产科工作属于高风险的领域。孕产妇是妇产科服务对象的一部分，涉及妊娠、分娩等生命过程。孕产妇一旦出现妊娠高血压综合征、妊娠糖尿病等并发症，不仅会影响到孕产妇，还有可能影响到胎儿的安危。同时在分娩过程中有很大的不确定性，还有可能出现危及生命的并发症，可以说医务人员如履薄冰。

5. 关注患者心理　妇产科涉及到患者的生殖健康和生育问题，往往会给患者带来心理压力和焦虑。妇产科医务人员要具备良好的沟通和人际关系技巧，在诊疗过程中给予患者关怀和支持，缓解压力，增强信心。尤其面对一些敏感的问题，例如，家庭计划和性健康等时，要以专业、尊重和同理心的态度与患者进行沟通，并提供适当的建议和支持。

（三）妇产科医患沟通方法与技巧

1. 把握沟通时机，准确判断病情　第一时间建立良好的医患关系，患者从就诊开始就感受到了医务人员的充分关注，知晓自身的诉求能够得到医务人员理解和尊重。医务人员也在诊疗过程中体现对患者的关切之情，能够尽可能从患者的角度来思考问题和解决问题，从而作出正确决策。医务人员应耐心倾听患者诉说，认真询问病史，根据患者的年龄、对治疗的愿望、对生育的要求了解既往治疗的效果，结合客观检查结果，准确判断病情。

2. 加强健康宣教，协助患者身心调适　及时开展有针对性的健康宣教，医务人员要使患者及家属了解妇产科疾病的特点、病因机制及影响因素，知晓各种治疗方法的疗效与风险，提供一些可操作性强的自我调适方法，如放松训练、适度运动。也可以帮助患者获得一些同辈支持，请相同或类似疾病已康复的患者为在院患者做分享，提升患者的社会支持系统、增强应对疾病的信心。

3. 医患共同参与，选择治疗方案　妇科常以手术治疗为主，在围手术期做好充分沟通，至关重要。医务人员应根据医学原则和规范，同时征询患者对自身疾病的认识及治疗需求（如对卵巢、子宫等器官保有和切除的接受程度等），为患者提供多种治疗方案，共同商讨出最适宜的治疗决策，获得患者及亲属的理解和积极配合，提升患者的主观能动性。

孕产妇要经历阵痛、分娩，体力和精力消耗巨大，医务人员要使孕产妇及家属知晓各种治疗方法的疗效与风险，使其充分理解目前医务人员能够做到的程度以及可能遇到的相应风险，让患者深思熟虑，以决策者的角色和医务人员一起决定生育的诊疗方式。对于治疗过程中的不良反应或结果，医务人员应该以恰当的方式向孕产妇及家属传达，说明治疗的方法、预后，过程中应充分共情并及时给予鼓励。

4. 加强沟通，取得患者信任　孕产妇对医务人员的信任和配合，是达成治疗效果的坚实基础。医务人员可通过治疗性沟通，让孕产妇充分表达自己的处境和想法，通过倾诉缓解自己的心理压力，与医务人员达成共识，提高依从性。对于有回避、抗拒心理的孕产妇，医务人员要表现出更为积极治疗的态度，主动沟通，唤起他们的信心。帮助孕产妇理解生育过程的风险性、复杂性，建立正确生育认知和心理准备，即使当诊疗结果与其期待出现偏差时，孕产妇也能相对平稳对待，为进一步治疗作出积极应对。

六、与儿科患者的沟通

（一）儿科患者特征

1. 自我表达能力差　儿科患者由于年龄小，语言表达能力和理解力不强，孩子常不能清楚地表达自己的意愿和需要，特别是对于身体的不适和疼痛，很难准确和全面地进行描述，往往表现出烦躁和哭闹不安。他们缺少主动配合治疗和护理的积极性，也很难及时向医务人员反馈诊疗的效果。

2. 情感控制能力低，诊疗中不易配合　儿科患者，特别是住院患儿从自己熟悉的环境和家人身边来到一个陌生环境，他们的心理活动大多随诊疗情景而迅速变化，情感起伏强烈，特别是3岁以下幼儿，面对身穿白衣的医务人员的陌生面孔，往往精神紧张、哭闹不安。儿童生性活泼好动，医务人员询问病史时常很难控制与他们的谈话内容和进程，做体格检查、治疗时部分患儿表现出不合作。

3. 对疾病的耐受力低，病情变化快　儿童正处于生长发育期，免疫功能、中枢神经系统、心肺功能发育尚不完善，对疾病的耐受力低，对外界刺激的反应强烈，对疾病的抵抗力、免疫力弱，易感染疾病，且发病及病情变化快。

4. 疾病可引发性格改变　大部分孩子生病后能够积极适应，在医务人员的鼓励和悉心照料下，积极应对疾病带来的身体痛苦和心理压力。有些孩子生病后，通常依赖性随之增强，甚至出现哭泣、遗尿等退行性改变。父母由于焦虑和紧张患儿身体健康，常对孩子有求必应，过度妥协和满足。医务人员应在疾病恢复期及时评估并给予纠正和指导，以免患儿养成以自我为中心、专横霸道的性格。

（二）儿科工作特点

1. 服务对象特殊　儿科的服务对象主要是0~14岁的儿童，这个年龄段的儿童器官发育还不是很完善，身体各系统的功能尚未成熟，对疾病的抵抗能力相对比较弱，比成年人更娇嫩，更容易受到疾病和环境的影响，对药物和治疗的反应也更加敏感。同时该时期的儿童心理发展也尚未成熟，容易受到各项治疗和操作的干扰和影响。

2. 对专业要求高　儿科疾病类型广泛，包括感冒、肺炎、腹泻、心脏病等，其临床表现与成人有很大不同。此外儿童病情发展过程易反复、波动，变化多端，这就需要医务人员不仅具备较强的专业素养和技能，掌握各种疾病的诊断和治疗方法，还需要有丰富的临床工作经验和敏锐的观察力。

3. 需要与家属合作　与成人患者不同，儿童的语言能力和认知能力尚未成熟，医务人员除了需要运用简单的语言和肢体语言与他们沟通外，往往还需要与家长或家庭成员交流，了解他们的需求和感受。同时医务人员还要与家属建立密切的合作关系，向家属提供必要的指导和教育，使他们能够更好地参与到儿童的临床救治中。

4. 需要一定的沟通技巧　儿童心理相对比较脆弱，对外界环境和治疗过程容易产生焦虑和恐惧，常常因为焦虑、担忧、恐惧等而无法配合治疗操作。同时家属对于儿童的高度关注，也需要医务人员及时与家属进行有效的沟通。

5. 多学科合作　儿科疾病种类较多，病情有一定的特殊性，儿科患者的诊治需要医务人员、营养师、康复师、心理师等多个专业人员的参与并进行密切合作，必要时共同制订治疗计划、评估疗效，并及时调整救治方案，以进一步促进儿童的健康恢复。

6. 要有较强的风险意识和防范意识　由于儿童年龄较小、好奇心强、相对好动、危险认知能力差，容易发生跌倒、坠床、烫伤、窒息等意外，有时即使是极为简单或看似微不足道的临床活动都会带来风险。因此，需要医务人员重视每一个细节，具备风险评估和风险防范能力，及时发现潜在的安全隐患，对容易造成风险的工作环境和因素及时给予处理，确保儿童的安全。

（三）儿科医患沟通方法与技巧

儿童在不同的年龄阶段身心发育不同，在患病时的反应也不尽相同，医务人员要有高度的责任心，培养爱患意识，依据各年龄段儿童的特点，通过不同的方式进行有效的沟通，给予儿童关爱、尊重。

1. 识别新生儿患者啼哭及肢体语言　新生儿饥饿时哭声大且持续，直至得到喂养才会停止；生病时会长时间哭闹，但当疾病不断加重，哭声会转为细弱甚至不哭，并伴有不吃、不动、体重不增或降低等。医务人员需深入理解患儿的哭声及肢体语言含义，熟练掌握病情观察的技巧，诊疗操作时动作必须轻柔、敏捷，并应用柔和的语音语调、适度的抚触给予新生儿患者无微不至的关爱和呵护，满足患儿需求。

2. 善用非语言沟通，消除婴幼儿患者恐惧　婴幼儿期的儿童语言功能得到一定发展，并可以用丰富的肢体动作表达出喜悦、愤怒、惊骇等情绪。婴幼儿患病住院后，常常表现出较明显恐惧、孤独、抑郁和分离性焦虑。他们在语言上往往不能准确自我表达，有些患儿由活泼好动转变为无精打采，对父母的依赖性增强，并且会特别留意医务人员的非语言性表情、动作和行为。医务人员应从患儿的面部表情、动作、态度中进行细致的临床观察，及时发现病情变化及病症所在。也要应用非语言沟通技巧，如温柔的表情、鼓励的眼神、轻柔的动作，予以适时的爱抚和亲近，如搂抱患儿，抚摸患儿的头部，轻拍他们的上肢和背部，使之获得亲切、友好的满足感，增强患儿的信任感和安全感，有利于消除陌生感和恐惧感。

3. 使用"儿童"语言，提高学龄前期患者自主能力　疾病的痛苦和与家人分离的打击可引起儿童退行行为的出现，如已建立的行走、控制排便排尿、自主进餐等能力出现暂时的退化或丧失。对于这种改变，医务人员要充分理解患儿，允许患儿适度退行，给予他们耐心、细致、周到的关怀和呵护。医务人员在语言沟通时应语气温和，多尝试使用"儿童语言"，如："你好！很高兴认识你，我可以拉你的手吗？""我是帮你打败疾病小怪兽的护士阿姨，很高兴认识你，我们一定能成为好朋友，对吗？"在自理能力方面多提供帮助，主动亲近，允许患儿携带自己喜爱的玩具和物品，使他们尽快适应环境变化。疾病恢复期，也要积极鼓励患儿恢复自主能力，引导他们力所能及地自理，以免退行行为固化。

4. 适度夸奖鼓励，帮助学龄期患者建立社会支持系统　学龄期儿童患病后可引起内心较为强烈情绪波动，如抑郁、焦虑、恐惧、悲观、自责等心理，从而出现对抗、挑剔、任性、不遵医嘱和攻击行为，易与家长和医务人员发生摩擦。医务人员在接触年长患儿时，应感情细腻，适当提问、引导，适时应答，多给予夸奖和鼓励。尊重患儿、重视保护患儿隐私，注意细节，如查体前搓暖双手，查体结束后为患儿盖好被子等。适度引导患儿了解参与自己疾病的诊疗，增强治疗信心。这一时期患儿对伙伴陪伴的需求强烈，医务人员可为患儿介绍小伙伴，帮助他们建立良好的友谊，鼓励他们共同参加集体社会活动和适度锻炼。

5. 营造适宜的儿科医患沟通环境　就医环境是影响医患沟通效果的重要因素，儿童患者对于就医环境格外敏感。医务人员应将住院环境按儿童喜好进行布置。如粉刷病房墙壁时应选用暖黄色、浅绿色、粉红色或浅蓝色，构成比较柔和、清新的色调，有利于消除患儿紧张、恐惧情绪。墙壁上可绘制令儿童心情愉悦、带有鲜艳色彩的卡通动物或动画人物，也可以在病房内张贴一些生动宣传图、患儿绘画和祝福的词语。医务人员和患儿的着装、病房被褥也要注意色彩，给患儿以安静、平和与舒适之感；病室可设有专属的游戏空间，备有必要的玩具和文娱用品，作为恢复期患儿的娱乐场所。

此外，对于不同病情的患儿，家长是疾病诊疗决策的主体，医务人员需要家长的密切协作。因此，医务人员要主动与家长沟通，介绍医院环境、患儿疾病特点、病情变化及诊疗措施，保障与患儿家长沟通的效果。

8.12沟通示例

七、与老年科患者的沟通

案例

　　王老先生，78岁。既往糖尿病史20年，心肌梗死病史15年，脑梗死病史8年。患者因"意识不清3小时"收住院。入院诊断为：糖尿病高渗性昏迷；糖尿病酮症酸中毒、低蛋白血症、陈旧性心梗、陈旧性脑梗死。医生采取建立2条静脉通道治疗，1条给予胰岛素持续静点，1条持续补液改善血液高渗状态、逆转脑细胞脱水、纠正电解质紊乱、营养心肌、抗感染等治疗。后患者病情较为稳定，意识偶清醒，但还是有一定的危险，患者随时面临死亡。家属难以接受这个结果，患者也在偶尔清醒时用渴望的眼神看着医生及家属。

　　问题：如果您是该患者的主管医生，您会如何与患者及家属沟通呢？

8.13案例分析

中国老龄化的速度和规模前所未有，2021年65岁及以上老年人口占比达到14.2%，标志着我国已进入老龄化社会。2023年这一比例上升至21.1%，预计到2030年中国老年人占比将超过20%，中国将进入深度老龄化社会。党的二十大报告中明确提出积极应对人口老龄化国家战略。尊老敬老是中华民族的传统美德，爱老助老是全社会的共同责任。伴随着老龄化社会的到来，人们理应给予老年人更多的关注与爱护。医疗行业更是如此，老年人由于生理功能的衰退，免疫功能的下降，患病的可能性增大，给医疗服务体系带来前所未有的困难和挑战。

（一）老年科患者特征

1. 老年患者生理功能衰退、心理行为敏感

（1）生理功能衰退加剧：老年人脑功能开始自然衰退，神经系统的灵活性下降，常出现注意力不集中、情绪易激动、记忆力减退、精神和躯体容易疲劳等表现，记忆减退表现为近事记忆减退明显，远事记忆则相对保持较好。老年人睡眠调节功能下降，会出现睡眠不调的表现，如入睡和睡眠维持困难，睡眠少、睡眠浅、易惊醒、黑白颠倒等。加之疾病的影响，老年患者身体功能衰退加剧，主观上常会产生衰老感，

容易引起治疗依从性的下降，这些变化对老年人的身心状态都会有很强的负面影响。从人的衰老过程来看，老年人话多爱"唠叨"是其思维方式和思维过程衰退混乱的一种表现，也是老年人寻求心理平衡、排解寂寞的一种主要方式，这种情况对于老年患者也十分常见，因此医务人员应予以充分理解。

（2）性格固执，自卑与自尊对立：进入老年阶段，人们的人格弹性普遍明显减退，会出现固执、自尊心过强等性格表现。他们多年形成的固有的生活作风和习惯很难改变，他们在评价和处理问题时，容易固执己见，不愿接受新事物、新思想，经常以自我为中心，不允许他人对自己的威信产生怀疑，很难正确认识疾病和适应医院环境。一方面傲慢自尊，另一方面因身体功能的衰退而自卑，这种矛盾心理也给老年患者来了极大的负面影响。

（3）敏感、多疑，负性情绪强烈：老年期常被称为人生的"丧失期"，他们不仅丧失了原来"顶梁柱"般的社会地位，还将面临金钱、家人、健康的丧失，他们变得情绪敏感、猜忌多疑。一些老年人退休后，面对生活、工作和社会环境的骤然变化和闲暇时间的突然增多，特别是子女不在身边的空巢老人、"失独"老人，很容易产生一种"被遗弃感"，从而对自身的价值感到怀疑和绝望，极易被焦虑、恐惧、孤独、忧郁等负性情绪，自卑、自责、自弃等负面心理控制，加速人的衰老，引起病情迅速变化，甚至对老年人的生命安全造成威胁。一些老年人在患病后，为了获得他人的关心和重视，产生疑病心理。他们多方查阅资料、寻找与自己症状表现相似的疾病，坚称自己病得很重，反复就医寻求帮助。相反，一些老年患者因无法承受患病的打击，变得麻木淡漠，回避一切与疾病相关的信息和诊疗方法，患者角色缺如，为医务人员与患者的沟通、及时诊疗带来巨大困难。

2. 老年患者的社会影响因素复杂

（1）社会角色的转变：老年期是人生的一个重要转折期，特别是离退休期患者的社会角色发生了本质的变化，从以往社会活动的主角转变为了配角，从忙碌的职业角色转变为闲暇的家庭角色，经济收入、社会支持系统和家人的关系都发生了巨大的转变。若此时患病，老年患者的经济水平、社会资源、应对能力都会急剧下降。这对老年人身体、性格及心理带来很大的负面影响，也可能直接或间接加剧老年患者的病情。

（2）社会环境因素：时代高速发展，社会环境的不断变化，如空气污染、环境嘈杂、社会风气、社会福利状况等，也会对老年患者的生活方式、诊疗习惯和身心健康产生影响。医务人员在与老年患者沟通时应全面考虑老年人所处的社会环境，准确诊断，满足患者治疗及健康恢复的需求。

（3）社会心理因素：良好的社会心理因素，如良好的认知水平、稳定的情绪、自我尊重、积极的应对方式、亲密而和谐的人际关系、安静的生活环境、内在的精神活动等，是促进老年患者适应疾病、恢复和维护健康的重要因素。相反，过大的精神压力、消极认知、压抑、焦虑、敌对等不良的社会心理因素是造成老年患者疾病久治不愈的因素之一。

3. 老年患者起病隐匿，多系统疾病共存　老年患者由于生理功能减退、各器官功能减弱、感觉敏感性降低及应激功能下降等原因，常使疾病的临床症状变得复杂却不典型，疾病进展也较缓慢。许多老年患者常常表现为病情重而症状轻，如心肌梗死往往没有典型的心前区疼痛等表现，而仅表现为胸闷、气短、牙痛、腹痛，甚至没有临床症状，容易忽视疾病而导致漏诊和误诊。有些疾病的起病和发展在相当长的时间内均无症状，如动脉硬化、糖尿病、原发性骨质疏松等，发现症状就医时病情往往已经较重、预后不良甚至到了终末期。一些高龄老人，常同时患几种或十几种疾病，给医务人员的准确诊断增加了很多困难，在药物使用和治疗方案的决策时需要特别细致、谨慎。

（二）老年科工作特点

1. 服务对象年龄高且比较脆弱　服务对象主要为60岁以上的老年人，其脏器和神经系统功能有所衰退，变得比较脆弱，对疾病的应对能力较差，代偿能力和免疫功能减低，同时还容易受精神、心理、社会和环境的影响。患者多为共病患者，常常会有非典型临床表现、多病共存、多重用药等特点。老年科的患者群体较为确定，且多为"一身多病"，即"老年人共病"。

2. 需要跨学科的医疗团队　该类患者在治疗及居家康复过程中，医务人员除了急性病救治、慢性病防治、中长期照护外，还有一项重要的工作就是对临终老人提供照护，即临终关怀，实施的场所包括医院、康复院、养老院及社区卫生服务中心等，这就需要多学科成员组成的工作团队共同为患者提供服务，开展疾病、心理、康复、营养、预防、保健等方面的工作，即老年病的多学科整合管理模式。

3. 注重综合评估　老年科注重对老年患者的综合评估，通过详细的病史询问、体格检查以及相关辅助检查，包括躯体功能评估尤其是心肺功能、老年认知功能、老年衰弱程度、多重用药、营养状况等方面，医务人员能够全面了解患者的身心状况、疾病严重程度，并依据评估结果进行疾病管理，有利于更好地促进机体功能的提高，提高生活质量。

4. 注重延续健康管理　对于老年患者来说，医疗只是其中的一部分，其需要的是一个全程、连续的医疗服务，包括院内和院外的全过程。因此，对于该类患者，除了关注临床救治外，更应注重预防和解决实际问题，为其建立健康档案，记录每一次健康体检、健康评估、健康咨询等内容，并定期随访，必要时还要协助患者解决居家照料存在的问题。

（三）老年科医患沟通方法与技巧

1. 充分尊重，关心体贴　老年患者自尊心很强，但同时伴有强烈的丧失感和自卑心理。医务人员应以晚辈的姿态，像对待自己的长辈一样，尊重他们，言谈举止亲切礼貌，处处关心体贴他们，使老年患者在病房中感到舒适、安全，感受到亲人般的关心、关爱和家庭的温暖。

2. **定期开展医学和健康教育**

（1）告知老年患者及家属疾病相关医学知识：详细向患者及家属介绍老年患者的身心功能衰退变化。如老年人背部弯曲，腹部容易脂肪堆积，行动会变得不稳和迟缓。老年人的中枢神经系统及各个脏器功能均会发生退化或衰减，如视力模糊、听力下降、记忆力减退、动作迟钝、手脚不灵活。对于上述变化，医务人员应引导家属理解体谅老年患者，切不可对他们的需求无动于衷、置之不理，甚至反感训斥。老年患者的心肺功能也在不断衰退、血管硬化、极易骨折、抵抗力下降，更容易患病和继发感染合并并发症，治疗、痊愈和康复的过程比较缓慢，预后较差；同时也更容易产生各种精神和心理的问题。应使老年患者和家属充分了解自己，客观认识疾病，设置合理适度的康复预期，积极应对疾病。

（2）定期对老年患者及家属开展健康教育：老年患者的常见疾病常与不良的生活方式、不好的卫生习惯、消极的情绪情感有关。医务人员可通过治疗性沟通，有目的有计划开展健康教育，利用老年患者对权威的认可和信任，普及健康知识，引导患者遵循良好的生活、饮食方式，养成良好的卫生习惯，培养积极稳定的情绪情感，这些措施对老年疾病的治疗和预防都具有很重要积极的临床意义。医务人员应强调做好身体保健、定期体检的重要意义，定期为老年患者及家属举办健康知识讲座和康复指导，告诉老年患者体育锻炼的必要性，更要强调劳逸结合，避免过度的体力及心理负荷，有利于病情的稳定和康复。

3. **细心观察，及时反馈** 由于老年患者组织器官衰退，功能退化，感觉迟钝，思维减缓，语言表达能力不足，常常掩盖病情，导致一些疾病的症状体征不明显或难于被察觉。加之疾病种类多、病情复杂多变，这就要求医务人员必须细致、谨慎地观察患者的病情变化，不放过任何疑点和患者病情细小变化，多与患者沟通询问，并将结果及时反馈给多学科医疗团队，为选择和调整诊疗方案打好基础。

4. **积极沟通，帮助患者获得社会支持** 老年患者多器官衰退，行动不便，身心均受到多种疾病的伤害与折磨，时常唠叨话多却无从表达内心的痛苦和恐惧。医务人员要实时共情，与患者沟通时注意倾听，态度和蔼关切，注意多使用敬语和谦语，避免医学术语，重点反复强调、有问必答，帮助患者挖掘真实感受、深层次需求，及时将老年患者的感受和需求告诉患者家属和医疗团队，获得理解和关注，帮助患者建立强有力的社会支持系统，获得可利用资源。切忌态度蛮横、爱搭不理。

5. **告知患者治疗风险** 老年患者疾病既有起病隐匿，病程迁延的特点，同时急、难、危、重病也占有相当比例，治疗中风险巨大。如急性左心衰、呼衰、急性脑出血等，均起病急、危险性大、死亡率高，在医务人员的治疗过程中，随时有可能会出现危及生命的意外风险，乃至死亡。临床医务人员要根据每个患者的具体情况和特点，具体问题具体分析，并及时充分告知患者及其家属治疗中有可能出现的风险及其严重程度。例如，重大手术治疗，医务人员一定要在术前与患者（如果患者意识清醒）及家属充分沟通，告知该手术治疗的必要性、术前的准备情况、术中有可能出现的意外风险及相应的抢救措施、术后有可能出现的相关并发症及意外，以便让患者及家属对治疗方案能积极地接受和配合，对可能出现的突然变化有必要的心理准备，尽可能避免日后医疗纠纷、伦理冲突的发生。

6. **给予患者及家属充分的知情选择权** 尊重是医患沟通的基础，老年患者作为特殊的群体，常因疾病不同、患病基础情况不同、患者的抵抗力不同而采用的治疗方案也不尽相同。治疗可能为患者和家属赢来疾病的治愈和希望，也可能面临健康的丧失甚至生命最后的告别。医务人员应该及时与患者及家属进行良好、有效的沟通，让患者及家属了解疾病的进展情况及治疗方案，给患者及家属充分的知情权，以征得患者及家属的理解和配合。如老年癌症终末期的患者或危重病临终前的患者，医务人员要及时和他们进行沟通，讲清楚病情及预后，充分告知拟采用的治疗方案的利与弊，如保守治疗和积极的抢救或手术治疗方案，让患者及家属充分知情并理解，给他们自愿选择的机会和权利，取得他们的理解和配合，并做书面签字。在与患者及家属沟通中，切记不应干涉患者和家属的个人意愿，要充分尊重患者及家属的意愿和选择。

随着我国综合国力的不断发展提升，老年人基本养老服务已经有了雄厚的物质基础，医疗资源日益丰富、均衡。因此，如何做好患者和家属的沟通心理疏导工作，保障高水平医疗服务，是医务人员应该肩负的时代责任，用审慎、通俗易懂的语言与非语言交流方式和患者及家属及时沟通，了解患者及家属的诊疗需求，告知所患疾病相关的医学知识、诊疗方法及健康教育，充分揭示每种治疗方案的优势、局限性、风险性及治疗的具体方法，赢得患者及家属的理解和配合，避免医患矛盾和纠纷的发生。

8.14 死亡教育

思维导图8.2

8.15 小结

思 考 题

一、选择题

1. 治疗性沟通的初始沟通阶段，医务人员应采取的措施是（ ）

A. 直呼患者姓名　　　　　　　　　　B. 说明沟通的目的和所需时间

C．直接进入正题　　　　　　　　　D．不必介绍自己

E．以医护人员为主体

2．以下属于治疗性沟通内容的是（　　　）

A．产科患者的服饰　　　　　　　　B．如何解决患者就业问题

C．术后康复运动计划　　　　　　　D．近期流行音乐

E．安慰临终患者家属

3．对于新生儿期患者，最直接了解患儿的身心变化和需求的方法是（　　　）

A．聆听分辨患儿的啼哭声　　　　　B．观察患儿的表情

C．分析患儿的行为举止　　　　　　D．触摸与抚触

E．与患儿家属沟通

4．以下不属于老年患者的特点的是（　　　）

A．记忆力减退　　　　　　　　　　B．患病种类多

C．自尊心强，不易产生自卑心理　　D．听力下降

E．社会角色发生变化

5．对于预后不良的病情信息，医务人员可采取的沟通策略是（　　　）

A．对患者绝对保密　　　　　　　　B．放任不管

C．把握时机，适时告知　　　　　　D．立刻如实相告

E．对患者家属保密

二、案例分析题

1．李某，23岁，初中文化。妊娠12孕周，因恶心、呕吐、疲倦、乏力，在丈夫的陪同下来到门诊就医。由于是第一次怀孕，也是第一次到妇幼保健院检查，因此对妊娠建档、妊娠期保健、优生优育等知识了解很少，需要专业人士的指导和帮助。

请问：医务人员应该运用怎样的沟通艺术，对其进行解释及说明？

2．患者王某，男性，49岁，因活动后突发剧烈胸痛和气短，被家人送入急诊科就诊。心电图检查，发现ST段抬高，诊断为急性心肌梗死。经过与患者家属沟通，为患者进行冠状动脉介入术，术后病情得到有效缓解。患者从朋友那里听说介入术后最多存活20年，便开始恐惧不安、唉声叹气，抱怨命运不公，常与家人发生冲突和争吵。

请问：医务人员应如何与该患者沟通，提升患者应对疾病的信心？

三、沟通实践训练

两人一组，就一例新入院的儿童肺炎患者，设计一份治疗性沟通方案，并通过角色扮演感受临床工作中沟通的艺术。

8.16参考答案

（洪菲菲　侯亚红）

参 考 文 献

［1］ 尹梅. 医患沟通 [M]. 北京: 人民卫生出版社, 2020.

［2］ 高燕. 护理礼仪与人际沟通 [M]. 北京: 高等教育出版社, 2003.

［3］ 中华医学会消化病学分会. 中国慢性胃炎共识意见 (2017年) [J]. 胃肠病学, 2017, 22 (11): 670-687.

［4］ 罗羽, 张慧兰. 国内外死亡教育发展现状分析与展望 [J]. 护理管理杂志, 2018, 18 (3): 175-179, 184.

第九章
与特殊患者的沟通实践

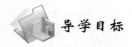 导学目标

基本目标：

　识记

　1. 传染病、精神疾病、肿瘤、感知觉功能障碍、临终状态等特殊患者的特点。

　2. 焦虑、抑郁、愤怒及其他多重情绪状态患者的特点。

　理解

　1. 传染病、精神疾病、肿瘤、感知觉功能障碍、临终状态等特殊患者的沟通需求及沟通原则。

　2. 焦虑、抑郁、愤怒及其他多重情绪状态患者的沟通需求及沟通原则。

　运用

　1. 传染病、精神疾病、肿瘤、感知觉功能障碍等特殊患者的沟通技巧。

　2. 焦虑、抑郁、愤怒及其他特殊情绪状态患者的沟通技巧。

发展目标： 根据特殊疾病状态和情绪状态患者的特点和沟通需要，熟练应用相应沟通技巧，解决患者的实际问题，提升患者对于医疗卫生服务的满意度。

思政目标： 通过本章节学习，学生认识到医务人员应尊重患者的个体差异，以同理心和爱心体察患者的沟通需求，不断提升医疗护理服务质量。

导　言

　　患者之间存在个体和群体差异性，患者可处于特殊病种或特定病程阶段，如传染病、精神病、肿瘤、感知觉功能障碍以及临终患者，也可处于特殊情绪状态中，如焦虑、抑郁、愤怒和多重情绪状态等。全国政协委员钟南山曾经说过：在中华医学会处理的医患纠纷和医疗事故中，半数以上是因为医患之间缺乏沟通引起的。没有沟通、不会沟通、沟通不恰当都在不同程度上加剧了医患之间的紧张对立关系。他认为，一名优秀的医务人员除了有责任感、具有对患者的关爱之心外，更重要的是学会与患者

沟通。因此，医务人员在工作中应认识到患者的差异性，重视每位患者的需求，发扬爱岗敬业、精益求精的职业精神以及博爱仁心、无私奉献的职业品格，掌握这些特殊患者的沟通特点及沟通技巧。

案例

患者女性，38岁，未婚，16年前因工作压力大，经常饭后催吐，服用泻药，体重最低降至26.5 kg。现因营养不良后昏厥住院治疗。患者入院时身高156 cm，体重35 kg，BMI＝14.38 kg/m^2，诊断为厌食症，与刚患病时不同，饭后不再催吐和服用泻药。患者神清，体温不高，情绪波动明显，易激惹，间断出现坐立不安，兴奋，精力旺盛，夜间睡眠时间短，拒绝服用抗精神类药物，自22岁发病以来没有月经。患者强迫性按照自己的模式锻炼，每日快步走1 h以上，目前拒绝主食及淀粉类物质摄入，只摄入蔬菜水果等食物。经评估诊断为：1.神经性厌食症，2.强迫症。使用焦虑、抑郁量表辅助为患者评估，结果显示有焦虑、抑郁的风险。

9.1案例分析

思考：与疑似合并多种精神症状的患者沟通时，需要注意哪些问题？

第一节　与特殊患者的沟通实践

一、与传染病患者的沟通

传染病是特殊的病种，传染病的形成、发展与转归有其特殊性，传染病患者更有与其他疾病患者不同的特点。历史上出现过多次传染病的世界范围内暴发或流行，鼠疫、霍乱、天花、黄热病、重症急性呼吸窘迫综合征（SARS）、新型冠状病毒肺炎（COVID-19）等传染性疾病严重威胁人们的健康与生命。我国政府在应对这些重大传染病时坚持"人民至上、生命至上"的原则，采取了一系列措施，如建立发热门诊、居民区隔离、方舱医院等，最大限度地保护了人民生命安全和身体健康。无论是在医院日常环境中还是在传染病流行暴发时期，了解和掌握传染病患者的心理特点，采取恰当、有效的技巧进行沟通交流，对传染病患者的身心健康都具有重要意义。

（一）传染病患者的心理特点

1. 沮丧和焦虑　传染病患者，尤其是慢性传染病患者，由于病程较长，或反复发作，需要多次治疗，因此患者往往感到沮丧。而在治疗过程中通常过分关注自身身体状况的细微变化，且害怕自己的疾病会危及家人和社会，同时也担心被家庭和社会嫌弃，患者常会有不同程度的心理负担和压力，表现为紧张、焦虑。

2. 内疚和负罪感　某些传染病有特殊的传染途径，如性传播疾病，常与不洁性行为有关。很多患者因此对家人产生负罪感，甚至流露出想自杀的念头，也有很多患者不愿让他人知道，羞于就诊，延误诊治，增加了传播疾病的危险性。

3. 疾病态度呈两极性　某些传染病患者为求得理想的治疗效果，四处打听偏方，盲目相信不正规医院广告，不惜重金以身试药，结果却不尽如人意。因得不到正规有效的治疗，病情反而加重。而另一个极端的疾病态度表现为无所谓，不配合治疗，不遵守消毒隔离制度，也不顾及他人，甚至在住院期间擅自外出回家或随意使用其他患者的物品等。

基于以上心理特点，治疗疾病的支出多少、学习和工作是否受到影响、如何与他人相处都成为传染病患者的困扰。因此，医务人员的某句话、某种暗示都可能会引起患者的情绪波动，他们情感脆弱，情绪极不稳定。当病程延长、病情反复时，传染病患者也常表现出信心不足。作为医务人员应该尊重传染病患者，要学会与传染病患者沟通交流的技巧，减少患者的不良心理反应，让他们能够说出疾病，面对疾病，接受治疗，尽早恢复身心健康。

（二）与传染病患者沟通的原则

1. 医方主动原则　传染病患者通常因害怕把疾病传染给其他人而与周围人群保持一定的距离，故医务人员应主动与其沟通，尽量站在患者的立场考虑问题，态度真诚，详细告知患者疾病传染途径，与他人交往过程中的注意事项，鼓励其融入社会。在进行治疗或护理时，要充分解释，消除患者的顾虑。慢性传染病患者需要长期观察、治疗，医务人员应主动与患者进行沟通，建立医患信任，增加患者后期治疗的依从性，以期达到治疗的目的。

2. 患方参与原则　和谐的医患关系中，医务人员的主动参与和患者的积极配合缺一不可。医务人员对于病情作出的解释与说明，患者及其家属应认真听取，不能理解的地方应主动询问，避免医疗决策的错误。医务人员对于患者参与的反馈，也应因人而异，文化程度较高的患者往往会通过不同方式了解自己的病情，医务人员应主动运用告知与倾听技巧，并展示自己的专业能力，赢得患者的信任，取得实效。而对文化程度较低，缺乏医学常识的患者，在沟通中则尽量用通俗易懂、简单明了的语言，使患者了解自身的病情及治疗措施，以配合治疗。

3. 平等对待原则　社会上对诸如艾滋病、梅毒、结核等传染病患者存在不同程度的偏见，但这些患者与其他患者一样，理应得到尊重。医务人员应利用自己的专业知识，以平等的态度对待患者，在做好自我防护的同时，积极接触患者，热情交流。医务人员尊重患者的人格和感情，才会获得患者及其家属的尊重，在彼此尊重的基础上，双方才能进行友好的沟通。

4. 隐私保护与公共利益平衡原则　医务人员在与患者沟通的过程中，出于疾病治疗的需要，势必了解患者的相关隐私，而对于患者不愿向他人公开的私人生活和私人信息，医务人员应遵守职业道德，保护其隐私权。2020年《中华人民共和国传染病防治法》（修订草案征求意见稿）中第十四条规定：国家和社会应当关心、帮助传染病患者、病原携带者和疑似患者，使其得到及时救治。任何单位和个人不得歧视传染病患者、病原携带者和疑似患者，不得泄露涉及个人隐私的相关信息。尤其在传染性疾病流行或暴发的时期，传染病患者的个人隐私一旦被泄露，很容易受到外界异样眼光和巨大的社会压力。如果医务人员对患者隐私权保护不够，不但会对患者造成心理伤害，也会降低患者对医务人员的信任程度，阻碍治疗过程。

值得注意的是，隐私的概念从形成就涉及个人利益和社会公共利益之间的冲突。传染病不仅严重危害患者的健康和生命安全，也会给他人和社会带来威胁。因此，在与传染病患者的沟通过程中，要掌握传染病患者隐私权保护与其他利益相关者权利保护的平衡点。涉及公共利益的个人信息和个人生活并不属于法律保护的隐私，这就是公共利益优先原则的体现。

（三）与传染病患者沟通的技巧

当今的生物-心理-社会医学模式，要求医务人员在治疗患者躯体疾病的同时，还要通过有效的沟通技巧缓解患者的心理压力，使传染病患者的身心尽快得到完全的康复。

1. 创造隐私的环境　　大部分传染病患者由于担心其他人异样的眼光，主诉病情时吞吞吐吐、躲躲闪闪，交谈时医务人员觉察到患者的这种心理时，可为患者提供相对隐秘的谈话环境，有温暖感、安静的、私人性、不受强制的环境会产生更好的沟通，这样可以让患者有安全感、信赖感，主动与医务人员交流。慢性传染病患者在婚姻、家庭、性生活等私密空间存在着比普通疾病患者更多的风险和隐忧，在涉及此类话题时不宜贸然交流，防止触发负性情绪。

2. 语言与非语言沟通技巧

（1）语言性沟通技巧：与传染病患者沟通时尽量不用医学专用术语，宜简单易懂，应以平和的语调与患者交谈，严肃询问病情，向患者客观地解释病情现状、治疗效果及传播途径，切忌随意夸大病情。同时，说服其树立战胜疾病的信心，建立健康的行为方式。①应用良性语言：慢性传染患者面临社会舆论、家庭、工作、经济等诸多压力，内心焦虑，不愿表达，医务人员可使用鼓励性语言，利于找出压力源。文化程度较低的患者因为缺乏疾病知识，常易轻信偏方和虚假广告，医务人员可以采用解释性、指导性的语言说服患者，达到配合治疗的目的。②利用空间效应：在治疗过程中，医务人员在做好防护措施的情况下，可以选用亲密距离（50 cm左右）进行交流，既做到了自我保护又不致引起患者的质疑及陌生感。也可以通过与同病室的其他患者进行良性对话来影响当事人，声音以当事人恰能听到为度，以1.2～1.4 m的距离为宜。

（2）非语言性的沟通技巧：非语言性沟通主要指肢体语言的沟通。肢体语言是身体受外界刺激的本能反应，更具真实性。然而对于同一动作，不同文化背景、性格的人理解不尽相同，在不同情境下，同一动作也有可能表达不同的含义。医务人员恰当运用肢体语言可以起到事半功倍的效果。患者入院时，医务人员起身欢迎表示尊重；医务人员与卧床的患者进行交谈时自觉俯身缩短交流距离；患者主诉疼痛时医务人员轻柔抚摸，都会给患者带来极大的安慰。在隔离病房中，医务人员身穿防护服，戴着多层口罩、手套，并佩戴护目镜，影响语言交流的效果，这时非语言性沟通就显得更加重要。医务人员可用点头、竖起大拇指等动作对患者进行鼓励，以"V"字手势告知患者治疗效果，都可以达到良好的沟通效果。

9.2 与传染病患者沟通案例

3. 与隔离患者沟通的技巧　当需要将患者隔离治疗时，由于没有家人的陪伴，患者常感到孤独、焦虑、恐惧，心理压力巨大，医务人员应尽量满足患者交流的需求，特别是当患者急躁、激动时，要允许患者发泄自己的感情，从而缓解心中的压力。

二、与精神疾病患者的沟通

精神疾病是指在各种生物学、心理学以及社会环境因素影响下，大脑功能活动发生紊乱，导致认知、情感、意志和行为等精神活动出现不同程度障碍的疾病。常见类型包括：焦虑、抑郁、强迫症、神经性厌食症、孤独症、精神分裂症等。精神疾病不仅影响患者的生活质量，对患者家庭乃至社会都会造成巨大负担。医务人员应恪守以人为本、以患者为中心的基本原则，积极与患者沟通，建立良好的护患关系。

（一）精神疾病患者的常见特征

1. 认知功能障碍　包括注意障碍、思维障碍、感知障碍、记忆下降等。这些症状不仅对患者的日常生活造成影响，而且限制患者工作学习能力。例如，记忆力下降可能导致患者生活中忘记锁门、关闭燃气灶等重要事情，注意障碍可能导致患者难以集中注意力进行学习或工作，思维障碍可能导致患者难以理解抽象问题或难以按逻辑顺序思考问题。

2. 情绪障碍　包括易喜、易怒、焦虑、抑郁、淡漠等。这些症状可能引发患者情绪失控，严重影响患者日常生活，甚至破坏人际关系。例如，易怒可能导致患者与他人沟通时发生冲突，抑郁可能导致患者疏远亲友、回避社交，难以从日常生活、娱乐活动中获取乐趣。

3. 意志行为障碍　包括意志增强、意志减弱、行为怪异、自我伤害等。这些表现会导致强迫行为，明知某些事情不必要，但还是不断重复，甚至出现伤人、自残、自杀等危险行为。

4. 社会适应能力下降　精神疾病患者通常存在社会适应能力下降的问题，难以适应新环境，甚至无法正常参与社会活动。这些问题影响患者生活质量和社交活动，即便患者病情缓解或治愈后，也可能难以回归工作或学校的环境。

（二）与精神疾病患者沟通的原则

1. 尊重患者，建立信任　尊重患者是医务人员与精神疾病患者沟通的基础。医务人员应该以患者为中心，实施优质医疗服务，设法满足其合理要求，平等地对待患者，从内心尊重患者的人格和隐私，维护患者尊严，避免用异样眼光看待患者，更不可私下贬低或嘲笑他们。

2. 详细了解患者情况，保持耐心　详细了解患者家庭情况、既往史、现病史及主要照顾者的基本信息，有利于站在患者及家属的角度考虑问题。精神疾病患者可能会表现出不同于常人的情绪和行为，在诊疗过程中可能会辱骂、殴打医务人员，因此，医务人员更应保持理解和耐心，用平和温柔的语气与患者沟通，用博爱宽容、理解、同情患者，协助患者走出困境。

3. 避免刺激，给予关注　由于精神病患者常常情绪不稳定、易怒，医务人员切忌与他们发生冲突或争吵，应多关注精神疾病患者的心理和情绪状态，面带微笑与患者沟通，安抚患者，向患者传递积极向上的正能量。医务人员应给予适当的鼓励和支持，使他们感受到被关爱；不应用批评、指责的态度或使用刺激性语言与患者沟通，以免刺激患者的情绪。

（三）与精神疾病患者沟通的技巧

1. 营造轻松的沟通氛围　与精神疾病患者沟通时，可以邀请患者坐下，面对面沟通，不可让患者保持站立，而医务人员保持坐姿沟通。在询问患者病情或治疗前，可以向患者表达关心或聊一些患者感兴趣的话题，引导患者交流，营造轻松的沟通氛围。

9.3 营造轻松的
沟通氛围

2. 使用简洁的语言　医务人员要使用简洁的语言，避免使用专业术语或晦涩难懂的词语。向患者提出要求或传达信息时，应保持耐心，使用温和的语气，尽量一次只沟通一件事，确保患者可以完全理解。

3. 倾听与鼓励　医务人员应扮演沟通中"倾听者"的角色，倾听患者的想法和感受，不要随意打断或评判，应表示理解和关心，使他们感到被接纳。对于患者思想和行为的进步，要多鼓励和表扬，增强他们的自信心和积极性。对于消极的思想和行为，不要一味地否定和批评，而是理解患者，给予劝慰和正向的引导。

9.4 使用简洁的
语言沟通

4. 使用非语言沟通方式　在与精神疾病患者沟通过程中，医务人员任何的微表情、姿态、动作都会向患者传递信息，医务人员也可以通过患者的非语言动作了解他们的内心状态。因此，除了语言沟通，我们还可以通过面部表情、眼神接触、肢体接触等非语言沟通方式向精神疾病患者表达或获取信息，但对待异性患者时，则应慎重与患者产生肢体接触。

9.5 倾听与鼓励

三、与肿瘤患者的沟通

2023年11月15日，国家卫生健康委召开新闻发布会介绍：经过努力，我国癌症5年生存率从2015年的40.5%上升到2022年的43.7%，如期实现了"健康中国行动"的阶段性目标。这一目标的实现，是国家和全体医务人员共同努力的结果。在全力挽救肿瘤患者生命，最大限度地延长生存时间的同时，提高患者的生存质量也是医务人员的努力方向。医务人员与肿瘤患者在疾病治疗的全程中多多少少会存在沟通问题，特别是在肿瘤诊断的告知时存在沟通难题。加强并做好肿瘤患者的医患沟通工作，是密切医患关系、化解误会、消除隔阂、防范医疗纠纷的有效措施。

9.6非语言沟通

（一）肿瘤患者的心理特点

肿瘤是威胁人们生命健康的大敌，"谈癌色变"并非夸张。不同的人会对肿瘤表现出不同的反应，在对待治疗上，也会表现出许多截然不同的态度，这是人们心理承受能力的差别。肿瘤患者心理特征、文化背景、疾病性质以及对疾病的认知程度不同会产生不同的心理反应。

1. 对疾病的心理反应

（1）确诊前的心理反应：在"互联网+"的时代，人们获取医学知识的途径越来越多，对于疾病的警惕性也越来越高。当一个人身上发现肿物，通常首先想到的是恶性肿瘤，这种预感会引起患者的焦虑和恐惧，并促使其求医。在此阶段患者害怕的是经检查后被确诊为恶性肿瘤，也盼望最终检查结果证实不过是虚惊一场。这种害怕与期望的状态，会一直持续到确诊，对于患者来说，这个阶段是最为焦虑的。

（2）确诊后的心理反应：在确诊恶性肿瘤后，患者往往会产生一系列的心理变化，通常会经历否认期、愤怒期、协议期、抑郁期及接受期。部分患者在获知患癌实情后，失去求生欲望，在出现病情恶化或失去治疗希望时，患者可出现急躁易怒等表现。也有部分患者在得知自身患癌症后，能从实际出发，按医嘱行事，并积极了解抗癌的有关知识和治疗方法，配合医务人员进行治疗。但是这类患者值得医务人员格外重视，因为他们所表现出的积极与坚强，不一定是内心的真实状态。有些患者本身性格要强，在确诊肿瘤后，害怕被其他人同情，因此表现出更加积极、乐观的态度，实则内心恐慌，无所适从。

2. 对治疗的心理反应　进入治疗阶段后，患者情绪往往随病情发展而变化。当病情好转时，患者燃起希望，负性情绪得到暂时缓解；当治疗未见效时，则希望破灭，负性情绪再次涌现。

（1）对手术治疗的心理反应：手术治疗是肿瘤的主要治疗方式之一，但是手术治疗在切除肿瘤的同时，往往会带给患者身体结构和功能的改变，并需要在术后进行长时间的康复锻炼。如果手术的结果是永久性改变，如颜面部形象破坏、截肢、内脏造瘘、器官切除等，会给患者造成严重的心理创伤。例如，卵巢癌患者在切除卵巢后，女性性激素分泌受到影响，造成医源性绝经。女性生殖系统结构破坏，患者对自身的女性特征丧失感到沮丧，也对是否可以进行性生活持迟疑态度。再如，乳腺癌患者在乳房切除后多数会发生适应不良，女性第二性征的丧失，造成患者的抑郁、焦虑。

（2）对放疗和化疗的心理反应：放疗和化疗会给肿瘤患者带来一些不良反应，如放疗引起的皮肤变红、放射性肺炎、恶心、呕吐等，化疗造成的白细胞、血小板下降，消化道黏膜炎症、口腔炎等，都会给患者带来身心痛苦。脱发也是许多化疗药物的副反应，头发脱落会使患者焦虑不安，害怕面对他人。因此，放化疗患者不仅需要得到生理上的照顾，还需要得到心理上的支持。

（3）患者及家属对治疗的期望值过大：由于医疗技术的飞速发展，肿瘤患者的生存时间不断延长，不断涌现出新的治疗手段、临床药物，因此，患者及家属对治疗成功的期望值不断提高，这有利于积极配合医务人员治疗，但是当患者一旦出现疾病复发或治疗效果不佳，也更容易造成医疗纠纷。

3. 肿瘤晚期患者的心理反应　肿瘤晚期患者，身体往往呈现为恶病质状态，身体的变化使得心理不可避免地产生一些变化。影响患者心理反应的因素很多，包括癌症本身的严重程度、患者对癌症的认知情况、患者的性格特征、与家庭成员之间的关系、家庭经济状况，以及社会关注度等。除极少数患者能正确对待外，绝大多数患者均可出现各种各样、不同程度的心理障碍。当患者明白所患疾病的严重性，了解到治疗前途渺茫时，则会失去信心，拒绝就医，等待生命的终结，甚至有患者千方百计地寻求死亡，以求身心的彻底解脱。这种对生活信念的丧失，以及抑郁状态的持续，均可促进肿瘤细胞的增殖，加速病情的恶化。有报道显示，在恐惧的心理状态下，肾上腺皮质功能下降，机体的免疫力降低；情绪低落、悲伤时，T淋巴细胞和B淋巴细胞的功能呈低下状态，机体免疫功能减退。

（二）与肿瘤患者沟通的原则

1. 尊重肿瘤患者的知情权原则　一项问卷调查结果显示，绝大多数患者都希望知道他们所患疾病的全部信息，几乎所有患者都想知道治疗可能带来的获益和不良反应，以及他们的预后情况。基于当今的"互联网+"的时代背景和患者文化素质的不断提高，肿瘤的真实病情很难对患者保密。虽然在告知肿瘤患者真实病情的态度上存在文化差异，但绝不应以这种差异为理由而拒绝尊重肿瘤患者的知情权。尽管患者的年龄、性别、肿瘤类型、语言和文化背景不同，但尊重肿瘤患者的知情权应是相同的。2021年8月20日第十三届全国人民代表大会常务委员会第三十次会议通过的《中华人民共和国医师法》第二十五条明确说明医师在诊疗活动中应当向患者说明病情、医疗措施和其他需要告知的事项。当需要实施手术、特殊检查、特殊治疗时，医师应当及时向患者具体说明医疗风险、替代医疗方案等情况，并取得其明确同意；不能或者不宜向患者说明的，应当向患者的近亲属说明，并取得其明确同意。在恶性肿瘤患者的诊断和治疗的过程中，医务人员应以患者为本，更好地引导患者，使其积极配合治疗。

2. 初次谈话分清对象原则　医务人员在谈话前须先明确谈话的对象是患者本人还是家属，如为家属，还需明确其与患者的关系。对于绝大多数被确诊为肿瘤的患者来说，肿瘤可能是"不治之症"，他们亦可能并不清楚当代医学治疗肿瘤的发展水平，直截了当地告诉他们坏消息无疑是对他们心灵的严重打击，是不可取的。而且人们对坏消息的承受能力取决于各自不同的性格特点，因此，医务人员应首先了解患者的性格、文化程度、心理承受能力等，可以问患者两个问题：关于你的疾病你最想知道什么？你已经知道了什么？这两个问题是与患者接触时需要了解的首要信息，此时患者的回答可为医务人员如何及何时告知患者肿瘤诊断提供参考。其次，医务人员应选择恰当的时间，安静的空间，并留出充分的时间给患者提问。

如果是面对家属，医务人员应将患者的真实病情全盘告知，同时嘱咐家属保持冷静和坚强，在任何时候都不可以轻易表现出悲观情绪，还要教会家属尽可能地了解患者的一切情况，学习如何有效地帮助患者树立与医务人员配合的信心。

3. 区别病情轻重原则　若患者疾病的恶性程度较低，或诊断为恶性肿瘤早期，则可如实告知，并讲解此类肿瘤当今的治疗方法与预后，增强患者的信心。若患者的疾病恶性程度高，或诊断为恶性肿瘤晚期，在告知前应做好资料和思想准备，应与家属沟通，了解患者的心理承受能力。在告知时注意方法和策略时，可以向患者解释。虽然"癌"这个字听上去很刺耳，但是现代医学的飞速发展，使得很多恶性肿瘤已经具备了有效的治疗方法，患者生存时间也不断延长，他们便不再那么恐惧。一旦恐惧消除，精神上的放松将使机体的免疫系统更好地发挥抗肿瘤作用，原来的压力可以变成战胜肿瘤的动力。

4. 循序渐进原则　从心理学角度来看，短暂多次的刺激较之强烈刺激更易被接受。患者对坏消息的承受能力是有限的，对于还没有思想准备的患者，在第一次谈话时尚不能马上告知实情，要留给患者充分的时间去考虑。医务人员在开始阶段以"发现肿块"取代"得了癌症"的说法告之更容易被患者接受。待患者有一定的心理准备后，再适时告知肿瘤的诊断，效果较好。事实上，逐渐地把坏消息传递给患者，可能在某种意义上更有利于临床的治疗。医务人员面对的不仅仅是患者身体上的疾病，更要医治其因疾病带来的种种心理问题。有效的沟通可以让患者看到更多的希望，把"生存压力"转化为"求生动力"。

（三）与肿瘤患者沟通的技巧

1. 全面了解患者的身心状况，以病情为基础　医务人员要掌握病情、检查结果和治疗情况，患者医疗费用情况及患者、家属的社会心理状况，满足患者绝大多数的诉求，尽量让患者和家属宣泄和倾诉，对患者的病情尽可能作出准确解释。此外，医务人员还需要了解患者的沟通能力以及是否存在沟通交流的生理障碍（如意识障碍、病情危重、语言交流障碍或听力下降等）及心理障碍（如过度焦虑、恐惧、抑郁、绝望等）因素。医务人员还应观察患者的教育程度、情绪状态及对沟通的感受，使其学会自我控制。患者在得知真实病情后经历否认期、愤怒期、协议期、抑郁期及接受期五个阶段，在各阶段心理反应有所不同，对医务人员的要求也各异，医务人员需要根据其不同的心理特点与患者进行针对性的沟通交流，以帮助其缓解心理压力。

2. **语气恰当，谨慎解释，科学指导**　医务人员对患者的疑虑和不满要用充分的科学知识进行谨慎的解释，要做到语言表达清楚、准确、简洁、条理清楚，避免使用过多患者不易听懂的专业词汇，要用通俗的语言给予说明；避免强求对方立即接受医务人员所陈述的意见和事实，不要用自己的权威刻意改变对方的观点，而是要对患者的错误观点和行为指出正确的解决方式。在与患者沟通时，主要采取"开放式"的谈话方式，有利于患者更多地表达自己的想法，便于医务人员全面了解患者的思想情感。但是对关键的信息医务人员要适时采用"封闭式"提问，只允许患者回答是与否，这有利于疾病的鉴别诊断。

当患者及家属存在治疗费用上的担忧时，医务人员可以根据患者的实际情况为其解释。近年来，我国各级财政持续加大投入力度，支持强化基本医保、大病保险、医疗救助三重保障功能，稳步提升包括癌症患者在内的广大参保居民基本医疗保障水平。通过医保药品目录调整，目前临床常用的多数抗肿瘤药已被纳入基本医保支付范围，能够满足居民的基本医疗需求。通过药品价格谈判和集中采购，积极引导抗肿瘤药品降价，癌症患者用药负担进一步减轻。

3. **非语言性沟通技巧**　肿瘤患者由于担心医务人员和家属隐瞒自己的病情，常会根据医务人员细微的表现来猜测自己病情的变化，因此医务人员应注意自己的言谈举止，面部表情尤为重要。仪表整洁、表情自然、面容亲切，配合娴熟的业务技能，可以增强患者的安全感和对医务人员的信赖感。当肿瘤患者受癌痛折磨时，医务人员不要有东张西望或分散注意力的小动作，可用稳定的目光安慰患者的情绪，也可通过目光表示正在倾听患者的叙述并对患者的痛苦表示同情，同时用力紧握患者的手或轻抚患者的手，表示关心和支持，以此缓解患者在心理上的恐惧不安和悲观失望。

医务人员还应注意观察患者非语言交流的信息，可通过观察肿瘤患者面部表情、姿势、眼神等了解患者的真实信息。患者有时并未用语言表达自己的情绪或痛苦，甚至在身体极度痛苦的情况下却用轻松的语言表述自己的感受。此时，医务人员通过观察患者的肢体语言更加能够了解患者的真实的情绪变化或身体痛苦，从而为诊治及护理提供参考信息。

9.7 与肿瘤患者
的沟通

四、与感知觉功能障碍患者的沟通

在医患沟通中，可能存在感知、心理等各种障碍，影响沟通的效果和质量，甚至会导致误解和冲突。医务人员应理解和认识患者疾病和症状，感知他们的痛苦和需求。

（一）感知觉功能障碍的概念

感知觉包括感觉和知觉两个认知过程。感觉是大脑对客观刺激作用于感觉器官所产生的对事物个别属性的反映，如形状、颜色、大小、重量和气味等。知觉是在感觉基础上，大脑对事物的各种不同属性进行整合，并结合以往经验形成的整体印象。例如，人们对于葡萄的形状、气味、颜色等的认知属于感觉，而结合以上感觉，在大脑中产生的葡萄的印象属于知觉。正常情况下，人的感觉和知觉是与外界客观事物属性相一致的。感知觉功能障碍是指人在视、听、触等多种感知觉上存在着障碍，不能对客观事物做出准确的判断和反应。

（二）感知觉功能障碍的类型

感知觉功能障碍者在临床上除精神类疾病患者外，多见于有视、听障碍或处于谵妄状态的患者。

1. 感觉障碍

（1）感觉减退：是对客观事物属性刺激的感受性降低，感觉阈值增高，表现为对外界强烈的刺激产生轻微的感觉或完全不能感知，如患者对压眶等疼痛刺激无反应。

（2）感觉过敏：是对刺激的感受性增高，感觉阈值降低，表现为对外界一般强度的刺激产生强烈的感觉体验，如轻微地触摸皮肤感到疼痛难忍等。

（3）内感性不适：是躯体内部产生的不舒适和难以忍受的异样感觉，如咽喉部堵塞感、胃肠扭转感等。

2. 知觉障碍

（1）错觉：是对客观事物歪曲的知觉。病理性错觉常在意识障碍时出现，多表现为错视和错听，并带有恐怖色彩，如患者把窗帘看成祭奠花圈等。

（2）幻觉：是没有现实或客观刺激作用于感觉器官时出现的知觉体验，是一种虚幻的知觉。根据不同划分有不同类型，如根据涉及的感觉器官，可分为：幻听、幻视、幻味、幻嗅、幻触和内脏幻觉等，如在空房间内听见有人交谈等；根据体验的来源，可分为：真性幻觉、假性幻觉，如没有通过眼睛，脑中就隐约出现了某种影像；根据产生的条件，可分为：功能性幻觉、反射性幻觉、入睡前幻觉、心因性幻觉，如闭上眼睛就能看见许多动物、风景等，与睡梦时的体验相近似。

3. 感知综合障碍　指患者对客观事物的整体属性能够正确感知，但对某些个别属性如大小、形状、颜色、距离、空间位置等产生错误的感知。

（1）视物变形症：指患者看到周围的人或物体的形状、大小、体积等方面发生了变化。

（2）自身感知综合障碍：指患者感到自己身体的某一部分发生了变化。

（3）时间感知综合障碍：指患者对时间的快慢出现不正确的感知体验。

（4）空间感知综合障碍：指患者对周围事物的距离、空间位置等感知错误。

（5）非真实感：指患者感到周围事物和环境不真实。

（三）与感知觉功能障碍患者沟通的方法与技巧

1. 与视力障碍患者的沟通

（1）避免非语言方式交流：应选择有声语言沟通，在与患者进行任何操作前做详尽的说明，对发出的各种声响应加以说明，避免产生恐惧心理。

（2）避免突然出现或离开：患者因视力障碍，对医务人员的突然出现和离开不能充分感知，会使患者感到惊恐或不安。因此，当靠近或离开患者时，都要告知其自己的名字和所处的位置。与有残余视力的患者交谈，要面对患者并保持较近的距离，让患者看清自己的表情。对于完全看不见的患者，还应对发出的声响作出解释。

（3）鼓励患者充分表达自己：视力减退的患者易产生自卑情绪、被嫌弃的感受，医务人员应鼓励患者充分表达自己，帮助其建立自信。交谈时语速要慢，语调要平稳，给患者留有足够的时间作出反应，切忌使用催促或厌烦的语气。

2. 与听力障碍患者的沟通

（1）交谈前应先判断患者两耳的听力情况：尽量选择听力好的一侧与之讲话，面对患者，让患者能够看到医务人员讲话时的表情与口型，便于提高患者的理解能力。若患者不能理解医务人员所用的词语，重复时可用其他同义词替代。

（2）交谈时尽量选择非语言方式沟通：通过手势、表情、目光、姿势等方式，并恰当运用文字语言，如写字板、卡片等，让患者感觉到医务人员的关心和体贴，同时可以了解患者的反馈，避免误解。

（3）交谈时选择安静的环境：与患者耳语交谈，也可适当放大声音，但应避免大声吼叫，以免产生误会。到达患者身边时，应轻轻触摸患者，让患者知道医务人员的到来，以免受到惊吓。

3. 与谵妄患者的沟通

（1）早期沟通，鼓励家属参与：重视与患者的早期沟通和交流，识别谵妄征象，及早向患者及其照顾者提供预防和管理谵妄的干预策略，鼓励家属和照顾者的共同参与。谵妄在高龄、重症患者中高发，多是由于重症患者在治疗过程中遭受着有创机械通气、各种置入管路、睡眠剥夺等引起的各种不适，加之对病情及陌生环境的恐惧、交流受限等影响均加重其心理负担，使患者极易发生谵妄。医务人员应尽早进行解释沟通，最大程度减少来自疾病本身及治疗引起的精神创伤和心理应激，从而预防谵妄的发生。

（2）建立良好医患关系：若病情允许，应尽早移除静脉置管、尿管、肢体束缚及其他固定装置；创造良好就医环境，病室明亮；提供大号数字的时钟和挂历以提高患者定向能力；介绍环境和医务人员，并鼓励患者进行益智活动，如音乐游戏等；鼓励患者的亲属和朋友探访；鼓励患者多饮水、进食高纤维食物，定时排便；鼓励患者尽早下床活动。当患者烦躁不安时，医务人员应以平静、温和、诚恳及坚定的态度与患者沟通，注意语气语调，避免用大声命令口吻，取得患者信任，增加安全感，缓解患者不良情绪。

（3）不同情绪的患者，选择合适的沟通方式：当患者处于谵妄状态，除应用药物治疗外，非药物干预同样重要，要尊重患者；对于产生敌对情绪的患者，倾听和回应是有效的，运用鼓励性语言使患者得到支持和安慰，眼神和肢体语言表达对患者的关切；对于产生愤怒情绪的患者，先向患者表达理解，适时礼貌性地打断患者，尽可能转移注意力，既表达了对患者的重视尊重，也有效处理了患者的意见；对于产生对抗性行为的患者，如哭闹、谩骂医务人员等，医务人员要稳定自己的情绪，以冷静的态度对待患者异常行为，表现出最大程度的宽容和友善，与患者换位思考，理解患者，并与医务、家属合作，稳定患者情绪。

9.8 与感知觉功能障碍患者沟通案例

9.9 谵妄相关知识

五、以临终患者为核心服务对象的沟通

临终患者是指经医学诊断，在当前医疗技术水平条件下治愈无望、预计生存期小于6个月的患者。我国临终关怀的服务对象主要是疾病晚期或老年临终患者，也包括即将或正在经历丧亲之痛的患者家属。对临终患者而言，当得知自己的生命即将走到尽头时，不仅生理上会发生很大变化，其心理变化更是极其复杂。针对临终患者心理的特殊性，医务人员应及时把握患者不同阶段心理的变化特点，运用合理的沟通技巧与临终患者进行有效沟通，帮助患者减轻负性情绪，平静面对死亡，对提高患者生存质量起到积极促进作用。

9.10 名人名言

（一）临终患者的心理特点及沟通策略

一般情况下，患者从知晓病情到临终阶段通常经历五个心理反应阶段，即否认期、愤怒期、协议期、忧郁期和接受期。医务人员要准确地评估患者的心理特点，根据其所处的不同心理阶段，采取不同的沟通策略。

1. 否认期 "一定是诊断有误，这不可能是我！"当患者得知自己身患绝症时，会有震惊与否认的表现。在这一阶段患者最具代表性的心理反应是不愿意接受客观事实，侥幸认为诊断有误，到处求医会诊，直至权威医生作出结论为止。此反应属于一种防卫机制，可减少负向信息对患者的刺激，使患者有较多的时间来调整自己，面对死亡。此时，医务人员应多给患者一些接受时间，坦诚地回答患者对病情的疑问，耐心倾听其诉说，使患者逐步面对现实。

2. 愤怒期 "我怎么会得这种病？上天为什么对我这样不公平！"此阶段，患者对自己的病情感到愤怒与不公平，常表现为怨恨、易怒、气愤等，多种不良情绪的叠加使其常常迁怒于家属或医务人员。此时与患者沟通时，需要理解患者情绪，协助患

者寻找发泄情绪的方式，帮助他们倾诉内心的痛苦。

3. 协议期 "请你们用尽一切方法延长我的生命，我一定配合治疗。"此期患者开始接受自己身患绝症的事实，不再怨天尤人，对生命抱有希望，并努力配合治疗。此阶段，在与患者沟通时应让患者感受到医务人员的专业性和关注，积极鼓励患者参与治疗计划的制订。

4. 忧郁期 "我挺不过去了，听天由命吧，没有什么希望了。"患者开始对治疗计划产生疑虑和不安，逐渐意识到死亡就要来临，常表现为悲观、精神萎靡、沉默、哭泣等。此时，医务人员与患者沟通时应该对其给予安慰与鼓励，让患者了解治疗计划的必要性与效果，帮助患者作出决策。

5. 接受期 "我已经准备好接受死亡了，在这世上我没有遗憾了，你们不要难过。"这是临终的最后心理反应阶段，患者已经做好了面临死亡的准备，对死亡不再恐惧与悲伤，表现为喜欢独处、平静、安详、睡眠时间增加。此时，医务人员与患者沟通时应该尽可能地让患者感受到安全感与舒适感，同时帮助患者制订合理的临终关怀计划，让患者有尊严地离世。

临终患者的心理变化是十分复杂的。以上五个阶段不是固定不变的，也并不是每个临终患者都会经历这五个阶段。各个阶段不一定按顺序发展，有时会交错，有时会缺失，各个阶段持续时间长短也不一样。

（二）与临终患者的沟通原则

临终是一个沉重的话题。临终患者在面对疾病与死亡时会充满无助与失望，需要医务人员在疾病诊治的过程中予以更多的关怀与重视。良好的医患沟通，可以宽慰和安抚患者，帮助他们更好地表达自我，宣泄情绪，燃起希望并敢于面对死亡。把握正确的沟通原则，运用合理的沟通策略可以带给临终患者最后的温暖与尊严。

9.11 经典案例

1. 把握沟通时机 临终是人的生命发展的必经阶段，是任何人都逃避不了的现实。虽然患者有权知道自己的病情，但心理特点具有个体差异性，对处于临终阶段的特殊患者而言，过早告知患者实情可能会对维持病情稳定造成影响。因此，医务人员需要根据患者的不同需求、偏好和优先事项，选择合适的时机，以真诚的态度告知患者实情。与此同时，医务人员要随时掌握患者的心理变化情况，根据其不同的心理反应，对患者进行心理安慰与精神支持，使患者正视死亡，明白死亡是生命的自然属性，是无法改变的客观规律。

2. 态度真诚，尊重患者 医务人员在与临终患者进行沟通时，首先需要保证态度真诚，语言平和缓慢，言语恰到好处，让患者平静地接受自己此时的病情，同时让患者感受到一种亲切感和信任感，了解患者的心理需求，耐心倾听患者内心的想法和未完成的心愿。此外，不同临终患者因其地域、习惯、风俗、饮食等方面存在文化差异，医务人员在与患者的言语交流中应尊重患者的个人文化与习俗，在工作中体现宽容和接纳的职业道德，让患者体会到被尊重，从而赢得患者的信任，给患者带来片刻的欢乐，满足患者临终前的基本要求，使其能够安然离去。

3. **巧用非语言沟通**　在与临终患者的沟通过程中，医务人员细微的表情与形态变化都会对患者产生微妙的心理和情绪影响。恰到好处地运用非语言沟通，能更好地表达医务人员对患者的尊重、关心与支持，也更容易获得临终患者的信任，使得患者在生命尽头感受到人文温暖。非语言沟通主要包括沉默、触摸、目光交流、倾听等。

（1）沉默：适当的沉默有利于帮助患者进行充分思考与调节情绪。当临终患者产生烦躁不安、愤怒等情绪时，医务人员应保持沉默，待患者情绪得到充分释放心情平静后，再给予安慰与鼓励。

（2）触摸：触摸是一种无声的语言，适宜的触摸行为，是与临终患者建立心理沟通的有效手段。医务人员通过握手、抚摸等皮肤接触，向虚弱无力的患者表达理解、同情与关爱，可以体现其生命价值，减少孤独感，进而使患者得到心理安慰。

（3）目光交流：临终患者往往会用一种特殊的目光注视来看望他的人，医务人员一方面要善于从患者的目光中发现他们的心理需求，另一方面也要善于运用目光的接触表达对患者的关注、鼓励和希望。

（4）倾听：倾听是一种通过非语言的行为表达积极和肯定的情感交流方式，是自然的情感流露，能够让患者深切地感受到被尊重和关怀，是与临终患者沟通过程中最常使用的沟通技巧。

（三）与临终患者家属的沟通策略

家属因长时间照顾临终患者，易感身心疲惫，当患者的身体状况逐渐恶化时，他们会十分痛苦、情绪消沉，会产生震惊、失望、害怕和失落感。患者家属的这些消极情绪也可能会对患者造成巨大心理压力，加剧患者病情恶化。所以医务人员在与临终患者沟通的同时，还应该注意做好家属的思想工作，对其表示同情和安慰，为他们尽可能地提供帮助。

1. **给予同情与安慰**　临终患者的家属一般难以承受亲人即将离世的事实，医务人员应以高度的同情心、爱心，主动与患者家属进行沟通，表示充分的理解，给予恰当的安慰。同时要鼓励他们讲述自己的感受，使他们稳定情绪，正确对待患者的病情变化。

2. **鼓励家属参与患者治疗与护理计划的制订**　允许家属参与制订患者的治疗与护理计划，并且教会家属做一些简单的护理操作，指导家属为患者提供日常生活照护，这样不仅能够让临终患者家属了解到患者的治疗和护理情况，心中有所寄托，而且他们在为患者提供一些力所能及的照料工作时，能够获得一些心理宽慰，在患者离开人世后，其遗憾与愧疚感会有所降低。

3. **对家属进行死亡教育**　当面对亲人离世，家属往往会经历比患者更为强烈的离别之痛，如果不能顺利度过这一时期，其身心健康将受到严重损害。临终患者家属通过死亡教育的学习，不仅能够为患者提供强大的精神支持，也能缓解其失去亲人的悲痛之情。医务人员应告知家属死亡是人生发展的必然规律，应顺其自然接受，疾病给患者带来的精神与身体折磨是痛苦的，不妨把死亡看作是痛苦的解脱。

临终患者会有其特殊的生理变化和心理表现，尤其是在心理方面的特征，更值得医务人员注意。良好的沟通是一剂能够慰藉患者心灵的良药，医务人员只有掌握了临终患者的身心特点及适当的沟通技巧，且能够根据患者的个体差异灵活地运用这些技巧，才能更好地发挥医务人员在临终诊疗和护理中的作用。

思维导图 9.1

第二节　与特殊情绪状态患者的沟通

一、与焦虑患者的沟通

焦虑是人类即将面临危险、伤害、痛苦或无助等情境时产生的一种紧张不安的感觉和不愉快的情绪。有焦虑情绪的患者往往存在多种复合情绪，如恐惧、痛苦、紧张感等。医务人员面对焦虑患者时，要随时注意其情绪上的变化，及时调整沟通策略。

（一）焦虑患者的沟通特点

1. 生理方面　焦虑患者细小动作较多，坐卧不安、搓手顿足，有的患者自感战栗；表情紧张、眉头紧锁，肌肉紧张表现为姿势僵硬；注意力难以集中，对外界刺激敏感、易受惊吓、易激惹，自觉记忆力减退；患者在此基础上可出现入睡困难、多梦易醒。患者常有自主神经功能亢进表现，如面部发红、多汗、口干、心悸、胸闷、气促、恶心、腹泻、尿频、尿急等。部分患者为掩饰焦虑情绪，常过分强调躯体不适，因此医务人员应特别注意在与他们沟通的过程中，既要看到躯体症状，也要正确识别躯体症状背后真正的情绪因素。

2. 心理方面　患者整日忧心忡忡、心烦意乱，这也是焦虑患者的核心表现，其担心的事情可以没有明确的对象或内容，或担心程度与现实情况不相符。患者心情急躁，情感脆弱，易激惹，导致工作和学习效率明显降低。由于患者过度的自我关注和对自己产生负面评价，使得他们在与人交流时表现得缺乏自信，逃避社交；有些患者过于在乎他人的评价，过度解读他人言行举止，导致误解他人对自己有敌意，进而刻意与他人保持距离；有些患者在面对困难和问题时，常常寻求他人的支持和认可，以获得安全感来减轻焦虑情绪。

（二）与焦虑患者沟通的原则

1. 与患者建立良好的医患关系　医务人员首先应以倾听为主，态度明确地接受其言行，可鼓励患者多做言语表达。要以温和宁静的态度面对患者，当患者有反应时要及时予以支持。另有研究表明，最初接触患者时，为便于表达关怀及使患者表达情绪，最好与患者保持1.2~3.6 m的距离，这样可较好地保持患者的个人空间感。

2. 接纳患者的症状，尊重患者的人格 这一原则适用于医患两个主体。对患者而言，医务人员可用说明、解释、分析、推理等技巧使患者认识其现实状况，用明确的态度指出其焦虑状态，并努力说服患者认识、接受其焦虑状态。对医务人员而言，要明了自我的感受。面对此类患者，医务人员有时会有挫折感或认为患者不可理喻，医务人员应及时修正自己，并将患者的表现作为症状进行接受，才能与患者建立良好的护患关系，注意不能随意迁就、过分照顾，也不能过度争辩。在接触患者过程中，应根据年龄、性别、职业、习惯等给予恰当的称呼，使患者感受到被尊重。

3. 熟悉患者的病情 医务人员要仔细阅读患者病历资料，熟悉患者疾病的相关情况，如诱发因素、发病过程、症状体征、治疗方案等，为接触患者以及恰当地应对患者询问和要求做好充足的准备。在患者叙述病情时，耐心倾听，不随意打断或否定，通过患者对病情的叙述，及时补充或修订病历资料，以便准确掌握病情，做好护理工作。

4. 保护患者的隐私 与患者谈论疾病信息时，避免无关人员在场，但在接触异性患者时，需有家属或其他医务人员在场。对于患者姓名、家庭住址、工作单位、疾病信息均应加以保密，不随意与他人谈论或透露给第三方。

（三）与焦虑患者沟通的技巧

1. 巧妙选择话题，建立沟通关系 焦虑患者可能伴有社交困难，如与人交流时会感到不安、紧张、恐惧，避免眼神接触，甚至言语困难。初次接触焦虑患者前，医务人员应尽可能提前收集患者的相关信息，掌握其以往的兴趣爱好。如无法获取这些信息，也可以谈一些令人愉快的事，从这些话题巧妙切入，使患者精神放松，以便过渡到正

9.12巧妙选择话题

式的沟通。要注意的是，避免谈及比较敏感的话题，或者容易引起歧义的话题，这类话题易导致患者多虑或产生误解，不利于医患关系的建立。

2. 耐心倾听患者的语言信息 焦虑患者在沟通中可能存在说话不流畅、表达不清、口吃等现象，在表达自己的观点时犹豫不决或反复重复某些词语等。医务人员要耐心倾听，切不可急于打断或表现出心不在焉。倾听患者诉说时，医务人员身体适当前倾，眼睛注视患者头面部，适时点头或发出"嗯嗯""哦"的回应以示接收到患者的信息，或理解患者的感受。这也是推进治疗性医患关系的首要原则，是其他沟通技巧的基础。

3. 敏锐观察患者的非语言信息 焦虑患者在面临社交时，焦虑症状可能加重。如患者在面对医务人员时眼神闪躲、坐在角落，这是回避和自我保护行为；如患者表现出脸红、多汗、气促、尿频、尿急等，多为紧张焦虑导致的自主神经功能亢进；如患者不时走神和分心，表示其注意力难以集中或思维缺乏连贯性；如患者突然出现愤怒、急躁，因为一些小事而大发雷霆，多为沟通中情绪不稳定。在沟通过程中，患

者焦虑症状加重时，医务人员应暂停所谈论的话题，同时尽量安抚患者，使其逐渐恢复平静、感到舒适。不同患者表现可能有所不同，医务人员要做到个体化的识别和应对。

4. 传递正面信息 行为主义认为，患者的焦虑是通过后天学习而获得的对既往可怕情景的条件反射；精神分析学派认为，焦虑是过度的内心冲突对自身威胁的结果。焦虑是基于负性认知的一种情绪，改变认知方式将有利于减轻甚至消除焦虑。因此，医务人员应善于利用敏锐的观察力，通过交流和相处了解患者的情绪状态、认知模式等，采用积极的语言、成功的案例去引导患者意识到自身错误的认知模式并进行重建。如介绍疾病相关知识时不宜过多，否则易引起患者更多的焦虑；结合正念认知疗法，提高患者应对不良情绪的能力和技巧，改善焦虑症状，促进患者维持稳定的心态与和谐的人际关系，提升幸福感。

5. 提升语言沟通效果 在与焦虑患者进行语言沟通时，吐字要清晰、准确，语速适当，语气温和委婉。当患者语言表达不畅时，可以适时地诱导，以便得到需要的信息。若为患者不好意思或不便说出的信息，可试探性地询问，使患者的顾虑或隐忧得到表达和理解，有助于缓解和消除患者的不良情绪。当患者焦虑情绪明显时，医务人员语气要平和，并给予患者积极的鼓励和支持。当患者表现为愤怒时，医务人员要先进行安抚，不可直接批评患者的表现。无论哪种表达方式，语言沟通的前提都是要抱有真诚的态度。

6. 善用非语言沟通方式 医务人员要善于使用非语言沟通方式辅助与焦虑患者的交流。身体朝向患者，面部表情轻松自然，眼神关切而期待。对于焦虑患者，在适当的时机给患者一个拥抱、轻抚背部、牵手等身体接触，可以促进患者分泌催产素等化学物质，有助于缓解焦虑情绪。

9.13 与焦虑患者
沟通案例

二、与抑郁患者的沟通

抑郁是以显著而持久的心境低落为主要临床特征的一种异常精神状态，核心症状包括心境低落、兴趣缺乏和快感丧失，同时可伴有躯体症状及自杀意念和行为，严重影响患者的心理健康，给家庭和社会带来巨大的精神压力和经济负担。部分患者这种情绪存在时间不超过两周，且症状较轻，称之为抑郁状态。作为医务人员，更要深入了解抑郁患者特点，区分抑郁患者的严重程度，在沟通过程中潜移默化地改善患者的情绪状态，避免发生不良事件，促进家庭幸福和社会安定。

（一）抑郁患者的沟通特点

1. 抑郁心境 患者常诉说："心情不好，高兴不起来，"表现为眉头紧锁、长吁短叹、忧心忡忡等典型的抑郁症状。严重者苦恼、沮丧、忧伤、悲观、绝望，有度日如年、生不如死之感。患者体验快乐的能力下降，即便勉强参加以前喜欢的活动，也完全不能从这些活动中感到快乐。少数患者极力否认或掩饰压抑的心情，甚至强装笑容，成为"微笑型抑郁"。这种低落的情绪一般不随外界环境的变化而变化。

2. 思维迟缓　抑郁患者联想速度缓慢、思考问题困难，自觉反应迟钝。因思维联想困难和注意力下降，患者的理解力和记忆力减退，出现可逆性的认知功能障碍。主动语言减少，语速减慢，声音低沉，回答问题常拖延很久，难以说出口。有的患者在回答问题的过程中，声音越来越小，语速越来越慢，词语越来越少，严重者则无法进行交流。

3. 活动减少　抑郁患者的精神活动呈显著、持久、普遍的抑制状态，表现为各种以前喜爱的活动减少，行为缓慢，生活被动、不愿做事，不愿和周围的人接触及交往，不想去上班，不愿外出，疏远亲友及回避社交，严重者整日卧床、蓬头垢面、不修边幅，最后发展为不语、不动、不食，出现木僵状态。

4. 躯体症状　患者终日茶饭不思，面容憔悴，目光呆滞，体重减轻，头痛、心悸、胸闷、恶心、呕吐、口干、便秘、消化不良、胃肠胀气、睡眠障碍等。睡眠障碍主要表现为早醒，醒后不能再次入睡。

5. 精神病性症状　部分患者在抑郁状态持续一段时间后可出现幻觉和妄想，内容可与抑郁心境相协调，如疑病妄想及罪恶妄想，伴有嘲弄性、讽刺性或谴责性的幻听。另外，还可出现强迫、恐惧、癔症、人格解体、现实解体等症状。

6. 自杀意念和行为　有些抑郁患者有典型的自卑、自责、自罪状态，产生自杀意念和行为是抑郁患者最危险的表现。患者的自杀意念可逐渐产生，随症状加重而日趋强烈。患者一方面感到生不如死，想要通过自杀寻求解脱，另一方面认为自己罪大恶极，想要通过自杀惩罚自己。因此，在采取自杀行为时，往往计划周密，很难防范。有些患者为了逃避医务人员或家属的注意，甚至强颜欢笑。患者的自杀行为可发生在疾病的任何时期，往往在缓解期居多。

（二）与抑郁患者沟通的原则

1. 了解疾病相关知识　抑郁是一种情感障碍状态，它与个人意志力和自我控制能力无关，也不同于正常的情绪变化。虽然近年来世界各国已经认识到抑郁症的危害，但作为全球主要疾病负担来源之一，大众对它仍然存在许多误区，如无端猜测患者遇到某些事件、性格软弱等，这些都会使患者遭受二次伤害。作为医务人员，只有深入了解疾病相关的专业知识，才能识别患者的症状，理解患者的处境和出现这些症状的原因，做到有的放矢地去帮助患者。

不仅如此，医务人员也要肩负起正面宣传科普抑郁知识的责任，消除大众对此病的歧视。

2. 建立信任关系　医务人员和患者之间的信任关系是良好沟通的前提和基础。抑郁患者长期不被周围环境接受，心存委屈，因此在接触患者时，耐心倾听，不随意评判患者的观念和想法，让其感到被尊重、被关注，症状被接纳，均有利于建立信心关系。此外，医务人员严谨的工作态度、专业的理论知识、精湛的医护技术，也会增加患者和家属的信任感，为日后的医疗护理活动打下良好的基础。

3. 选择适宜的环境　抑郁患者生活被动，不愿和周围的人接触和社交，常常独坐一旁。为带动患者情绪，对于病情较轻的患者，可在亲友的鼓励和陪同下参加轻松愉快的多人社交活动。但对于病情较重的抑郁患者，人多的场合并不能使他们开朗起来，反而让患者感到紧张焦虑，加重抑郁情绪。因此，对于抑郁患者活动的环境，应根据患者病情轻重及喜好来选择。

4. 适当共情　抑郁患者存在负性、歪曲的认知模式，长时间处于情感低落状态，部分患者表现出消极行为。医务人员长期接触抑郁患者，要注意避免过度共情，产生共情伤害。有研究表明，长期共情会损害免疫系统，降低对慢性病的抵抗力。因此，在与抑郁患者相处的过程中，既要学会站在患者的角度考虑问题，拉近彼此之间的距离，又要保持积极乐观的心态，找到共情的边界，避免陷入自我身心内耗。

5. 保护患者的隐私　部分抑郁患者不愿让他人知道自己患上了抑郁症，因此，在与患者谈论疾病信息时，应避免无关人员在场，但在接触异性患者时，需有家属或医务人员在场。注意对于患者信息进行保密，不随意与他人谈论或透露给第三方。

（三）与抑郁患者沟通的技巧

1. 耐心倾听患者的主诉　抑郁患者语言表达减少，当患者开始表达时，要及时肯定，给予患者足够时间，尽量鼓励患者多说话，让患者提出话题，充分表达出自己的内心体验，不仅可以提升抑郁患者的主动性，也有助于缓解抑郁情绪。医务人员以倾听为主，适时回应并表示理解，不带任何偏见，不做价值批判，允许他们呈现任何的状态，对患者所说的内容不要显出惊讶、厌恶等神态。有时即便是默不作声地倾听与陪伴，也能让患者感到并不孤单，对他们来说就是很好的支持。

2. 及时纠正错误认知　由于抑郁患者无论对自己、对所处的环境、还是对未来都存在负性认知，他们往往认为自己无价值、有缺陷、不值得，甚至自责自罪达到罪恶妄想的程度。当患者表达类似想法时，医务人员要及时纠正患者的错误认知，明确告知他并没有做错什么，让他认识到这些消极认知和想法在绝大多数情况下是与现实情况不相符的。及时向患者普及疾病知识，有助于患者理解当前的症状是由于疾病造成的，而且会随着疾病的减轻而逐渐消失，树立战胜疾病的信心。在与抑郁患者交流时，医务人员不要抵触自残自杀的话题，以便了解患者目前的思想动态，观察患者是否有自残、自杀的具体想法，或是具体计划或行为。如果患者自杀的想法强烈或计划周密，则医务人员应进一步实施干预。

9.14 苏格拉底式提问

3. 支持和鼓励患者　在与抑郁患者交流和相处时，有意识地表达关心和支持，有利于沟通关系的发展。医务人员可采用一些简单的语言来表达感情，句子尽量简短、用词避免晦涩，如"听到这个消息，我很抱歉""我会一直在这里陪着你"等。

这些语言可以传达出医务人员的关心和支持，让患者感受到温暖和安慰。尽量避免"鸡汤式"鼓励，如"宁可输给强大的敌人，不要输给失控的自己""一切都会好起来的"，这对抑郁患者并不会产生激励作用，反而可能加重其负罪感和自责观念。

4. 采用商量和询问的口吻提供建议　抑郁患者存在兴趣减退、动力缺乏、体力下降的症状，因此一些普通人认为简单的任务对抑郁患者来说是一种巨大的压力。因此，在进行日常生活指导时，尽量采用商量和询问的口吻，不要直接替患者决定或给出命令式建议，强迫患者做一些他无法完成的任务，即便是旅游、散步等。如患者抑郁情绪严重，医务人员可以说："您觉得怎样能够让您感觉好一些？""据说晒太阳能调节我们的生物节律，改善情绪，我们试一试好吗？"随着病情改善，患者的兴趣会逐渐恢复。这时可以尝试与患者聊聊愉快事件，如："听说您喜欢听音乐、看电影，今天您想听点什么或看点什么吗？"完成之后既让患者有一种成就感，又能通过这些愉快事件提升患者的情绪。

5. 注重非语言沟通方式　在与抑郁患者交流和相处时，目光亲和关切，表情自然庄重，身体略向前倾。在患者情绪低落时，得到患者允许的前提下，可抚摸患者手背、肩膀、背部，也可以给予患者亲密的拥抱，以使患者感受到温暖、支持和安慰。但要注意观察患者反应，根据情况随时调整，或用语言加以纠正和弥补。

9.15 与抑郁患者
沟通案例

三、与愤怒患者的沟通

（一）愤怒的含义

愤怒通常是指当愿望不能实现或为达到目的的行动受到挫折时引起的一种强烈的、不愉快的情绪和情感。愤怒常在一个人遇到不公平的事、失望、伤心、被拒绝和尴尬时引发。愤怒者通常会有受到伤害或侮辱而产生的与人敌对的意识。

（二）患者愤怒的表现

愤怒患者可能会大声喊叫、无端地指责医务人员，甚至伤人、自伤。有的愤怒患者表现为对他人要求苛刻、易激惹，稍有不满意就会发脾气、指责别人，甚至会出现一些过激行为，如拒绝治疗护理、拔掉输液器或者破坏医疗仪器，或不断地要求医务人员立刻为他提供各种服务等。

（三）患者愤怒的危害

患者愤怒时会产生强烈的情绪反应，引起自身极为不适的体验，造成身心伤害；同时也会影响到其他患者的休息和对医疗服务的感受；还会严重影响治疗、护理的正常进行，破坏医疗卫生场所秩序，引发医患矛盾。

（四）患者愤怒的原因

1. 患者的心理特点　患者作为社会生活中的一个特定群体，其心理状态有别于一般正常人群。通常，个体心理活动的指向性是向外的，关注着周围环境的动向和人际交往信息。一旦患病，个体心理活动的指向性则转入内部，更加注意自己身体健康的变化，而且在疾病痛苦的折磨下，更容易表现出消极的情绪。当患者对治疗或护理有所不满时，他们会变得烦躁、愤怒，即使在医疗或护理过程一切顺利时，他们也可能产生同样的情绪，这往往反映了他们面对自己的疾病时所感到的无助或害怕失去健康和生命的悲伤和恐惧。患者很可能会将这些情绪发泄在医务人员身上，即便他们并没有犯错。

2. 患者对医疗服务期待过于理想化　患者怀着焦虑和期盼的心情来医院就诊，希望药到病除、解除痛苦。由于医务人员知识、技术更新的不及时等原因，很多先进的技术在临床得不到推广，或不能发挥其应有的作用，客观上增加了患者痛苦，从而造成患者对医务人员缺乏信任感，影响了医患、护患的和谐关系。

3. 医务人员服务理念滞后　随着社会的进步，患者对医疗卫生服务提出了更高的要求。服务理念在不断改变，由原来的被动服务逐渐过渡到主动服务，少数医务人员服务意识差、对待患者语气生硬、缺乏责任心，也会引起患者的愤怒。

4. 医患沟通不到位　每项医疗、护理操作都有其规范和标准，但患者缺乏相关医学常识，有时不能理解医务人员的做法，这时候沟通就显得尤为重要。若沟通不到位，双方信息不对等，或者产生歧义，很容易激起患者的不满和愤怒。

5. 人力资源不足　医患、护患比例失调，人力资源不足，工作难免会有缺失。

6. 因费用问题引发矛盾　在医院中不可避免地要面对费用问题，有些患者就因为不了解或者不知情而产生疑义，由此引发矛盾。

（五）与愤怒患者的沟通技巧

1. 提高服务意识　医务人员应关注和及时识别患者可能出现的情绪反应，以照顾患者的身心健康为己任。当发现患者有愤怒情绪时，不应采取逃避或放任的态度，应迎难而上，主动进入情境。

2. 迅速控制局面　医务人员应该能在愤怒的局面中迅速判断出愤怒群体中的核心人物，如不能迅速控制愤怒局面，则应适时转移冲突现场，积极寻求其他人员的帮助，并互相配合隔离现场，如邀请当事人去医护办公室或者某个相对安静的地点（最好有两名以上的医务人员陪同），避免波及范围越来越大。

3. 保持冷静，语气平缓　了解患者发怒的原因，倾听患者表达的感受。如果患者抱怨医疗护理工作，不要争吵或者为自己辩解，以解决问题的方式了解患者的需要，并尽量运用平静的语调，有时甚至可以暂时保持沉默。态度上，医务人员要保持冷静和专注，不要被情绪所左右，这样有助于更好地理解患者的问题，并找到解决问题的方法。要避免使用过于严重的语气，这可能会使患者感到更加愤怒。应使用平静而坚定的语气，让患者认识到医务人员的决心和控制能力。

4. 主动倾听，了解原因　对于发怒患者，最重要的是得到他人的倾听。医务人员需要让患者感到他们的问题被认真地倾听。在倾听过程中，可以使用肢体语言来表达关注和同情，可让患者先坐下，倒杯水，用目光接触和眼神的交流、点头、发出"嗯、嗯"的声音或轻拍肩膀让患者感到医务人员在专注听其讲话，给予足够的时间让患者发泄心中的愤懑。这样做可以表达医务人员对患者感同身受的理解和同情，建立信任感及亲密感，挖掘出患者愤怒背后的因素，以便对其遇到的困难给予全力帮助，从而正确进行引导和解决。

5. 提供解决方案　通过了解，若发现患者愤怒的原因是医患信息不对称等或者理解有偏差，应及时解释，消除误会，可以请相关人员介绍治疗方案的制订依据、用药的时间和剂量、医疗费用产生的依据等。最终，需要针对问题找到解决方法。在提供解决方案时，需要确保这些方案是可行的，并且可以得到患者的认可和合作。应该让患者持续感受到医务人员的支持和关注，这有助于他们放下情绪并接受所给出的建议。

（六）与愤怒患者沟通中的注意事项

1. 提升自我修养，避免被情绪所裹挟　当人们产生愤怒情绪时，说话往往会提高音量、加快速度，他们似乎在以威胁的方式侵犯着他人的个人空间。因此，面对愤怒的患者，医务人员很容易被"带节奏"，同样陷入愤怒或激动的情绪中。这就要求医务人员能体恤患者的心境、换位思考，时刻保持"救死扶伤、大爱无疆"的医者精神，以患者的利益为先，以博大、宽广的胸怀，将自身放到"服务者"的位置，才能避免被不良情绪裹挟。医务人员可以试着保持镇静，做个深呼吸，下意识"降低声音、放慢语速"来与愤怒患者进行交流。如果仍然无法冷静下来，不妨离开一会儿，找个安静的地方，让心情平复；也可以向同事倾诉，寻求帮助。

2. 善用情绪语言，及时弱化患者愤怒　倾听时医务人员保持眼睛与患者的接触，尽可能多地使用中性的声调、非批评性的面部表情和开放性的身体语言。微笑是一种特殊的"情绪语言"，是人际交往中解决紧张的第一要素。患者可以从医务人员的微笑中获得安慰，从而使愤怒的情绪迅速得到弱化。

3. 安全第一　注意患者及其家属与门的位置关系，确保在他们有暴力倾向的情况下，自己能够很快离开，防止被困在房间里。必要时与愤怒患者保持一定距离，这一安全措施也可防止患者产生不舒服或受威胁的感觉。如果条件允许，离开公共场所，与患者或家属在安静的地方进行交流。同时，为了确保安全，告知其他同事自己的去向。

4. 勇于道歉　向患者或家属承认他们的愤怒和不满，并通过语言表明自己愿意尽最大可能帮助他们转达或解决问题，当患者或家属很生气时，他们常威胁说要进行投诉。发生这种情况时，不要产生戒备心理，也不应结束谈话，而是应当尽量敞开心扉，真诚地与患者或家属进行交谈。如果医务人员确信自己或者医院一方存在失误，应勇于向患者及家属道歉。阻碍医务人员道歉的一个重要因素是：他们担心自己的道歉行为将来在法庭上会被视为承认负有责任的证据。这一认知的作用往往会导致事与愿违，矛盾激化。因此医务人员应保持诚实守信、严谨求实的职业操守，真诚地面对患者才能让患者感受到被尊重，他们的愤怒才能被有效化解。

5. 及时记录　与患者交流后，必要时应将对话内容记录在病历中。如果情况非常严重，需提交一份事故报告表。

9.16 与愤怒患者
沟通案例

四、患者出现多重情绪状态的评估分析与沟通

（一）患者多重情绪状态的表现

患者生病后情绪变化较大，主要特征是：情绪的退化性、易变性、易激惹性、个性性和内隐性。①退化性：是指患者表现出孩子般的情绪状态。如表现为不择时机地哭泣、恼怒，不顾场合地发泄心中的不满等现象。②易变性：是指患者的情绪变化无常。③易激惹性：是指患者遇到不适应的事件或情景会立即激发，大有一触即发之势，情绪发展速度相当快。④个性性：是指患者在表现情绪时个性色彩比较明显。⑤内隐性：是指某些患者能够严格控制自己的情绪外在表现，从而掩盖了患者的真实情绪状态。有的患者很痛苦，但为了不给家人增添精神负担却面带笑容。因此，患者除了焦虑、抑郁、愤怒，还会产生各种不良情绪，如无助、恐惧、悲哀、羞耻感等，有时多种情绪共存，严重影响患者的就医体验和疾病康复。

1. 不安、无助　不安和无助的产生，一般源于环境的陌生、自我认知的改变。新入院的患者常产生这种情绪，患者进入医疗环境后，原来的生活场所被更换了，一时难以适应患者角色。此外，缺乏疾病相关知识、社会支持不充分、医患沟通不良等均会使患者感到无助与不安。

2. 悲观、失望　是个人在失去所盼望的、所追求的东西或有价值的东西时所引起的情绪。悲观失望的情绪逐渐增加，表现为沉默寡言，对外界事物不感兴趣、吃不下、睡不好，忧心忡忡，有时可表现为不包容、烦恼易怒，从而影响治疗。重症患者和慢性病患者常会产生此种不良情绪，躯体长时间的痛苦体验，频繁地接受诊断、治疗措施，使相当一部分患者对恢复健康失去信心，丧失了生活的激情和乐趣，容易产生濒死感、悲哀、绝望等消极情绪，这些不良情绪可加速患者的病情恶化。

3. 恐惧　恐惧是人的基本情绪之一，它是人遇到危险或回想、想象危险时所产生的情绪。由于缺乏应付或摆脱某些可怕情景的能力，往往容易造成恐惧；陌生的或特定的情景，也可使人产生惧怕。患者经常会面临恐惧，如检查前的恐惧、手术的恐惧、获知诊断的恐惧等。恐惧情绪的外部表现是全身僵直，面色苍白，呼吸急迫，心跳加快等。不同的人，其对恐惧的反应会有所不同。

4. 羞耻感　羞耻感是指个体在某种情境下，觉得自我价值或尊严遭到了侮辱或威胁，从而引起心理上的不适和低落情绪。羞耻感可以给人们带来不愉快和困扰，还可能导致各种不良后果，如退缩、逃避和自卑等。羞耻感可发生于各种疾病的患者，

如肿瘤患者、慢性病患者、癫痫患者、性病患者、尿失禁患者、结肠造瘘患者等，也会发生在各个年龄阶段的患者，如年轻人、老年人等。

（二）不良情绪状态对患者的影响

个体情绪变化会影响到机体的生理功能。科研人员曾借助仪器观察情绪的变化对胃功能的影响，发现人在发怒时，胃黏膜充血潮红、胃的运动增强，胃酸分泌增多；当个体感到消极低落、忧伤悲痛时，胃黏膜变得苍白、胃的运动减弱、胃酸的分泌也减少；当个体感到轻松愉快时，胃黏膜的血液循环适中、胃的运动不过强也不过弱、胃酸分泌也适中。反过来，生理的反应也会影响个体情绪的变化，如肾上腺素分泌可以使人充满活力、随时准备行动。如果患者经常出现负向情绪，内分泌会受到影响，严重时甚至会导致疾病的发生；良好的情绪则能促使人体分泌更多有益的激素、酶类和乙酰胆碱等有益于健康的物质，这些物质可把血液的流量、神经细胞的兴奋度调节到最佳状态，从而增加免疫力、促进健康。因此，医务人员应学会识别患者的各种情绪状态，并及时沟通，以便建立和谐、合作的医患、护患关系，促进配合，减少纠纷和不良事件的发生。

（三）多重情绪状态的评估分析

尽管患者的情绪具有内隐性的特征，但情绪毕竟是人类特有的一种主观体验，它总会或明显或不明显地表现为一定状态下的行为。只有医务人员将患者的需求摆在首位，发扬博爱仁心、无私奉献的职业品格，留心观察，才能及时准确地把握患者的情绪变化。患者的情绪可从面部、体态和言语三方面进行评估和分析：

1. 面部　主要从面色及五官的情况进行推断。如面色晦暗、厌食表示心情沮丧，双眉竖立、面带怒容表示愤怒等。

2. 体态　主要通过患者身体的动作来推断。如垂头丧气表示忧愁、捶胸顿足表示悔恨等。

3. 言语　主要通过患者的言语声调、速度等进行推断。如呻吟表示痛苦，尖叫表示恐惧、低沉而缓慢的语调表示悲观等。

（四）与不安、无助患者沟通的技巧

对待不安、无助的患者，医务人员要努力主动、热情地关心患者，经常与他们交谈，耐心倾听患者的谈话内容，不能随便中断或插话，并多用礼貌性、安慰性、鼓励性、理解性的语言。对于新入院患者，做好入院宣教，使其尽快熟悉、适应医院环境；在不影响治疗的情况下，尽可能地安排有意义的活动，如允许患者进行适当的消遣活动，如散步、鼓励病友之间交谈以消除陌生感；提醒家属经常和患者保持联系，鼓励亲友多探视、陪伴患者，以帮助建立良好的社会支持体系，使患者不安的心得到安抚、满足其安全感。

（五）与消极、悲伤患者沟通的技巧

1. 帮助患者认识疾病　要帮助患者正确认识疾病、了解自身病情阶段。以充足

的耐心及时解答、消除患者关于疾病的任何疑惑，使其认识到康复与良好心态之间的关系。

2. 鼓励患者袒露情绪　为帮助患者释放和缓解压力，鼓励其向医务人员袒露自身感受，询问其悲伤的原因，允许患者哭泣。当患者哭泣时，可静静陪伴在其身边，并递上一张纸、一杯水，或轻拍其肩背部、握住患者的手，使其感觉到被关注、被理解、被支持。

3. 进行积极心理暗示　积极的心理暗示有助于疾病痊愈，可以运用积极的"言语暗示法"，如："您是家庭不可或缺的一员，家人永远需要您！"不同情况患者的心理不同，这时需要寻找其内心的突破口和契机，告知患者好心情可以使精神、体力呈最佳状态，情绪低落会毁掉人的精神支柱、会破坏人脑功能的正常运转、加重身体不适感。要动之以情、晓之以理，使患者重新点燃生活的信心，以积极乐观的态度面对现实、接纳自我、配合治疗。

4. 适当转移患者注意　可以建议患者尝试听轻音乐、读书看报、与人交谈等方法转移自己对呼吸、病痛的注意，以缓解消极情绪。

5. 建议尝试中医疗法　祖国医学历史悠久、博大精深，建议患者练习中医养生操，如八段锦、太极、六字诀等。也可轻揉按摩太阳穴，此穴位能有效地起到醒脑安神的作用，可舒缓紧张的情绪，有利于睡眠；或者按摩膻中穴（约两乳连线正中位置），能够很好地起到舒缓心情、减轻烦闷的作用；按摩合谷穴（拇指与示指连线凹陷处）有助于梳理患者体内的气血、缓解疲劳，从而达到释压的效果。

（六）与恐惧患者沟通的技巧

1. 了解患者恐惧根源　医务人员应细心体察每位患者，及时发现他们是否存在恐惧心理，然后努力了解其根源。了解恐惧的起源可以帮助患者更好地应对，并找到解决问题的方法。如患者对某项检查或治疗存在恐惧，则要为其详细讲解其目的、过程、注意事项，并请有过此项检查或治疗经验的患者现身说法；如患者对疾病诊断存在恐惧，则应采取缓冲、逐步暴露的策略，避免突如其来的打击引发患者的崩溃。

2. 为患者寻求专业帮助　对于一些反应较为严重的患者，专业心理咨询和治疗是必不可少的。心理咨询师或治疗师可以帮助患者了解自己的恐惧，并提供适当的支持和指导。常见的治疗方法包括认知行为疗法和暴露疗法等。

3. 教会患者放松技巧　放松技巧可以帮助患者在面对恐惧时保持镇定和放松。例如，深呼吸、冥想和渐进性肌肉放松可以减轻紧张和焦虑，有助于克服恐惧。

4. 开发患者支持系统　可以向患者的亲朋好友寻求支持，让他们了解患者的处境并提供必要的支持。参加支持小组也是一个不错的选择，这些小组成员可以提供一个理解、支持的氛围，让患者感到自己并不孤单。

（七）与有羞耻感患者沟通的技巧

1. 允许羞耻感的存在　告诉患者羞耻感是人类情感的一部分，每个人都会经历羞耻感。不要因为自己的羞耻感而感到自卑或沮丧，要接受自己的情感。

2. 鼓励医患沟通　羞耻感往往与他人的评价和观点有关，通过鼓励患者与医务人员沟通、分享自己的羞耻感也可以减轻其思想负担和焦虑，得到理解和支持。

3. 积极应对羞耻感　建议患者尝试一些积极的方法来缓解这种情绪。例如，可以进行深呼吸和放松练习来平复自己的情绪、转移注意力，或者通过参加一些自己喜欢的活动来改变自己的情绪状态。另外，还可以通过自我肯定和积极的自我对话来增强自信心，告诉自己羞耻感只是暂时的情绪，不会影响到自己的整体价值。

9.17 与多重情绪状态
患者沟通案例

9.18 小结

思维导图9.2

思 考 题

一、单项选择题

1. 医务人员建议恶性肿瘤晚期患者不再积极抗癌治疗，沟通时的做法不正确的是（　　　）

A. 直接告知患者和家属不再积极抗癌治疗

B. 告知不再积极抗癌治疗并不是放弃治疗

C. 告知不再积极抗癌治疗的原因

D. 理解并接纳患者及家属对此的负面情绪

E. 告知患者及家属下一步的治疗措施

2. 以下不属于感知觉功能障碍的是（　　　）

A. 幻觉　　　　　　　　　　　B. 时间感知综合障碍

C. 意识障碍　　　　　　　　　D. 内感性不适

E. 感觉过敏

3. 患者感到自己身体的某一部分发生了变化属于（　　　），患者对周围事物的距离、空间位置等感知错误属于（　　　）

A. 自身感知综合障碍　　　　　B. 时间感知综合障碍

C. 空间感知综合障碍　　　　　D. 幻觉

E. 非真实感

4. 患者感到周围事物和环境不真实属于（　　　），患者对时间的快慢出现不正确的感知体验属于（　　　）

A．自身感知综合障碍　　　　　B．时间感知综合障碍

C．空间感知综合障碍　　　　　D．幻觉

E．非真实感

5．患者女性，60岁，因饭后频发剧烈胃痛确诊为胃癌。但患者一直认为就诊医院诊断有误，随后到数家医院问诊。该患者现在的心理阶段是（　　　）

A．接受期　　　　　　　　　　B．协议期

C．否认期　　　　　　　　　　D．愤怒期

E．忧郁期

6．某癌症晚期患者，处于临终状态。感知恐惧和绝望。当其发怒时，医务人员应（　　　）

A．热情鼓励，帮助其树立信心　　B．指导用药，减轻患者痛苦

C．说服患者理智面对病情　　　　D．理解、陪伴、保护患者

E．同情照顾，满足患者需求

7．患者女性，36岁。得知自己患晚期乳腺癌后心情沮丧，常暗自落泪，感觉自己时日不多，不时出现拒绝治疗的现象。医务人员与患者沟通时应避免的行为是（　　　）

A．认真倾听患者内心的感受　　　B．任由患者拒绝治疗

C．鼓励患者积极配合治疗　　　　D．密切关注患者的情绪变化，及时疏导

E．及时满足患者的合理需求

8．患者女性，68岁，因子宫颈癌转移至肺，入院治疗后效果不佳，疼痛剧烈。患者感到极度痛苦，并试图自杀。下列与该患者的沟通技巧，不正确的是（　　　）

A．给予同情和照顾患者　　　　　B．尽可能满足患者的需要

C．要求患者控制悲哀的情绪　　　D．允许家属陪伴患者

E．注意安全，防止自杀

9．一位刚刚失去亲人的家属扑到逝者的身上嚎啕痛哭，此时医务人员的最佳反应是（　　　）

A．劝家属尽快离开病房

B．用语言劝家属不要太难过

C．使用沉默的技巧让其发泄自己的情感

D．让同室的其他患者帮助安慰家属

E．请护士长帮助处理

10．李阿姨退休后独居，因"无明显诱因出现紧张不安、出汗、失眠、腹部不适等症状"来院就诊。作为责任护士，在李阿姨出现焦虑症状时，与其沟通应注意（　　　）

A．尽量安抚患者的情绪　　　　　B．指出患者并无躯体疾病

C．忽略患者的躯体症状　　　　D．询问出现症状的原因

E．询问服药情况

11．小李，男性，19岁，大二学生。一年前无诱因逐渐出现少语、懒动、不愿上学、食欲差、跟父母透露出轻生念头。其父见状，常责备小李不懂事："你这个年纪，有什么愁事，天天闷闷不乐的。你就是太年轻，我们那时候整天饿肚子也都过来了，没什么大不了的……"其父的沟通方式是否合适？（　　　）

A．合适　　　　　　　　　　　B．欠妥

C．不合适　　　　　　　　　　D．不确定

E．以上都不对

12．以下语句，可以对抑郁患者说的是（　　　）

A．你要快快好起来呀　　　　　B．生活就是不公平的

C．出去跑跑，放松一下就好了　D．你需要的话，我随时都在

E．不要无病呻吟了

13．患者女性，明日手术，晚上辗转反侧、难以入睡，责任护士小王在巡视病房时发现了患者的异常，为保证患者以良好的状态接受手术，下列措施中哪一项不合理（　　　）

A．询问其失眠的原因　　　　　B．为其讲解手术过程

C．请手术后患者现身说法　　　D．直接给予助眠药物

E．忽视患者异常

二、案例分析题

1．患者女性，34岁。当得知自己被确诊为乳腺癌时，情绪稳定，谈笑风生，对治疗表现得非常配合和积极。在化疗的过程中，家属表示患者出现呕吐，输液部位疼痛明显等问题。当护士询问患者本人时，患者却表现得异常轻松，否认了这些引起的身体不适的不良反应。

请问：此时，医务人员应采取怎样的沟通行为？

2．患者男性，85岁，诊断重症肺炎，因合并急性呼吸窘迫综合征入重症监护室治疗，予气管插管接呼吸机辅助呼吸，行保护性约束。责任护士小王接班后予患者气道内吸引。完成操作后，王护士发现患者在向她频繁眨眼、摇头。王护士上前安慰："您别着急，现在气管插管不能说话，您不要动。"患者仍不断摇头。

请问：在以上情境中，如果您是该医务人员，您将如何处理？

3．张某，男性，43岁，工人，大专文化，不久前被医院诊断为晚期肝癌。最近火气很大，动不动就在病房大发脾气。

请问：该临终患者处于何种心理反应阶段，作为医务人员，应该如何与处于此期的临终患者进行恰当的沟通？

4．王某是一名装修工人，55岁。因反复咳嗽、咳痰伴气喘十余年加重一周诊断

为慢性阻塞性肺病急性加重入院。住院期间经抗炎及止咳化痰、解痉平喘和氧疗后，病情曾一度好转，但近期又恶化加重，被转送至ICU病房。医生将患者病情如实告知家属并下达了病危通知书。患者家属得知消息后在ICU门前久久不愿离开，一直默默流泪……

请问：医务人员应该如何与患者家属进行沟通？

5. 患者男性，62岁，肝癌晚期伴骨转移。患者入院后疼痛评分为8分，医嘱给予口服药止痛，因口服止痛药起效相对较慢，于是要求医生和护士注射止痛药物，被拒绝。患者表示不理解，认为医务人员没有同情心。

请问：作为责任护士，应该如何与患者进行沟通？

6. 患者女性，19岁，大学生。近半年来常感到无明显原因的心悸、紧张和害怕，坐立不安，无法集中精力学习，晚上经常失眠。张某说："我每时每刻都感到全身酸痛，没办法正常地学习，这样下去我的人生会不会就完了？"

请问：在以上情境中，如果您是医务人员，将如何与患者进行沟通？

7. 小丽，女性，28岁，职员。近一年来整日闷闷不乐，不想说话，不想上班，尤其到了冬天，白天也不愿起床。小丽有个男朋友，近来工作较忙，不能及时回复小丽的消息，小丽便觉得男朋友不爱自己了。

请问：在以上情境中，如果您是小丽的朋友，将如何与小丽进行沟通？

三、沟通实践训练

1. 两人一组，回顾以往生活和学习中让你感到焦虑的事和情境，分析能够缓解焦虑的方法，归纳与伴有焦虑情绪者沟通的技巧。

2. 两人一组，回顾以往生活和学习中遇到的情绪低落状态，分析能够缓解抑郁状态的方法，归纳与伴有抑郁情绪者沟通的技巧。

3. 两人一组，一人扮演患者，一人扮演医务人员，模拟如何与不安、无助患者进行沟通。

9.19参考答案

（高 丽 魏 娜 景建玲 黄冬雪 周雪莹 刘懿徵）

参 考 文 献

［1］ 尹梅. 医患沟通 [M]. 北京：人民卫生出版社，2020.

［2］ 李晓玲，单伟颖. 护理人际沟通与礼仪 [M]. 北京：高等教育出版社，2017.

［3］ 谢虹. 护理人际沟通与礼仪 [M]. 武汉：华中科技大学出版社，2017.

［4］ 刘芳印. 护理礼仪与人际沟通 [M]. 南京：江苏凤凰科学技术出版社，2003.

［5］ 郝伟，陆林. 精神病学 [M]. 北京：人民卫生出版社，2018.

［6］ 王文姬，金胜姬. 护理人文修养与沟通 [M]. 北京：人民卫生出版社，2021.

［7］　赵爱平, 单伟颖. 护理礼仪与人际沟通 [M]. 北京: 北京大学医学出版社, 2021.

［8］　朱雅麟, 石琳琳, 杨冠楠, 等. 癌症患者医患间临终沟通的研究进展 [J]. 中国医学伦理学, 2023, 36 (05): 548-555.

［9］　朱雅麟, 柴守霞, 刘一魁, 武伦. 晚期癌症患者临终沟通的研究进展 [J]. 护理研究, 2023, 37 (01): 98-104.

［10］　中华医学会神经病学分会神经心理与行为神经病学学组. 综合医院谵妄诊治中国专家共识 (2021) [J]. 中华老年医学杂志, 2021, 40 (10): 1226-1233.

［11］　汤铂, 王小亭, 陈文劲, 等. 重症患者谵妄管理专家共识 [J]. 中华内科杂志, 2019, 58 (2): 108-118.

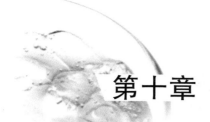

第十章
医患沟通实用技能

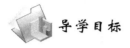 导学目标

基本目标：

　理解

　1. 归纳C-C模式的构成要素，在医务人员和患者之间的沟通技巧。

　2. 说明动机访谈的技术要点。

　运用

　1. 应用巴林特的流程解决医患沟通的问题。

　2. 书写平行病例、并体会叙事医学的焦点运用技巧。

发展目标： 根据实用技术的特点思考其使用范围和临床情境。

思政目标： 通过本章节学习，学生认识到不同方式的医患沟通应实用技术，秉承以患者为中心的服务理念，全心全意为人民健康服务。

导　　言

　　在处理临床中与患者互动的各项工作中，医务人员需要具备科学、严谨的职业精神和操守，如何拥有一颗细致、关心的责任心，掌握一定的沟通技术。这些沟通技巧能够帮助医务人员识别和了解许多患者不经意的情感和期望的流露，深挖患者选择和行为中的困境和艰难、坚持和原则，以对生命的尊重和谦卑的态度关心、引导患者，增进与患者的信任关系，与患者"肩并肩"面对疾病及困难。坚守职业道德，投入职业情感，建立正确行医理念、树立良好医德医风、完善健康医学人格。

案　例

　　患者，张某，65岁，农民，诊断2型糖尿病三个月，于内分泌科出院后未规律复诊开药，这天患者女儿硬拉着其来看门诊拿药，之后来到护士小牛出诊的健康教育门诊。只见张某弓着背蜷缩地坐在凳子上，旁边他的女儿紧锁眉头，紧紧抓着刚刚开好的降糖药。小牛看了看患者在家断断续续记录的糖尿病日记，说道："张大爷，我看到了笔记并不全……"这时站在一旁的张某的女儿焦急地说："牛护士您多批评批评他，只有你们说的话他才听呀！"牛护士劝道："张姐，我知道您很着急，这三个月大爷在家是怎么监测血糖的，我希望大爷能跟我说说，大爷一说明白了，咱们也能想办法帮帮大爷。"张某无奈地摇摇头："我干农活一忙起来总是忘了测血糖，而且测血糖扎手指很疼，结果被我闺女发现，她说到了医院医生肯定批评你，我就更怕来医院复查了……"牛护士温和地说："张大爷，刚才给您开药的主任和我批评您了吗？"张某摇摇头。牛护士说："大爷，您得的这个糖尿病是一种慢性病，我们要有很长的时间和它相处，为了适应未来的生活，我们要做出许多改变，很多患友刚开始都会有矛盾的心态。根据目前我们共同面对的这个问题，我会在门诊继续帮助您的。"张某很感动说道："谢谢护士，有你这样说，我感觉好多了！"

10.1案例分析

思考：本案例中，小牛护士面对患者的"害怕被批评"，以及家属希望护士"批评患者"，是怎样的解决和处理的呢？

第一节　C-C模式

一、C-C模式的概述

现代医学模式强调"以患者为中心"的沟通模式（patient-centered communication，PCC），将患者看作整体的人，而不是生病的器官，强调医务人员合理运用沟通方式，以建立相互尊重、信任的医患关系，从而达到有效治疗疾病、促进患者身心健康的效果。作为高质量医疗服务的核心内容，PCC模式已被西方国家广泛地认可和使用。为了促进医务人员提高医患沟通能力，国内外医学教育专家相继提出了各种医患沟通模式和技巧，并研制相应量表等，包括E4模式，三功能模式，SEGUE量表，卡尔加里-剑桥指南和Macy模式。这些医患沟通模式及技巧虽各有侧重，但有相同之处，如结构相似，均为分层次多阶段沟通，以达成互信的医患关系为目标；沟通策略相似，注重患者参与，医患共同进行医疗决策。其中卡尔加里-剑桥指南（calgary-cambridge guideline，C-C）于1998年由加拿大卡尔加里大学和英国剑桥大学的三位教授联合制定，目前被美国、英国、加拿大和澳大利亚等多个国家广泛应用于各个层次医学生、医务人员的临床沟通技能教学，并取得了良好的效果。在中国部分高校和临床医学院亦开始应用最新中文版。该C-C模式在2003年又开发了增强版，以更丰富的内容和详尽的框架将医患沟通能力具体化、细节化。该模式从与患者会谈技巧，采集信息方法，如何提供接诊咨询结构，如何与患者建立良好关系以及如何结束会谈等重要沟通过程提出合理的目标要求。C-C模式的主要目标包括：帮助辅导者和学习者将其所教所学的内容概念化和结构化。协助项目的负责人为本科生、住院医师和继续教育培训项目的学习者和辅导者建立培训课程。该模式提出了构成医学沟通技巧的框架结构，阐述了构建有效医患沟通的核心技巧，从而有助于教、学与医学实践。

二、C-C模式的构成要素及应用

C-C模式主要从6个沟通过程中描述医务人员和患者之间的沟通技巧。

（一）开始会谈

1. **准备** 对于医务人员来说，每一次的接诊都应该全神贯注，要把上一项任务搁在一边，注意让自己舒适、从容面对患者，确保前一个接诊不会影响下一个，对未拒绝的事情要做好安排并及时处理，要将注意力专注于手头的接诊，提前熟悉接诊患者的检查结果和病史，并且在问候患者之前要终止上述活动，尽可能表现的放松且全神贯注。

2. **建立最初的融洽氛围**

（1）医务人员接诊时要问候患者并知晓患者姓名。面对患者时，医务人员首先核实患者的姓名和读法，从患者处获知医务人员所需要的全部信息。

（2）医务人员需要进行自我介绍，说明这次接诊的作用和性质，必要时征得对方的同意。患者常抱怨医务人员接诊时不作自我介绍，以至于患者不能确定给他们看病的是谁，或者不清楚这个接诊医务人员在医疗团队里扮演的角色。患者经常会因为不确定医务人员是谁而感到不安。

（3）医务人员从接诊开始就要逐步建立信任关系，表现出兴趣和尊重，关注患者的身体舒适状况。医务人员的行为态度非常重要，使患者感到受欢迎和被尊重，有助于接诊过程推进中有效而准确地交流。不过，在考虑建立初始融洽氛围之前，要保证患者身体处于舒适状态。环境因素也会影响医患之间身体及心理的舒适程度：屋内的室温、光线、位置是否合适；在患者等待时是否提供了阅读资料或休息地点以缓解患者紧张焦虑的心态。在讨论隐私或敏感话题时，应关好门拉上隔帘，让患者感到踏实。

3. **找出患者就诊的原因** 医务人员采用恰当的开放式问题可以确认患者想要表述的具体问题。开放式问题能获得患者更多信息，促进有效的诊断推理，同时建立一种患者参与而不是医务人员主导的沟通模式。

10.2 封闭式和
开放式提问

医务人员需要认真倾听患者的开放式叙述，不要打断其陈述或引导患者的反应。有时医务人员往往迫于时间的限制，认为需要迅速转变提问模式而加快节奏，从以患者为中心的提问转向以医务人员为中心，导致信息采集得不全面和不准确。确认问题后仍需对未明确的问题进行进一步筛查。例如："除了头痛和乏力之外，还有其他不舒服的症状吗？"一般个人信息全部收集完成后医务人员和患者双方展开协商，对患者关心的层面和医务人员认为紧迫、重要的问题展开协商，协商过程中需要将患者和医务人员双方都考虑在内。

　　在沟通过程中可以采取以下四个技巧帮助医务人员拓展倾听的能力：

　　（1）等待时间：沟通时候稍事停顿，给患者更多的时间思考，无论对医务人员还是患者都至关重要。

　　（2）辅助回应：要尽可能减少或不打断患者的陈述，也要给患者表示我们正在认真倾听的信号。医务人员可以给予患者鼓励、沉默、复述、点头等反馈。

　　（3）非语言性技巧：医务人员可以采取姿势、手势、目光接触、面部表情等技巧，表明对患者的关注。

　　（4）提取语言和非语言的线索：患者的担忧和期望往往通过肢体语言表达出来，需要医务人员边听边观察。

（二）采集信息

　　1. 探寻患者的问题　医务人员要依据以患者为中心的理念，鼓励患者讲故事，用患者自身的语言告诉医务人员问题所在，阐明这次就诊的原因。沟通过程中注意采用开放和封闭式的提问技术。在交谈推进过程中，逐步聚焦核心问题对医务人员来说十分重要，医务人员需要恰当地将提问从开放性转向封闭性的问题来探究细节。如果患者的开放式叙述中，一些问题并没有呈现，医务人员需要运用封闭式提问来调查这些特殊的内容。

　　医务人员在采集信息的过程中要注意倾听，不随便打断患者说话，并且在回答患者问题之前给患者思考的时间。医务人员要注意提取语言和非语言线索（身体语言、患者讲述、面部表情），适时通过语言和非语言方式予以验证和认可，及时发现患者有陈述不清晰或需要补充说明的地方，例如，开放式问题："您能具体描述您说得头晕是怎么回事吗？"但也可以是封闭式的："您说的头晕是好像房子在旋转那样吗？"

　　医务人员需要适时总结以确认理解了患者所说的全部内容，邀请患者确认我们的解释是否正确，如有需要需提供更进一步的信息。总结是必须采取的步骤，明确并且详细总结收集的患者信息，是信息采集技巧中最重要的一环。在面谈过程中周期性的应用总结既可帮助医务人员完成确保接诊咨询的准确性，也可以辅助患者作出进一步的回应。在总结过程中，医务人员要使用简明的、容易理解的问题和评论，避免使用行话或太多的术语解释。为了增加准确性，医务人员也需要向患者核对重要事件发生的先后顺序，必要时医务人员需要给自己的问题设定时间。

　　2. 理解患者观点的其他技巧

　　（1）主动确定并适当探究：比如：患者的想法，患者对每个问题存在的担忧，患者对所提出的问题期望达到什么目标，患者所述问题如何影响到患者的生活。

（2）鼓励患者表达出自己的感受：在接诊过程中，首先我们可以直接询问患者的想法、担忧、期望和感受，使用开放式问题、总结及同感的陈述方式，可以促进患者透露他们的担忧，从而发现患者的看法。其次我们要提取患者提供的语言或非语言线索。

（三）提供接诊咨询的结构

和建立关系一样，提供结构也是一项贯穿于整个接诊过程的任务，而不是作为顺序模式的一个部分，它对于高效地完成医患沟通非常重要。

10.3基本框架图

1. 使组织结构明朗清晰　医务人员在每一次采集信息的末尾进行总结，以确认对患者问题的理解，再转到下一个环节。对于初学者来说，当我们陷入了不确定下一步该问什么或者患者讲了什么的时候，总结可以为自己争取思考的时间。并且总结通常会自然而然地建立起最合适的前进路径，避免陷入尴尬的局面。

在总结过程中，我们可以运用提示语、过渡性的陈述，从一个环节推进到另一个环节，包括为下一个环节做基础铺垫，也可以把我们的注意力转向即将讨论的内容。相当于向患者宣布我们接下来要做什么并邀请患者与我们一同思考，补充遗漏的部分，或者我们理解有误，让患者可以及时纠正。

2. 注意流程

（1）按逻辑顺序组织访谈的结构：对于医务人员而言，保持一个能让患者明白易懂的逻辑顺序，通过运用提示语形成一个灵活而有序的组织方式，可以清楚地从接诊的一个阶段转移到另一个阶段，帮助医患双方实现高效准确的数据采集。

（2）注意时间安排并使访谈紧扣任务：在接诊中有效地管理时间，以有效的时间满足医务人员和患者的不同需求。从建立关系、议程设置和提取感情线索安排每个阶段的节奏，平衡接诊每一阶段所占用的时间，提高接诊效率。

（四）建立关系

建立关系和提供结构贯穿于整个问诊的脉络。互信关系在相继完成医患沟通中逐渐建立，它是问诊过程中紧密结合的黏合剂。互信关系建立后，患者才能敞开心扉，讲述他们的故事，解释他们的担忧，从而提高依从性，避免误解和冲突。建立互信关系主要应用的技巧包括以下几个方面。

1. 运用恰当的非语言行为　在沟通中我们常常使用一些非语言方式来避免沟通信息的不确定性和误解，如眼神交流、面部表情、身体姿势，均会显示出医务人员对患者询问的问题有兴趣。如果医务人员合上笔记本，双手在桌上重击，快速看一眼患者后离开，提示着对患者询问的问题不感兴趣。因此恰当运用非语言行为要做到以下三点：

（1）应用合适的非语言行为，如：目光的接触、面部的表情；姿势、位置、举动；声音的暗示，如音量、语速、语调。

（2）如果阅读，记笔记或使用计算机，则要注意方式，不要影响对话或和谐氛围。

（3）显示出治愈疾病的信心。

2. **构建和谐氛围** 医务人员接受患者看法和感受的合理性，而不去评判。我们对患者表达的看法最初的反应不应该是立即安慰、辩驳或者赞同，而是给予患者一个"接受性反应"。它并不意味着你必须接受患者的想法，而是让你去倾听并且承认患者的情绪或者观点。医务人员要设身处地与患者沟通，理解并体谅患者的感受或困境，明确表示认可患者的观点和感受。同时提供支持，表达关心、理解及帮助的愿望，肯定患者为战胜病痛所做的努力及适当的自我保健，建立信任关系，并灵活地处理令人尴尬、烦扰的话题和体贴患者躯体的疼痛，包括与体格检查有关的问题。

下列一组技巧可以用来表明对患者的接受，如患者说："医生，我想我可能得癌症了，最近我咳嗽很频繁。"

（1）通过命名、重申或总结，承认患者的想法："所以你担心你频繁咳嗽是癌症引起的？"

（2）通过使用一些正当的点评，承认患者有权利这样去感受或思考："我能理解，你想查清楚，是不是。"

（3）停顿：使用专心的沉默和恰当的非语言行为，留下空间，让患者讲述更多。

（4）避免反驳的倾向："但是……"

3. **患者参与** 医务人员要与患者分享看法，鼓励患者参与对问题的讨论，向患者解释那些看起来非结论性的问题或体格检查部分的基本原理。如果不加以解释，医务人员的许多问题和检查对患者而言是不理解的，例如，在采集胸痛患者的病史时，如果医务人员问："您睡觉的时候枕几个枕头？"患者可能不能理解。但医务人员换一种轻松的方式询问："您晚上躺平的时候会觉得喘不上来气吗？是不是要枕几个枕头才会好受些？"这样便更容易理解询问的根本目的了。注意在体格检查期间，向患者解释为什么给他做检查，避免疑惑，从而征得允许。

（五）解释和制订方案

1. **提供正确的信息量和信息类型** 医务人员要给予患者全面和恰当的信息，评估每个患者的个体信息需求，既不要太少也不要过多。医务人员可以把信息分成小块传递给患者，在推进的过程中要停顿下来验证患者是否理解，并以患者的反应来指导确定如何继续进行。医务人员在给予患者信息时询问患者自身的状态，评估患者的出发点，了解患者希望了解的信息范围，如疾病的病因和预后。例如有些患者会询问"这个疾病会传染吗？"医务人员要注意在恰当的时间予以解释，避免过早给予建议、信息或验证。

2. **帮助患者准确回忆和理解**　医务人员应该思考如何让信息更容易被患者记住和理解。可以将病情分解为不连续的部分，建立各部分之间的逻辑顺序，运用清晰的分类或提示语将各部分有效连接，如："我想和您讨论几个问题。首先……"注意运用简明和容易理解的语言，运用如图表、模型、书面信息和说明等形象的方法传达信息，验证患者对所给信息的理解情况，必要时请患者用自己的话重述和确认。

3. **取得共同理解**　医务人员可以提供与患者看法相关的病情解释和诊疗规划，找出患者对所给信息的想法和感受；鼓励医患之间的合理互动而不是医务人员单向的传递。医务人员将对病情的解释与患者的想法、担忧和希望联系起来，鼓励患者提出问题和表达疑问，并恰当地作出回应。医务人员要在语言和非语言沟通中对患者提供的信息进行筛选，发现线索并作出反馈。医务人员要注意患者的信仰、反应和感受，必要时给予认可和感受。

4. **医患共同决策制订方案**　医患共同决策可使患者了解决策制订的过程，同时参与决策，提高患者执行方案的依从性。医务人员在适当的时候可以分享决策制订过程中的想法、意见、思考的过程和进退两难的困境，让患者理解医务人员背后所依据的原理，可以帮助医患之间相互理解，同时鼓励患者多与医务人员进行开放的沟通，有助于医务人员验证提供治疗方案的步骤，避免遗漏。

医患在共同决策过程中要注意让患者参与是提供建议和选择而不是命令，要确定患者在参与决定时所希望参与的水平。虽然大多患者希望参与治疗方案的选择，但仍有部分患者希望将决策权留给医务人员。因此对于医务人员而言需要根据个体选择意愿，提供相对应的沟通方法。医务人员要明确表明自己对所选治疗方案的平衡或优先选择，从而确定患者的优选方案。

（六）结束会谈

在沟通过程中，医务人员认为已经圆满地完成了会谈时或者刚想转入下一个患者时，患者可能抛出了一个新的问题，此时需要应用一些沟通技巧来解决这些问题。

1. **将来的规划**　医务人员要明确地向患者说明将如何告知他们诊断结果，与患者约定下一步和医务人员联系的规划，同时还要告诉患者具体要做什么。医务人员注意在结束会谈时要建立应急预案，解释可能出现的意外结果。如果治疗计划不起效果要怎么办，何时及如何寻求帮助等保障措施。

2. **确定合适的结束时间**　医务人员要简要地对会谈进行总结并明确治疗的规划，并最后征询患者的意见，是否满意和同意所制订的医疗规划，以及还有什么问题需要确认等。医务人员需要得到患者的回复，如："没问题了，这样很好，感谢您对我的帮助，您已经回答了我所有的问题。"

思维导图10.1

第二节 叙事医学

一、叙事医学的概念、精神及功能

医学、护理学等健康领域学科为科学与人文关怀兼具，健康领域的学科发展迅速并取得瞩目的技术成就，人文发展也需要与时俱进。因此医务人员需要关注患者困境，具备共情能力，以陪伴的姿态与患者共同面对疾病与治疗的挑战。这样患者不仅能接受到先进的治疗护理服务，还能感受到疾病的痛苦被理解和包容。这将是患者就医体验的提升，也意味着现代医学的全面发展。医务人员吸收、解释并被疾病的故事所感动的能力被称为叙事能力。

（一）叙事医学的概念

叙事医学（narrative medicine）于2001年由哥伦比亚大学内科学教授Rita Charon正式提出，2011年正式进入中国，被认为是医学人文学在医学临床工作的重要方法。叙事医学的概念随着国内实践研究的发展，形成广义和狭义两种概念。广义的叙事医学是包含语言学及文学在内的多种学科或是公众对医患相遇过程、患病体验等的研究与描述。狭义的叙事医学是具备叙事能力的医务人员自上而下、主动实施的实践医学的一种方式，关注到患者的病理表现、生理上的痛苦、心理感受以及社会经济因素对疾病及治疗的影响。

（二）叙事医学的焦点

叙事医学关注医务人员与患者互动，这种互动是基于二者将彼此视作独立且具有情感功能个体的。在互动的过程中，二者间关联性、彼此的共情、医患经历的情感是叙事医学关注的三个焦点。

1. 关联性　医患关系是医务人员与患者之间的重要联系，尤其当病患处于脆弱和艰难的境地。在病因和治疗的认知上，医患之间存在明显的差异。作为医学领域的专家，医务人员倾向于使用科学理性的术语来解释病情和治疗方案，而患者则更倾向于从个体经历、家庭及社会角色的角度理解病因和寻求最适合自己的治疗方案。根据关系医学的核心观点，临床工作不仅仅涉及人与病之间的关系，更本质的是人与人的交互关系。因此，在临床实践中，医务人员要关注与"患者"的关联构建关系，展示出对患者作为有情感、有痛苦的人的关心，并通过实际行动表达这种关心。

10.4知识拓展

2. 共情　共情是指将自己置于他人处境中，理解他人立场的能力。医学界认为共情在医患关系中至关重要，可提高患者满意度、依从性和生理健康程度，并节省就医时间和费用。共情能力高的医学生学业表现和临床胜任力较好。共情和叙事能力互为因果，共情意愿越强的医务人员能更好地倾听并引导患者完成较为完整的叙事内容，叙事能力好的医务人员更能站在患者视角看问题，站在患者的角度为患者了解患者认为重要且有意义的问题和事情，结合患者实际情况采取治疗策略。医务人员若能暂时放弃自己的经验，从患者角度体验事件及看待问题，能更容易理解患者。

3. 情感　随着医学人文教育的推广发展，医学生逐渐关注医患双方的负性情感及其潜在不良后果。医务人员的负性情绪易导致以情感枯竭、态度疏远和个人成就感降低为特征的职业倦怠。处于职业倦怠的医务人员共情意愿降低，易导致医疗错误、医患矛盾等。叙事医学关注医患双方的情感，尤其是负性情绪情感体验。通过叙事医学的技术策略以医患双方讲述自己的故事为负面情绪找到宣泄方法，为情绪的平复，积极情感的赋能寻求途径。

（三）叙事医学的功能

1. 帮助医患双方重建疾病认知及体验　叙事医学通过患者的疾病描述加之医务人员的共情帮助医务人员了解疾病对患者身心影响。医务人员与患者相伴共同面对疾病，帮助患者重新构建关于疾病认知及治疗感受。

2. 联结医患双方情感　患者接收到来自医务人员的尊重和理解，能够进一步建立信任的治疗关系，医患双方联结紧密、稳定。

3. 帮助医务人员澄清对待患者的责任与使命　叙事医学澄清了当代医学回应患者痛苦、探索生命智慧的使命，增强医务人员的使命感及职业认同。

二、叙事医学的实施方法和呈现形式

（一）叙事医学的实施要素

1. 关注　叙事医学，作为一种关注患者体验的理念，强调临床工作中对患者的关注。倾听及观察是医务人员表达对患者关心及关注的重要方式。

在临床实践中，患者往往对自己的疾病有着独特的理解和感受，他们带着个人的故事来到医务人员面前，希望得到理解和共鸣。这些故事，不仅仅是关于疾病的描述，更是患者生活经历、情感体验的反映。每个故事背后隐藏着患者的生活状态、心理状况以及疾病对他们的真实影响。倾听患者的故事，不仅是为了获取疾病的相关线索，更是为了深入了解患者的内心世界。每个患者都是独特的个体，他们的故事是独特的，无法用简单的生理指标来衡量。有时候，患者的症状和生理指标并不完全吻合，这时候就需要医务人员耐心倾听患者的叙述，从中寻找疾病的真正根源。只有真正听懂了患者的故事，医务人员才有可能做出准确的诊断，为患者提供真正有效的治疗方案。对患者抱有热情及关注，也体现在对患者的观察，通过对患者的语言及非语言表达的观察，带着好奇而非理所当然的态度，探索患者想要表达的情绪情感，从情感上予以关怀，并能获得更多与疾病诊治康复相关的线索。

问诊或评估是医务人员看病的第一个环节，也是获取患者信息的重要途径。传统的问诊方式往往采用封闭式问题，这种方式虽然方便快捷，但却限制了患者的表达。

而开放式问题则鼓励患者讲述自己的故事，让医务人员能够更全面地了解患者。因此，问诊环节是一个双向的、深入的对话过程。

综上所述，叙事医学强调在临床实践中关注患者、倾听他们的故事。这不仅有助于医务人员作出准确的判断，更是对患者个体差异的尊重。在这个过程中，医务人员不仅能够获得疾病的相关线索，更能够深入了解患者的内心世界，为患者提供更加人性化的医疗服务。因此，我们应该在医学教育中加强叙事医学的教育和培训，让更多的医务人员学会倾听、理解患者，从而为患者提供更好的医疗服务。

10.5知识拓展

2. 再现 实践叙事医学的第二步是再现。卡伦指出，如没有再现，关注无法实现；同理，缺乏关注也无法进行再现。再现意味着以创造性的方式理解所听、所感和所感知的内容，为其赋予形式、秩序和意义。卡伦建议采用书写作为再现的形式。医务人员书写的标准化病历是一种再现方式，具有统一要求，包括主诉、现病史、既往史、个人史和家庭史等，且在书写顺序、症状描述、字数和用词等方面均有严格规定。该病历不仅再现了患者的信息，还包含了医务人员的评估、诊断和治疗方案。此外，反思性写作，即所谓的平行病历，是另一种再现形式。一些医务人员误以为叙事医学等同于书写平行病历，认为仅存在这一种再现形式，并因日常工作繁忙而无法挤出时间书写临床病例。叙事医学常用的再现形式包括细读和平行病例。

3. 归属 在叙事医学理念的指导下，医务人员关注患者的世界，用文字等形式再现与患者互动的过程，并对这样的过程赋予新的含义，将对医务人员的人际及社会关系产生积极影响。

（1）医患关系：医患关系应当建立在相互协作和信任的基础上，形成面对疾病的同盟。这种关系的建立，将为患者带来更佳的医疗效果和就医体验。

（2）医务人员与自身的关系：叙事医学使得医务人员处理和解决医患关系的能力提升，医务人员对自身的评价进而提高，外界的认同和尊重使得医务人员增加职业归属感。能以饱满的状态和积极的心态投入到日常工作中。

（3）医务人员内部关系：这种归属感发生尤其体现在团体叙事中，针对于同一患者，不同部门的医务人员进行关注及再现，具备共情能力的团队成员间可以了解彼此的性质、职责等，彼此尊重、相互学习，提高团队的合作度，有助于医疗机构的发展。

（4）医务人员与社会关系：叙事医学已在国内外受到广泛关注及应用，通过叙事书籍的出版发行，许多医务人员及公众对医疗行业及医学人文发展有了进一步的了解和认识。医务人员也被公众理解、信任，提升认同感。

（二）叙事医学平行病例的写作方法

1. 平行病例的概念 平行病例是一种以第一人称，以一般语言的患者相关记述，旨在帮助医务人员共情患者的经历和感受，并进行反思的医学叙事作品，是医务人员叙事能力的体现。平行病例的书写有助于提升医务人员共情、同情、温情的医疗照护能力，促进自觉反思，体现对患者的关心、关怀、关爱。帮助医务人员排解负性情绪，从而提高医疗质量。

2. 平行病例的一般内容　患者的患病感受通过文字形式表现患者在被病痛折磨的时候身心感受。医务人员可通过观察、体认等方式书写，是平行病例的主旋律。

（1）情绪情感状态：患者身心与疾病状态引起的情绪变化，是平行病例中的重要线索。

（2）生命阴影，对死亡的认知：在一些特殊疾病的患病过程中，患者不得不面对经历生命危险甚至死亡的状态。此时此景患者面对"死亡"的感受，可以了解患者情绪状态，对于生命及死亡的认知及价值观。

（3）诊疗事件：在平行病历中，诊疗事件被定义为对患者的生命状态、生活体验、心理情绪产生影响的诊疗活动。这些诊疗事件不仅涵盖了生物医学方面的内容，如病情诊断、临床处置和病痛伤害等，同时也涉及人文医学方面的元素，如患者的痛苦感受、医患沟通以及医疗服务态度等。这些诊疗事件不仅是构建叙事的基本要素，更是推动情节发展的重要基础。但值得注意的是，诊疗事件和医患冲突并不是平行病历的核心焦点。在处理这一部分内容时，应注意控制其篇幅和深度，避免过于烦琐或过分强调。在文字表达上，应力求简洁明了。

（4）认知转变：认知是提升能力的基石。在临床诊疗工作中，医务人员面临的是一个既复杂又深入的认识过程，同时也是一个高要求的技术过程。在这个过程中，出现问题或能力不足在所难免，关键在于如何对待和纠正这些问题。如果在诊疗工作中不能持续地纠正、提高认知水平，那么将阻碍能力提升。对于平行病历的书写应以严谨、诚恳的态度进行。仅仅描述表面的感动和成绩是不够的，需要深入挖掘每一个细节，真实、准确地记录每一次的问题和不足，才能建立起真正的信任，让每一次的沟通与交流都充满诚恳和信任。

（5）家庭及社会关系：平行病例需要关注患者的家庭及社会关系，从生理、心理、社会、人性角度，整体看待患者，完整勾勒患者的内心世界及身心问题的缘由。

（6）生命感悟：医务人员通过与患者互动的经历，总结对于职业、生命、关系当中的感悟、感动与启发。

3. 平行病例的结构

（1）基本结构：时间、地点和人物简洁且逻辑清晰；情境要描述病情和心情情境。

（2）冲突：是医患互动中的分歧及矛盾。

（3）转折：是医务人员积极、妥善处理冲突的过程，也是平行病例书写的亮点。

（4）情节：是表现共情和反思，或是人物感情变化的一系列医务人员与患者互动的事件。

（5）细节：是平行病例中叙述的最小组成单位，是对故事发展过程中引起共情烘托情境而选取的写作内容。

4. 平行病例书写的注意事项

（1）保护患者隐私：患者的姓名、身份等住院信息、社会信息要有艺术的虚化。

（2）对正在进行的、医疗结局不甚明确的病历不予书写。

（3）非主管患者的医务人员进行病历书写时，需要与主管患者的医务人员进行充分的沟通及核实。

（4）一些潜在泄露患者信息的内容，如影像学片、照片、小视频等需要进行处理方可公开发布。

（5）多层审定：由叙事能力经验丰富的高年资医务人员监督、指导。

10.6 平行病例

思维导图10.2

第三节　巴林特小组

一、巴林特小组的概述

（一）巴林特小组的概念

巴林特小组（balint group）是由匈牙利精神分析师迈克尔·巴林特及其妻子伊妮德·巴林特共同创立的。巴林特小组是一种医患关系职业化的工作模式，是防治医务人员职业倦怠、改善医患关系和有效沟通的方法之一。该小组于1950年在伦敦塔为斯托克诊所成立，其主要目的是向医务人员传递精神分析的思维方式，帮助他们更好地理解患者的症状及其心理学背景。巴林特提出了"医务人员即药物（the doctor as a drug）"的观点，让医务人员认识到自己就像药物一样对患者发挥作用，患者会对医务人员本人所提供的氛围和沟通过程作出反应，从而促进医务人员的行医风格发生重要且有益的变化，避免其产生药物的"不良反应"。

（二）巴林特小组的精神

医务人员奥登（Otten）根据巴林特小组的工作经验总结，医疗工作中产生的情绪，如焦虑、烦躁不安、不信任、无助、生气、超负荷和效能低下等，均会影响医患关系。当医务人员因超负荷而无法给予不信任医务人员的患者提供适当的关注和共情时，建立信任和公开关系的重要因素就会缺失。此外，缺乏安全感的患者可能无法展现出期待的依从性，如合作和遵守治疗，而依从性对于治疗的成功具有重要意义。正如巴林特所强调的，治疗过程中让患者感到受益的医患关系，对于疾病预后具有至关重要的作用。

巴林特小组推动医务人员对医患关系的认知与思考，使医务人员更加关注疾病的心理社会因素，从而帮助其更好地理解患者及其所患疾病的心理学和社会学背景。同时，巴林特小组帮助医务人员认识自身在医患关系和沟通中所扮演的角色，如同精神分析师一般，注重在治疗关系中建立共同理解和反思、运用自我认知和处方自我（prescribe himself）。此外，巴林特小组还为医务人员提供一个安全的环境，可以在小组中讨论困难情绪，获得组员及时的情感支持和理解，有效预防职业倦怠。巴林特小组致力于深入剖析医患关系中，"尽管双方都真诚努力，但仍然可能出现不愉快和不满情绪"这一问题的根源。通过不断挖掘和分析各种情境，寻求理解这一核心问题的根本原因，以期促进医患关系的和谐发展。

在巴林特小组中，医务人员通过回忆而非记录的方式向小组报告与患者沟通时遇到的问题。听众通过案例提供者自发表达的内容，体验他在与患者交往中的情感反应，并对所提供的案例进行联想和自由表达。巴林特小组鼓励参与者在发言时可以展现"犯傻的勇气"，从而营造坦率的讨论氛围。案例提供者通过讨论所得到的复杂医患关系情景，思考并定位自己在其中的参与和作用，从而获得对问题及对患者的看法。在下次与患者接触时，案例提供者将根据以往的经验和有效的沟通，以更为科学的方式对待患者。这种改变也将引发患者对医务人员的态度产生相应的调整，从而在后续的交流中打破僵局。医务人员将克服自身的无助感，重新激发对患者和治疗的兴趣和动力。

（三）巴林特小组的功能

巴林特小组具有预防医患之间出现不满意状态的功能，以避免由此产生的疲劳、精神负担或疾病发生。在医院这一特定场景中，除了直观的医患双方交互之外，还有诸多内在及外在因素起着作用，这些因素往往被人们忽视，很少有人会去思考在沟通过程中自己的情绪状态对沟通效果的影响，或者是否将来自其他方面的负面情绪，如愤怒、焦虑、沮丧等带入医患关系中，甚至在不知不觉中使这些情绪持续存在，导致医患关系紧张，并共同承受由此产生的压力。

巴林特小组通过小组形式，引导成员进行自我反思和换位思考，以促进对医患关系的深入分析。在小组中，每位成员都会从各自的视角去解读一段医患关系，从而从不同的视角呈现出不同的情景。通过这种形式，可以促进小组成员对医患关系的更深入理解，提高医疗团队的沟通和协作能力。

二、巴林特小组的应用方法及技术要点

在巴林特小组工作流程开始之前，需根据小组目标通过访谈或其他方式进行潜在组员的预先甄选。这个阶段需要明确小组将致力于探讨的职业关系类型。同时，巴林特小组需要避免纳入可能导致小组工作焦点偏移的成员，例如精神障碍且处于急性期的成员。另外，组长还需要考虑小组成员之间是否存在特殊关系，例如，上下级关系。如果存在这种关系，则需要评估此关系是否可能导致亚团体的形成或导致某种动机的产生，根据评估结果决定是否对此类成员进行纳入。

在经过上述步骤进行组员选定后，理想状态的巴林特小组应由8～12位参与者组

成，并定期组织巴林特小组的团体活动，每次活动大约90分钟时间。需要注意的是，较少的人数可能带来参与者较高的焦虑水平及较大的发言压力，因此在人数较少时，组长需要调整小组工作的方法以适应不同的情景需要；而较多的参与人数，虽然可以缓解个体发言的压力，但仍需注意团体规模扩大所导致的心理活动反应对巴林特小组工作进程造成的干扰，如放大小组成员的负性情绪，导致回避现象的发生，因此在人数较多甚至超出了最高人数限制时，组长可通过设置人数相当的内外组、或设置多个场外观察员及反馈小组的形式对小组工作质量进行反馈，以保证工作的深入。

巴林特小组的团体活动频率可以根据组内成员的实际情况，安排为每日、每周、每月或每季度开展一次活动。同时，也可以根据所有成员的时间安排，不定期举办活动，以更好地适应不同情境。在确定活动频率时，组长应充分考虑组内成员的心理需求，确保每个个体能够充分发挥主观能动性。为了确保活动的有效开展，组长应该关注每个成员的心理状况，并给予适当的关注和支持。

（一）常规巴林特小组

常规巴林特小组工作流程主要包括：准备工作、邀请案例、讲述案例、提出目标、澄清事实、小组工作、提案例者反馈及结束的感谢总结八大部分。

1. 准备工作　在根据小组确定的目标确定团体形式，并与全部组员达成共识后，小组成员应共同遵守已确定的团体形式，团体形式包括但不限于：完全开放的、半开放的、阶段开放的、完全封闭的。以如下现场面对面形式为例：

在确保安全、安静、隐私和隔音的基础之上，具备适宜的温度、湿度以及光线条件，并且硬件设施完备的场地中，组长组织组员们在能保证看到全部成员的前提下，按照适度的间隔围坐成圈，每个人左右转头都可以看到任何一个人。组长与协同组长在圈内相对而坐。先由组长致欢迎词，明确发言内容及现场环境的相关要求，并提出和强调小组成员需要遵循的保密和尊重原则。对于刚成立的巴林特小组，组长可以邀请各位组内成员用5～15分钟作简短的自我介绍，有条件的小组可在讨论前进行"破冰"活动，以减轻初次见面时的焦虑感，增加安全感，为后续的自由讨论奠定良好基础。准备工作的具体要点包括：

（1）保密原则：与案例有关的所有讨论仅限于在当前小组范围内，在小组结束以及离开此地之后，组内成员不得再提及或讨论此案例的任何内容。

（2）尊重原则：小组成员应保持相互尊重，避免对案例提供者的个人经历进行任何冒犯性的询问或进行批判。

（3）避免建议：在案例提出者未明确表明自身需要他人提供建议或解决方案的情况下，组内成员应避免发表相关言论。

（4）表达自我：各成员通过第一人称形式以个人立场发言，在此过程中，阐述自身的感受、想法、联想、生理反应、冲动和意向等。

（5）机会平等：每个成员都享有发言的权利，但被关注到的组员不发言也可被允许。

（6）活动时长：小组针对一个案例进行工作分析的活动时长通常是60～90分钟，最多尽量不超过120分钟，各成员需要全程参与直至结束。在此过程中，组长承担着维持秩序、把控时间及流程的重要角色，以确保小组工作的顺利进行。组长可以通过活动实际时间与参与者感知时间之间的差异来评价小组中每个成员的动力和小组动力。

虽然现在已经涌现了在线巴林特小组，并且在新冠疫情大流行期间呈暴发趋势增长。线上小组的优势是克服了空间和时间的多重限制，但也存在着多个组员无法共同在场等问题。

2. 邀请案例　每次小组活动均应针对一个特定案例进行深入剖析。首先，在规划活动或邀请案例时，组长应提前明确入选案例的纳入与排除标准。例如，某小组决定纳入心理咨询师与患者的关系案例，但排除涉及上下级关系的案例。组长可鼓励并邀请成员分享符合要求，且成员亲身经历并因此产生某些情绪或困惑的医患关系案例。如果通过成员进行简要描述后发现有多个符合要求的案例可供选择，则优先考虑现在正在接触或以后仍会接触到的案例，也可以接受过去发生过的案例，或者小组成员通过投票等方式进行协商。邀请案例的时间为3～5分钟。

在多个案例被提出的情况下，组长需要特别关注案例未入选者的情绪，可在一定程度上给予未入选者理解和支持，防止其后续参与度受到消极影响。如果出现较长时间的沉默或无人提供案例的情况，组长需要克服自己的焦虑情绪，维持自己的信心，切不可为活跃气氛不假思索地选择不合要求的案例。

3. 讲述案例　在经过细致的筛选和确认符合要求的案例后，组长会请提案例者根据记忆对案例进行讲述。提案例者不借助任何旧文件，而是借助记忆自发地展现案例及自己的情绪和感受。在这个过程中，组员们全神贯注地倾听同时记录下自己的感受。为了确保讨论的效率和内容的质量，组长监控时间、进行内容把关，并且密切关注案例提出者的语言和非语言信息。

在此阶段，提案例者需要呈现案例的主要信息。若过于关注细节而忽略时间，组长应控制分享的节奏。在聆听和思考过程中，组员应避免随意提问打断案例的分享，以保证案例讲述的完整性和连贯性。讲述案例的时间为1～3分钟。

4. 提出目标　在提案例者汇报结束之后，组长会向提案例者询问他们希望通过小组活动达成的目标，目标主要包括希望获得什么，或有什么期待。如果提案例者提出的目标不清晰、不具体或者提出了与案例不直接相关的目标，则组长需要帮助其明晰目标；如果案例提供者提出了不现实、不可控或者几乎不可能达成的目标，则组长需要帮助其修改目标。提出目标的时间为1～3分钟。

5. 澄清事实　组长邀请组员对案例的事实进行提问，为确保获取的信息的准确性及客观性，要求问题聚焦于案例的事实和有直接答案的客观内容，避免涉及主观感受和内心活动的部分。比如，组员可以询问患者的医学诊断、接受的治疗方案、人口学资料、社会关系等相关问题。在此过程中案例提出者可以对问题进行选择性作答，与此同时，组长需要避免组员的评价性及解释性建议，通过组织成员针对案例细节分析，以保证自由联想空间。澄清事实的时间为5～10分钟。

6. 小组工作　此阶段的时间分配是最长的，为30～60分钟。组长在此阶段要引导提案例者和组员的各种活动。主要过程如下：

（1）提案例者后退：组长邀请提案例者转移到圈外聆听小组成员的讨论，并且留意自己在聆听过程中的感受、想法、身体反应、联想和想要做什么的冲动。在此过程中，提案例者如同患者一般，将他的案例托付给组长及组员，从而使得他更容易与患者产生共情，因而使得移情、反移情等心理反应有条件进行运作。

（2）组长引导冥想：组长邀请全部组员闭上眼睛，通过一定的规范化引导语，让组员仔细体会从开始聆听案例直到现在体验到的任何感受、想法、身体反应、联想和想要做什么的冲动，或者体验到了哪个或者哪些角色，当组员觉得自己已经获得了足够多的感受时请睁开眼。冥想可以帮助组员与当前案例中的关系事件产生联系。

（3）组长引导小组讨论：在此过程中提案例者只是聆听和感受，不发言。组长引导组员以第一人称"我"的方式自由发言，以表达他们期待实现的改变。在此环节中，任何有助于促进小组工作的事情都是被允许的，甚至是不同寻常的事情，关键是可以有效地利用讨论来促进小组成员之间的交流和合作。

（4）组员进行讨论：组员聚焦于案例中的核心内容自由发言。组长鼓励组员进行自由联想，积极发表自己的看法和感受，例如，自己的情绪、针对某一细节的想法、生理反应、希望能作出的行动、感受到的意向、联想及猜测等，感受组员在讨论过程中的动力。组长在此过程中需要识别组员出现的移情、反移情及平行进程等心理现象。本阶段的关键目标在于充分利用小组内的多种信息，从而正面解读事实与理想之间的差异。组长需要关注每名讨论者和提案例者的全身状态从而营造安全和谐的小组氛围，并把握讨论的节奏和方向，适时进行小结，以便大家能够充分理解并吸收前一阶段的讨论成果。在此过程中提案例者需要认真和安静聆听。

（5）组长需要思考的问题：①在整个案例里，医患关系中发生了什么？背景是什么？②此时此刻小组中正在发生什么？③小组讨论的内容是否映射了案例（是否与案例相关或反映了主题）？④在我们内心深处，这位患者激发了哪些情绪？患者是一个怎样的人？⑤患者是如何看待医务人员的？同时，医务人员又是如何看待患者的？⑥在这种情境下，医务人员为什么要这样做？他的目的是什么？⑦患者是否错过了生活中某些重要的信息？医务人员是否也错过了某些关键的信息？

7. 提案例者反馈　组长邀请提案例者返回小组并且对已经提出的信息进行反馈，提案例者可以自由选择是否愿意对他人的问题表达自己的想法，例如，回答小组讨论中的哪些信息对自己是有意义的，或者自己的目标是否已经达成，或者是否需要继续深入探索该案例等。有时提案例者可能会有强烈的感受，甚至产生自我怀疑。组长可以通过简短的对话，或者利用组员对提案例者品质的讨论，给予以正向反馈。反馈的时间为3～10分钟。

8. **结束的感谢总结**　组长宣布本次巴林特小组会谈结束，并对提案例者及其他组员和协助组长表示感谢。除非必要情况，一般不对小组工作及变化进行总结，防止给组员造成压力。再次强调保密原则与伦理原则，鼓励小组成员将活动中获得的情感体验和知识领悟应用于现实生活中。总结的时间为3～5分钟。

10.7巴林特小组
常规流程

（二）雕塑

雕塑（sculpture）是利用身体和空间来直观地展现一个人的关系，可以是外部关系，如家庭关系、医患关系、系统内和系统间的关系；也可以是内部关系，如客体关系、自我、多重身份或复杂的情绪等；也可以是内外之间的交互关系等。因此，雕塑可以是静态的或动态的；也可以是语言或非语言的技术，如借助词语、句子或对话、舞蹈等。

适用于巴林特小组常规讨论的案例亦适用于雕塑。当案例中的感受被忽视并难以区分情绪、想法和行为；以及情感难以识别或用语言表达；或案例中的关系极为复杂，难以用语言清晰地描述时，雕塑便是一种较好的呈现方式。雕塑可以明显地提升小组成员的投入度和情绪强度，当涉及严重精神病、心理创伤、攻击、死亡和自杀等案例时，组长需要谨慎把握，视具体情境调整雕塑方式，以防止提案例者再次体验严重的不良情绪或导致参与者的替代创伤。

1. **确定角色和选择演员**　根据案例所涉及的内容和目标，提案例者挑选可能对医患关系有重要影响的角色。组长应协助提案例者进行逐一确认，或者根据工作假设或案例概念化的要求提出新的角色建议，提供案例者选择是否采纳建议。

提案例者邀请组员扮演特定的角色，组员有权接受或拒绝。此时，组长需再次协助提案例者对角色和扮演者进行逐一确认，未承担角色的组员充当调查员。

2. **建立雕塑**　提案例者需谨慎挑选合适的演员建立雕塑。在此过程中，需要精准确定演员在特定空间的位置、相互之间的距离、身体的朝向，以及目光所及之处。提案例者应以其自身的理解来描绘演员的内心想法和感受，并通过调节演员的表情、手势、姿势、垂直方向的位置和高度等因素，来展现并增强这些情感。首个演员的成功塑造具有示范作用，能够使整个雕塑过程更为顺畅。

在雕塑创建环节中，组长会选择保持一定距离来观察雕塑创建的过程，同时评价提案例者是否需要以及需要协助的程度；同时，为达到提高组员参与度和集中精力的目的，组长也有责任对雕塑的创建过程进行干预，以提升参与者的投入度。

在雕塑创作完成后，提案例者选择一个观察位置。所有演员需同时维持雕塑的姿势达一定时间，并对此时的情绪进行感受和思考，将其体会的结果与提案例者的描述进行对比。

3. 第一轮采访　组长走到每位演员身边，对他们在当前状态下的所思所感进行深入采访，以了解他们在雕塑过程中的体验以及对当前位置和姿态的愿望，包括对其他角色位置或姿态的期待。采访顺序由提案例者来决定。观察员需要关注采访顺序中首先和最后接受采访的角色，同时也要注意在采访过程中被忽视的角色，并总结在雕塑和采访过程中是否存在重要角色的缺失。

4. 改变雕塑　提案例者倾听采访结果，以及自身对角色设定和情感表达的理解，决定是否接受演员调整自身的位置和姿态（扮演的角色不变），以更好地展现角色的形象和情感。

5. 第二轮采访　在雕塑状态稳定后，将依然由提案例者提供采访的顺序并依次进行再次采访。在此过程中，观察员应继续关注采访顺序的变化。采访结束后，演员应从角色中脱离出来，并返回其原本小组的位置。小组需要根据雕塑在变化过程中所获得的大量信息展开深入的讨论。当存在未完成的心理事件、未明晰的关系或有需要更深入探讨的潜在解决方案时，可以通过其他雕塑形式进行更深入的探索。可供选择的其他雕塑形式包括：

（1）同时性雕塑：在所有演员仍旧扮演该角色的基础上，允许演员根据个人的感受和想法自主决定位置及姿态，表达其内心感受。注意不要干涉其他演员的选择。组长需观察同时性雕塑变化过程中的事件，尤其是人际互动事件，如：谁靠近谁、远离谁、面对谁和忽视谁，有无肢体接触和动态的调整过程等。待雕塑稳定后，组长将进行新一轮采访，仍旧由提案例者决定演员受访顺序，观察员需留意采访顺序的变化。

（2）提案例者进入雕塑：在雕塑过程中，有时会邀请提案例者进入扮演角色，以便更深入了解和体验案例中的情感。首先，邀请原本扮演提案例者角色的组员暂时脱离角色，并由提案例者本人进入该角色及姿态，以感受自己的内心活动。然后，提案例者将根据其感受，在整个雕塑场地空间内通过观察和移动探索自己最期待、最现实或最可能的位置和姿态，并在探索过程中对比不同位置处境下的感受。这一过程旨在帮助提案例者更清晰地认识和理解自己在案例中的情感和行为。

6. 脱离角色，回到小组讨论　在雕塑过程结束后，所有组员回归小组中各自的初始位置。全员根据雕塑过程中所获得的信息，针对案例中的医患关系进行小组讨论。发言将按照观察员、参与扮演者、提案例者的顺序进行。由于扮演者在雕塑过程中可能会产生强烈的情绪和生理反应，并将其延续到讨论环节，因此组长须对此情况予以关注，并在必要时进行处理。提案例者在此阶段可以自由表达他在观察雕塑过程中的个人感受和反思。

7. 结束及致谢　在讨论环节结束之后，组长宣布小组讨论结束，并向所有组内成员表示感谢。

思维导图10.3

第四节 动 机 访 谈

一、动机访谈的概念、精神及功能

（一）动机访谈的概念

动机访谈（motivational interview，MI）是合作性质、以目标为导向的沟通方式，创造接纳和至诚为人的氛围，关注访谈对象的改变语言，引导其探索个体改变的理由，进而加强对某一具体目标的动机与行动的决心。该理念的哲学基础来自人本主义奠基人卡尔罗杰斯提出的"当事人中心疗法"，即个体具备面对及改变问题的潜在能力。在医学领域，动机访谈最早应用于酒精戒断症。现应用于慢病管理及康复医疗护理领域，在调整慢性病患者生活方式及公共卫生健康行为促进方面起到了积极作用。

（二）动机访谈的精神

1. 合作 合作（partnership）动机访谈旨在医务人员能够营造一种患者可感知并参与的合作氛围。这种合作氛围由两种元素相互作用：体验元素与行动元素。体验元素，即医务人员与患者进行沟通的过程中，医务人员能够提供重要的专业意见，也能够合作性地容纳患者所表达的改变意愿和如何改变的意见和经验。医务人员予以患者能感受到的尊重。行动元素：医务人员在保持对自身的意愿与目标清醒觉察的前提下，积极主动地引导患者提出自身的意愿与目标。

2. 接纳 接纳（acceptance）包括四个方面：

（1）绝对价值：在动机访谈过程中，医务人员需要保持一种信念，即相信每个人都是有价值的人，也具备潜能能超越自己，让自己更好。在一些特殊场景，例如，患者未按时服药，造成疾病复发时，作为医务人员需要同患者一起接纳这一事实，即使这种行为很难认同，如果只是一味地批评或臆断予以"您应该"或"您不应该……"容易加剧患者的矛盾心理，反而容易使患者产生逃避心理。

10.8 知识链接

（2）自主性：首先医务人员需要意识到患者具备有自主性，在医疗护理等过程中医务人员可以进行告知、建议，甚至是警告患者，提供多种选择，但最终的决策是由患者作出。其次，医务人员可以鼓励患者觉察自身是具备自主性的，进而激发患者内在动机的是患者自身的选择和动力。

（3）准确共情：医务人员需要理解患者的思维和解决问题的方式，并相信患者作出的是其在所面临的情境中最努力的行为和选择。这也是激发患者认识自身自主性及作为个体具备选择功能的方式及途径之一。

（4）肯定：与患者共同探索其疾病治疗之外生活等方面的优点和优势，予以肯定。医务人员需要转换视角，从患者问题的提出者，缺点的纠正者，弱点的跟随者转换成引导患者改变的指引者、陪伴者与保护者。

3. 至诚为人　至诚为人（compassion）是在关心他人痛苦煎熬的基础上努力为他人谋福祉。

4. 唤出　唤出（evocation）是帮助患者引出改变动机并结合其自身经验将改变落实到行动上。

（三）动机访谈在医患沟通中的功能

1. 帮助医患双方正视目前的问题及其背后的矛盾心态　在患者接受诊疗以及院外居家自我照护、管理等情境中，个体为促进健康、恢复、疾病缓解需要对生活方式进行调整，但有时患者也非常习惯于他们熟悉的现状。尤其对一些健康行为改变，如进行糖尿病患者手指穿刺以监测血糖、在肿瘤治疗过程中为依从放化疗而忍受副作用等是不舒适且有一定难度。患者容易出现既想改变，又不想改变的矛盾冲突。动机访谈可以帮助医务人员引导患者坦诚地谈论目前存在的矛盾心态，聚焦于关键问题上。

2. 提供患者需要的信息　医务人员根据患者认知及目标、价值观等提供需要的信息支持，帮助患者多角度地看待问题，并结合自身经验提高应对问题的认知及技能。

3. 引导行为改变　动机访谈会唤出患者可以认可的改变动机，促进个体行为的转变，并在医务人员的指导下形成适合自身的行为改变策略，进而向目标改变。

二、动机访谈的应用方法及技术要点

（一）动机访谈的应用方法

动机访谈过程包括导进、聚焦、唤出、计划。

1. 导进　导进（engaging）可以帮助医务人员与患者构建基于信任的合作关系。医务人员了解患者的基本信息、目前面临的问题，探索患者语言背后的价值观及目标，为后期的技术策略提供指引。导进的促进因素包括四个方面：

（1）目标：了解患者当下的目标和期望。

（2）重要性：目前患者谈到的状况和问题对患者自身的重要性。

（3）积极感受：医务人员的言语能够为患者提供积极正面的感受，帮助患者表达自身的期望、需求等。

10.9拓展阅读

（4）预期：患者对本次访谈所达成的预期。

2. 聚焦　聚焦（focusing）是医务人员根据导进过程与患者共同确定当前的具体目标或方向的过程。聚焦是循序渐进的发展过程，在每次访谈中聚焦的问题不尽相同。医务人员需要注意尊重患者的自主性，并提供相关的信息支持。医务人员在引导患者聚焦时关注三方面：

（1）制订并保持一个具体议题：议题是医患双方根据当下的问题拟定的具体议题。动机访谈中常出现三种类型的议题：①已知议题：已经明确的议题，并需要解决与之有关的问题和可能面对的困难。②规划议题：在访谈中医患双方发现有很多方面的问题需要面对，这时需要进行明确规划，邀请患者按照其认定的轻重缓急进行聚焦并形成具体议题。③定向议题：医患双方在现有访谈过程中尚未聚焦在一个明确的问题上，需要双方共同探索谈话的方向，该情况在心理治疗中常见。

（2）自身的优势和外部的支持资源：进行动机访谈的过程中，医务人员与患者交换信息，除了解患者病情的信息，也要了解患者的其他社会角色以及责任等。理解患者重视的事物及其背后的原因，发掘患者自身在生活中经验中的优势以及可支持资源。

（3）聚焦是逐渐展开、循序渐进的过程：医务人员在此过程中与患者交换信息。

3. 唤出　唤出（evoking）是引导患者改变的过程。聚焦确切问题后医务人员要在信息、动机、能力方面引导患者进行相应的改变。促成患者改变的动机是基于医患双方能够清晰患者面对聚焦议题改变的期望、理由、能力。

4. 计划　计划（planning）是医患双方共同制订改变此前行为的计划过程。

（1）设定目标：根据患者的改变动机、实际情况，由患者决策、护理人员指导制订出的目标。目标的制订的原则：①制订一般总目标和具体的子目标，这个目标越具体越好。如总目标是控制血糖，子目标是在一周当中限制吃甜食的次数为每周两次。②制订的目标使者重视并可以达成的。③将目标聚焦在可通过行为促进达成积极正向的改变。

（2）选择方法：鼓励患者广开思路，通过生活中的经验以及医务人员提供的信息策略支持，患者决定采用的方式方法。

（3）形成计划：这个计划需要医务人员周全考虑每一步步骤、可能遇到的困难、如何应对这些困难及挑战、有哪些资源可以使用。

（4）确认并加强承诺：在实际应用中，医务人员需要通过患者的言语和行为判断患者对改变计划的信任度和信心，并可通过患者的语言和对计划的看法了解患者在准备实施阶段是否存在困难。这时医务人员可以和患者共同梳理目前患者目前的状态以及计划的具体实施步骤是否掌握，并与患者形成一种口头或书面上的承诺约定，且在随访过程中对承诺的内容加以印证。

（5）支持改变：在患者后期改变的过程中，医务人员需要通过评价来衡量目前计划的进展及改变情况，并予以患者信息、心态、行为、媒介等支持。如果对已经制订的计划患者仍不能很有效地执行，医务人员需要与患者共同重复上述动机性访谈的步骤，制订当下可以改变的计划及具体实施步骤，持续性予以患者支持及关注。

（二）动机访谈的技术要点

动机访谈OARSI技术包括：反应性倾听、开放式问题、肯定、摘要、信息交换。OARSI技术以动机访谈精神为出发，贯穿于动机访谈的过程当中。

1. 反应性倾听　反应性倾听（reflective listening）是动机访谈的首要技术。患者开始表述的时候，医务人员要根据所听到患者的表述作出反应性陈述，跟随并引领患者将所描述的信息真实完整地呈现出来。因此，反应性倾听是倾听与回应的结合。动机访谈中常用的反应性陈述：

（1）表层反映：采用患者的原话或非常贴近原话的语句。

（2）深层反映：采用新的视角呈现患者提供的原有信息，引领患者思考。

（3）情感反映：陈述患者明确表达的或隐含的情绪感受。

（4）放大式反映：对患者的言语中的绝对化或者不和谐的地方进行适当的夸大，引发患者的思考自身对于认知偏颇的思考和纠正。

（5）双面式反映：将患者的矛盾心态的两个方面揭示给患者。

2．开放式问题　开放式问题（opening question）可拓宽动机访谈的讨论范畴，与反应性倾听结合可以帮助医务人员理解患者的症状不适程度及感受、对健康问题的经验，进而了解患者的认知、价值观。

3．肯定　肯定（affirmations）是对患者及其在所表现出的优点进行欣赏性陈述，帮助患者觉知并专注于自身身份认同、优势及潜能，保持开放的态度，为改变创造可能。

4．摘要

（1）汇集性摘要：将信息进行汇集，呈现给患者全然的视野并保持谈话的向前推进，围绕目前的问题进行进一步的发展。

（2）连接性摘要：常在唤出过程中使用，是把患者现有的及之前的表述内容进行比较，突出前后的联系或矛盾，建立差距，进而探索患者的矛盾心态。

（3）过渡性摘要：医务人员可通过这种摘要改变谈话的方向，可选择开放性问题衔接，引出新的谈论议题。该技术多应用于动机访谈计划过程的概括重温阶段。

5．信息交换　信息交换（information exchange）是医患沟通中常使用的方式之一，是动机访谈中聚焦过程的核心技术。语言沟通中的交谈受情绪、个体感受等因素影响，同时作为交谈者，医务人员会根据患者提供的信息及个人经验产生一部分假设。本着合作、接纳、唤出的精神，医务人员信息交换需要注意了解自身角色及任务、以人为本，考虑患者的接受程度，选择患者能够理解的方式聚焦并选择提供对患者有帮助的信息。动机访谈中常用的信息交换方式有两种：

（1）引出-提供-引出：先征求患者对提供信息的许可或询问患者对某领域已经掌握的信息，当患者许可或已经将自己的信息提供完毕后，医务人员再提供信息，之后再询问患者对医务人员提供的信息的理解。然后再次进入新的引出-提供-引出的循环。该方式可以就单个问题进行深度的谈论。

（2）信息块-确认-信息块：当医务人员需要提供大段信息，即信息块，确认患者理解前述信息后，再提供下一段信息。

10.10 OARSI技术在动机　　　　　思维导图10.4　　　　　10.11 小结
访谈中应用举例

思 考 题

一、选择题

1. 在医患沟通过程中，巴林特将医务人员比作（　　　）

A. 专家　　　　　　　　B. 倾听者　　　　　　　C. 药物

D. 技术　　　　　　　　E. 工具

2. 医学界认为（　　　）在医患关系中至关重要，可提高患者满意度、依从性和生理健康程度，并节省就医时间和费用。

A. 共情　　　　　　　　B. 关联性　　　　　　　C. 情感

D. 认知　　　　　　　　E. 冲突

3. C-C模式强调在沟通过程中可以拓展医务人员倾听能力的技巧包括（　　　）

A. 等待时间　　　　　　B. 辅助回应　　　　　　C. 非语言性技巧

D. 提取语言和非语言的线索　　E. 认知表达

4. 应用动机访谈技巧时，当医务人员需要提供大段信息，即信息块，确认患者理解前述信息后，再提供下一段信息属于（　　　）

A. 引出-提供-引出　　　　B. 确认-信息块-确认

C. 信息块-确认-信息块　　D. 信息块-信息-信息块

E. 信息-信息-确认

二、案例分析题

在以下情境中，如果您是该医生，您将如何处理？

1. 一位女医生管理一位79岁女性患者。患者长期卧床，由家属照料。当医生去看她时，每次都有很多人在，她从来没有能够和患者单独交谈。当医生问患者问题时，大部分都是由家人问答。"您过去几周怎么样？"女儿答道："她总是说背疼，我们希望她能到椅子上坐会儿，但她不愿意。"

2. 一位65岁男性骨质疏松患者向健康教育护士倾诉，这次复诊发现了肺部的结节，自己想戒烟，之前尝试过，但都没有成功，现在很焦虑不知道该怎么办。

3. 患者王某，男，55岁，因多日胸痛来门诊就诊，接着医务人员要如何采集患者信息?

三、沟通实践训练

1. 以小组为单位，就医务工作中的一段经历开展巴林特活动。

2. 根据您所知晓的一段医患经历书写一份平行病例。

10.12参考答案

（王 岚 康 娟）

参 考 文 献

［1］ 白冰.医患沟通技巧与案例分析 [M].北京:人民卫生出版社,2021.

［2］ 杨雪松.医患沟通技巧 [M].北京:中国科学技术出版社,2018.

［3］ 刘海洪.巴林特小组入门和案例 [M].长沙:中南大学出版社,2021.

［4］ 郭丽萍.叙事医学 [M].北京:人民卫生出版社,2020.

［5］ 丽塔·卡伦.叙事医学:尊重疾病的故事 [M].北京:北京医科大学出版社,2015.

［6］ 大卫·B·罗森格伦.动机性访谈手册 [M].北京:人民邮电出版社,2020.

［7］ Ktephen Rollick.医务工作者动机访谈 [M].北京:中国轻工业出版社,2015.

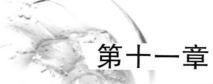

第十一章
医疗冲突与医疗纠纷
处理

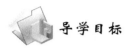 导学目标

基本目标：

识记

准确表述以下概念：人际冲突、医疗纠纷。

理解

1. 了解人际冲突的沟通策略。

2. 识别医疗环境中的冲突分类。

3. 归纳医疗纠纷的分类和特点。

4. 说明医疗纠纷的处理途径和程序。

运用

1. 医疗环境中的冲突沟通方法。

2. 医疗纠纷中的沟通技巧。

发展目标：根据不同情况下的医疗纠纷案例，选择恰当的沟通形式及技巧，重视以患者为中心的人文关怀模式，培养综合全面处理医疗环境冲突的能力。

思政目标：通过本章节学习，学生认识到诊疗活动中应秉承从患者角度出发，以人为本的理念，培养崇高的职业道德，严格遵守法律法规，规范执业行为。

导　言

在日常工作中，医务人员会遇到各种各样的与医疗相关的冲突问题。这些问题，小到影响患者就医感受，大到造成患者伤残甚至死亡，导致人民群众对医务人员产生负面评价及情绪，进而影响了和谐的社会关系。因此，如何减少此类事件的发生成为了医务人员的一个重要工作目标。

　　医务人员需要发扬仁爱同情的职业精神，加强对自身职业道德的约束，并掌握恰当的沟通方式，才可以在一定程度上减少在医患沟通过程中产生的误解及矛盾。在本章中，我们将从医疗环境这一特定领域出发，带领大家一起了解医患沟通中的问题，并寻求理想的解决方法。

案例

　　王女士，55 岁，因患"子宫腺肌瘤"在某院行全子宫切除术，半月后阴道流血 5 小时，遂至该院妇科门诊就诊。当日门诊就诊患者较多，候诊约 2 小时。医生根据该患者病史及症状，认为该患者是由于阴道残端脱痂出血导致的阴道流血，未行进一步妇科检查，嘱患者口服止血药物，密切观察出血情况，必要时到医院就诊。患者回家后约 2 小时，阴道出现大量出血，再次到该院就诊，门诊以"阴道出血"收入院。患者家属认为医生工作不认真，导致病情延误，对该医生意见较大，并通过政府热线对其进行了投诉。

11.1 案例分析

　　思考：患者与医生沟通过程中出现了什么问题？如果您是该医生，您会如何处理呢？

第一节　人际冲突

一、人际冲突概述

（一）人际冲突的含义

　　人际冲突是一种在人际交往中普遍存在的社会互动行为，在人类全部的社会活动中随处可见，是不可避免的。可以说，只要有人群的地方，就必然会存在人际冲突。在日常家庭生活、学校、医院或其他场合中，人际冲突都有可能出现。人际冲突可以是明确的，也可以是隐晦的，可以是个人与个人之间的，也可以是团体间的。

（二）人际冲突产生的原因

　　1. 个人因素　是产生人际冲突的主要原因之一，包括个人的性格、价值观和习惯等。每个人的个性和爱好都不相同，有些人喜欢安静，有些人则喜欢热闹。因此，当两个人的想法、价值观或生活方式不一致时，就容易产生矛盾和冲突。例如，在集体宿舍中，作息不同的同学之间会因为关灯时间发生矛盾。

　　2. 沟通因素　在人际交往过程中，因沟通不畅，信息传达不明确，口头表达与书面表达有差异等问题，都会影响人际交往的效果，导致冲突发生。比如，双方对话时语气不和善，态度粗暴，不愿意倾听对方意见等都会导致人际冲突的发生。同时，言语表达不清、误解、信息传递不完全也会引起人际冲突。

3. 文化差异因素　不同地域、不同民族的文化和信仰不同，也会导致人际冲突。因为在不同的文化中，人们的行为方式和思维方式也不一样，当跨文化沟通出现问题时，也容易引起摩擦和冲突。如在出国旅游期间，个人喜好的饮食是当地禁忌的食物，就容易引起冲突。

4. 社会因素　随着社会的不断发展，人类的观念也发生了很大的变化，社会的竞争压力也越来越大，在这样的社会环境下，人们的压力增加，容易将自己的不满和愤怒转嫁给别人，从而引发人际冲突。比如因失业或疾病引起的经济压力、工作压力、家庭问题、健康问题等，都会对人际关系产生影响。

5. 组织结构因素　在群体中，尤其在企业、组织等性质的集合体中，人员分工不同，职责范围不同。如果组织结构不合理，对于个人利益的追求必然会导致人际冲突的产生。例如，当两名员工都认为他们有责任完成某项任务，而领导未能明确责任人时，对于任务的执行方式、优先级或分配问题就容易产生冲突。

二、人际冲突的化解模式

1. 合作模式　是指寻求达成共赢的解决方案。冲突双方愿意共同了解冲突的内在原因，分享双方的信息，提出建设性的意见和建议，以便双方都能从解决方案中获益。合作模式的优点是可以促进团队合作和高效的决策，同时保持双方之间的关系。采用这一管理方式可以使相关人员公开地面对冲突和认识冲突，讨论冲突的原因和寻求各种有效的解决途径，也是化解人际冲突的最佳模式。

2. 妥协模式　通常表现为各方都放弃一些自己的要求，以达成一个共同的解决方案。在冲突双方互相让步的过程中达成一种协议的局面，适用于需要快速解决问题时。

3. 回避模式　是指避免冲突，而不是直接面对。在冲突的情况下采取退缩或中立的倾向，有回避倾向的管理者不仅回避冲突，而且通常担当冲突双方的沟通角色。

4. 竞争模式　是指在一方试图促成自己的目标时，另一方会未达到目标。在某些情况下，竞争策略可能是必要的，例如在商业环境中，不同企业可能会竞争相同客户。

5. 和解模式　是一种通过和解达到冲突解决的方式。在这种模式下，双方通过互相理解和包容，主动寻求和解的机会。这种模式适用于双方都愿意改善关系和维护和谐的情况下，但需要双方都有足够的包容和理解能力。

6. 强迫模式　利用奖惩的权力来支配他人，迫使他人遵从管理者的决定。一般情况下，强迫的方式只能使冲突的一方满意。

7. 调解模式　是一种通过第三方介入解决冲突的方式。在这种模式下，第三方会帮助双方进行沟通和协商，促使双方达成共识。这种模式适用于双方关系较为紧张，无法自行解决的情况下，但需要第三方具备专业的调解能力。

不管使用哪种模式，在解决人际冲突的过程中，还要做到了解和接纳彼此的差异，寻求共同利益和目标，同时，需要保持开放的心态和耐心的沟通，以促进人际关系的和谐与问题的解决。

三、人际冲突中的沟通策略

1. 积极倾听和回应　当遇到人际冲突时，倾听是非常重要的一环。面对冲突时，双方往往会有强烈的情绪和意见，容易忽视对方的观点。倾听可以帮助我们更好地了解对方的情绪、心理状态，理解对方的立场和需求，从而找到解决冲突的方法。同时，积极倾听和回应可以表达自己的理解和支持，也可以让对方感到被尊重和认可，更愿意和我们一起寻找解决问题的方法。

11.2 积极倾听
和回应示例

2. 明确表达自己的感受和需求　在人际冲突中，我们往往会有一些情绪和需求被忽视或压抑。然而，如果不表达出来，对方很难理解我们的真实想法，从而导致冲突升级。因此，表达自己感受和需求是解决冲突的关键，可以让对方更好地理解我们的立场，并寻求共同点和达成解决方案。同时，也要尊重对方的需求和感受。

3. 关注共同目标和利益　在冲突中，往往存在着双方的利益冲突，导致难以达成一致。然而，如果我们能够找到共同的利益点，就有可能化解冲突。寻求共同利益的关键是从对方的角度思考问题，并主动提出解决方案。我们可以尝试与对方进行合作，共同探讨解决方案，并寻求双方都能接受的折中方法。通过寻求共同利益，我们可以增加冲突解决的可能性，并维护良好的人际关系。

4. 灵活应对　在冲突中，我们往往会坚持自己的立场和观点，导致冲突的激化。然而，如果我们能够灵活适应，调整自己的思维和行为，就有可能找到更好的解决方案。灵活适应应包括放下个人的固执，接受对方的观点和建议，并主动调整自己的立场。我们可以从对方的角度思考问题，寻求双赢的解决方案。通过灵活适应，我们可以避免冲突的升级，促进双方的合作和理解。

思维导图11.1

第二节　医疗环境中的冲突

一、医疗环境中的冲突原因和分类

（一）医疗环境中的冲突原因

1. 医疗资源分配不均　医疗改革中对中低收入阶层享受医疗保健服务承受能力估计不足，可能导致不同社会群体之间的医疗资源分配不均，从而产生冲突。

2. 医疗目标出现偏倚　对医疗的三个基本属性（医疗的价值体系、医学的目的、医学的社会责任）的误解或扭曲，可能引发医务人员、患者及社会大众之间的冲突。比如，当医院将主要精力放在为富人提供医疗服务上，而不是致力于人人看得起病，这就会引发社会不满。

3. 医疗保障制度不健全　目前我国医疗卫生事业尚处于改革过程中，医院被逐渐推向市场，导致部分医院资金不足、基础设施不完善、报销政策限制较多，无法为患者提供全方位的健康管理服务，这些问题都会导致患者就医满意度难以达到期望的水平。

4. 医疗过程沟通不顺畅　就诊过程中医患沟通不畅、对治疗效果的期望值有差异、对病情的不同理解等也可能导致医患之间的冲突。

医疗环境中产生冲突的原因多种多样，需要各方面共同努力，通过改革制度、提高医疗资源分配的公平性、改善医患沟通等方式，来减少和解决这些冲突。

（二）医疗环境中的冲突分类

医疗环境中的冲突大致可以分为以下几类：

11.3 冲突示例

1. 医务人员与患者之间的冲突　这可能是由于医务人员服务观念滞后、医疗质量不能保证、技术水平不过硬、收费不透明、保护性医疗原则等原因，也可能是由于患者对医务人员工作的不尊重、对疗效期望过高、经济因素等原因。

2. 医务人员之间的冲突　这可能是由于对医疗资源的争夺、对治疗方案的不同意见、对个人利益的追求等原因。

3. 医院管理层与医务人员之间的冲突　这可能是由于医院管理层对医务人员工作的不理解、对医务人员权益的忽视、对医院经营管理的片面追求等原因。

4. 医院管理层与患者之间的冲突　这可能是由于医院管理层对患者的误解、对医疗质量的忽视、对医院社会责任的忽视等原因。

二、医疗环境中的冲突处理策略

（一）医疗环境中的冲突处理原则

1. 以患者为中心　患者的需求是医疗工作的根本，医护人员要时刻以患者为中心，尽可能满足患者的正当需求，尊重患者的权利和隐私，与患者建立信任和稳定的关系。

2. 公平和公正　在处理医疗冲突时，应该始终坚持公平和公正的原则，不偏袒任何一方，尊重事实，合理地评估和处理冲突。

3. 尊重法律　在处理医疗冲突时，应该遵守相关法律法规，尊重法律程序和规定，不违反法律。

4. 坦诚沟通　医护人员之间、医护人员与患者之间、医院管理层与医护人员之间应该坦诚沟通，及时交流意见和看法，避免信息不对称和误解。

5. 合作解决问题　在处理医疗冲突时，各方应该积极合作，共同寻找解决问题的办法，而不是互相推诿或指责。

6. 注重调解　在处理医疗冲突时，应该注重调解，通过协商、妥协等方式达成共识，避免将问题扩大化和复杂化。

7. 提供专业培训　医院应该提供专业的冲突解决培训，帮助医护人员和管理层提高处理冲突的能力和技巧。

在医疗环境中处理冲突需要遵循一定的原则和规范，医护人员和管理层应该积极采取措施，化解矛盾和冲突，创造一个和谐、稳定的医疗环境。

（二）医疗环境中的冲突沟通的方法及技巧

在医疗环境中，有效的沟通方法和技巧对于解决冲突非常重要。以下是一些可供参考的冲突沟通方法和技巧：

11.4非语言倾听

1. 倾听　在冲突解决过程中，各方都应该认真倾听对方的观点和意见，理解对方的立场和感受。有效的倾听包括对非言语行为的观察和解读，如面部表情、身体语言等。

2. 表达　清晰、坦诚地表达自己的观点和需求，同时尊重他人的观点和需求。避免使用攻击性或模糊不清的语言，尽量使用客观、明确、简洁的语言。

3. 协商　在理解对方观点和需求的基础上，寻求共同的解决方案。各方可以提出自己的建议和条件，并通过协商达成妥协。

4. 寻求第三方协助　在必要时，可以寻求第三方的协助来帮助解决冲突。第三方可以是调解员、顾问或专业机构，他们可以提供中立的意见和建议，促进各方的沟通和协商。

5. 保持冷静　在冲突解决过程中，各方应该保持冷静和理性，不要被情绪左右。避免采取过激的言行或做出冲动的决定，以免加剧矛盾或扩大冲突范围。

6. 建立信任　在解决冲突的过程中，各方应该努力建立信任关系。通过真诚的交流和合作，增进相互理解和支持，为解决冲突打下良好的基础。

思维导图11.2

在医疗环境中解决冲突需要各方共同努力，通过有效的沟通和协商来达成共识。同时，要尊重法律程序和规定，遵守相关法律法规，为构建和谐、稳定的医疗环境做出积极的贡献。

第三节　医疗纠纷

一、医疗纠纷概述

（一）医疗纠纷的定义

医疗纠纷，狭义是指医患双方因诊疗活动而产生的争议。广义是指患者或家属对诊疗、护理过程不满意，认为患者权益，如：身体权、生命权、知情权等受到侵害，要求医疗机构、卫生行政部门或司法机关追究责任或赔偿损失的事件。

（二）医疗纠纷的分类

1. 以引发医疗纠纷的事件性质分类

（1）有过失的医疗纠纷：医疗事故、医疗差错。如因医务人员的疏忽大意，手术中切除了错误的身体部位、开具处方时忽视了患者的过敏史而导致患者出现严重危及生命的过敏事件。

11.5 有过失的医疗纠纷

（2）无过失的医疗纠纷：不存在诊疗过失但出现损害结果的医疗意外事件、并发症等。如患方手术前，医护人员已提前告知禁食的要求，但患者隐瞒了进食的事实，导致患方在手术过程中出现麻醉意外离世，患者家属不认可，认为是医院不作为造成的，则属于无过失医疗纠纷。

2. 以引发医疗纠纷的原因分类

（1）医源性纠纷：是指诊疗护理过程中由于医务人员责任心不强、医术不够精湛、抢救不得力，造成患者伤残或死亡，引起患者家属的不满提出追究责任而形成的纠纷。

（2）非医源性纠纷：非医务人员因素引发的纠纷称为非医源性纠纷，也是医院中比较常见的纠纷。其中，既包含因疾病自然转归导致的病情加重或死亡，也包含因患者自身知识水平有限导致的病情延误或部分患者存在不良动机，试图通过不当途径（吵闹、打砸医院等行为）获得经济赔偿，还有因其他事件如交通事故、劳务纠纷等，患者要求医护人员提供与事实不符的诊断或治疗导致的纠纷。

11.6 非医源性纠纷

（三）医疗纠纷的特点

1. 产生原因复杂　患者与医务人员在诊疗过程中，诊治效果除了治疗方式、护理效果之外，还有诸多影响因素，如医院的环境、医疗设备、双方的沟通方式、医患双方知识水平不同、各自立场不同、对诊疗结果有不同的期望值等，都会成为引起医疗纠纷的原因。

2. 发生概率高　诊疗行为本身风险较高。人体是一个复杂的机体，即使医学在不断进步，目前仍有许多无法解决的难题和规避的风险。就医过程中，医患双方存在信息严重不对等的情况，大部分患者对专业的医学知识无法做到完全理解，在这种情况下，极易发生医疗纠纷。

3. 处置专业性强　医疗纠纷的处置不仅仅涉及医学专业，还需要精通管理专业、法律专业或其他与具体医疗纠纷事件相关专业的人员参与，只有这样，才能保证处理结果客观、全面，才能被患者及医务人员接受。

4. 社会危害性严重　发生医疗纠纷后，患者会认为自身健康或权益受到伤害而愤怒，医护人员会有较大的心理负担而产生无助或委屈的情绪，当双方情绪激化且患者诉求不能得到满足时，容易引发群体性的事件，扰乱医疗秩序，造成较为恶劣的社会影响。同时，医患之间信任度下降，医务人员为规避风险会采取防御性医疗行为，患者满意度进一步下降，从而形成恶性循环。

（四）医疗沟通在纠纷中的功能和作用

1. 协助正确诊断，提高治疗效果　医疗沟通作为诊疗活动的基本需求，是针对医务工作者在诊疗期间与患者、家属在信息、情感方面的互动交流，也是医务工作者与患者之间相互连接的枢纽，病情诊断的前提条件是对患者发病起因、发病过程有所了解，在病史收集与体格检查中也是患者与医务工作者相互沟通交流的过程，在此过程中沟通的效果与质量，在一定程度上发挥着决定性作用，也关乎病情诊断结果是否正确，因此医患沟通是临床治疗的必然要求，离不开医务工作者与患者共同参与和共同完成。

2. 提高疾病认知度，防范医疗纠纷的发生　为了确保对患者的有效诊治，满足患者各项诊疗需求，良好有效的医疗沟通，能够帮助患者在病情诊疗期间，提高对病症的认知度，避免因医患沟通不善，导致医疗信息不对称，诱发医疗纠纷事件。

3. 形成共同意见，融洽医患关系　充分的沟通可以使医患形成共同认知、产生心理相容、达到满足尊重的需要、获得应得的利益。

二、医疗纠纷处理程序

（一）医疗纠纷处理的原则

处理医患纠纷，必须以我国已出台的法律法规作为依据，如《医疗机构管理条例》《医疗机构投诉管理办法》《医疗纠纷预防和处理条例》和《医疗事故处理条例》等，遵循公平、公正、及时的原则，以事实为依据，实事求是，做到事实清楚、定性准确、结论有据、责任明确、处理恰当，以保护医患双方合法权益，规范诊疗活动，提高医疗服务，提高医疗质量，保障医疗安全，促进医学科学的发展。

（二）医疗纠纷处理的途径和程序

1. 医疗纠纷的处理途径　根据我国《医疗纠纷预防和处理条例》，医疗纠纷可以通过以下途径解决：

（1）双方自愿协商：医患双方应当以平等、自愿、合法的原则，尊重当事人的权利，尊重客观事实，在充分协商的基础上达成和解协议，在专门场所，由双方当事人协商解决医疗纠纷的赔偿等民事责任争议，明确责任，并协商确定赔偿金额。

（2）申请人民调解：由医患双方共同向医疗纠纷人民调解委员会申请，一方申请调解的，在征得另一方同意后由医疗纠纷人民调解委员会进行调解。申请人可采用书面或者口头形式申请调解。医疗纠纷人民调解委员获悉医疗机构内发生重大医疗纠纷时，可以主动开展工作，引导医患双方申请调解。

（3）申请行政调解：医患双方向卫生行政部门申请调解处理，由卫生行政部门组织相关专家进行调解，并出具调解书。这种方式具有法律效力，但需要具备一定的条件和程序。

（4）向人民法院提起诉讼：如协商及调解不能解决问题，患者可以依法向人民法院提起诉讼，通过司法途径解决争议。这种方式具有一定的强制性和权威性，但耗时较长、费用较高。

（5）法律、法规规定的其他途径：医患双方可以根据具体情况和意愿自由选择。如因医疗器械质量问题导致的医疗纠纷，双方选择仲裁解决，最终由仲裁机构作出裁决。

2. 医疗纠纷的处理程序　医疗纠纷一旦发生，医务人员及相关机构应该尽快采取有效措施避免或减轻对患者身体健康的损害，主动沟通，积极应对，妥善处理，按要求上报，将对患者的伤害及事件的影响降至最低。

（1）报告上级部门：发生医疗纠纷后，应立即报告科室负责人，根据事情的严重程度，再分别上报主管部门或医疗机构负责人。构成医疗事故的，医疗机构应当按照规定向所在地卫生行政部门报告。发生重大医疗纠纷的，医疗机构应当按照规定向所在地县级以上地方人民政府卫生主管部门报告。卫生主管部门接到报告后，应当及时了解掌握情况，引导医患双方通过合法途径解决纠纷。医疗纠纷中发生涉嫌违反治安管理行为或者犯罪行为的，医疗机构应当立即向所在地公安机关报案。公安机关应当及时采取措施，依法处置，维护医疗秩序。

（2）有效告知：发生医疗纠纷后，医疗机构应当告知患者或者其近亲属下列事项：解决医疗纠纷的合法途径；有关病历资料、现场实物封存和启封的规定；有关病历资料查阅、复制的规定。发生患者死亡的，还应当告知其近亲属有关尸检的规定。

（3）调查分析：发生医患纠纷后，医疗机构应当第一时间组织调查、核实事情经过，采取积极有效的措施，控制事态的进展：①首诉负责制：医疗机构建立首诉负责制，即首次接待投诉的个人或部门为首诉责任人，需耐心细致地做好解释及疏导工作，稳定投诉人情绪，能当场解决的尽量当场解决，并及时将投诉情况上报上级主管部门。②成立调查小组：针对事件的发生、发展过程进行认真细致的调查，包括事件中医患双方当事人的意见，对事件的各自描述，作为判断是否存在过失行为，及过失行为与不良后果之间是否存在因果关系。③关注患方的病情变化：采取积极的补救措施，降低对患者的影响及损害，患者病情不可控进展的，要做好病情变化记录并及时告知患者家属。④做好移交准备：患方对医方处理结果不满意的，针对患方要求，参照《医疗纠纷预防和处理条例》，收集相关资料，做好向卫生行政部门、司法机关移交鉴定的准备。

（4）保存证据：可作为对事件分析判断的主要依据，使医患双方在此基础上进行进一步协商、调解：①封存病历资料：发生医疗纠纷需要封存、启封病历资料的，应当在医患双方在场的情况下进行。封存的病历资料可以是原件，也可以是复印件，由医疗机构保管。病历尚未完成需要封存的，对已完成病历先行封存；病历按照规定完成后，再对后续完成部分进行封存。医疗机构应当对封存的病历开列封存清单，由医患双方签字或盖章，各执一份。病历资料封存后医疗纠纷已经解决，或者患者在病历资料封存满3年未再提出解决医疗纠纷要求的，医疗机构可以自行启封。②封存关键实物：疑似输液、输血、注射、用药等引起不良后果的，医患双方应当共同对现场实物进行封存、启封，封存的现场实物由医疗机构保管。需要检验的，应当由双方共同委托依法具有检验资格的检验机构进行检验；双方无法共同委托的，由医疗机构所在地县级人民政府卫生主管部门指定。疑似因输血引起不良后果，需要对血液进行封存保留的，医疗机构应当通知提供该血液的血站派人员到场。现场实物封存后医疗纠纷已经解决，或者患者在现场实物封存满3年未再提出解决医疗纠纷要求的，医疗机构可以自行启封。③尸检：患者死亡，医患双方对死因有异议的，应当在患者死亡后48小时内进行尸检；具备尸体冻存条件的，可以延长至7日。尸检应当经死者近亲属同意并签字，拒绝签字的，视为死者近亲属不同意进行尸检。不同意或者拖延尸检，超过规定时间，影响对死因判定的，由不同意或者拖延的一方承担责任。尸检应当由按照国家有关规定取得相应资格的机构和专业技术人员进行。医患双方可以委派代表观察尸检过程。④尸体存放：患者在医疗机构内死亡的，尸体应当立即移放太平间或者指定的场所，死者尸体存放时间一般不得超过14日。逾期不处理的尸体，由医疗机构向所在地县级人民政府卫生主管部门和公安机关报告后，按照规定处理。

（5）选择处理途径：按照双方要求采取协商、调解或行政诉讼的方式进行医疗纠纷事件的处理，遵照相关规定要求，医患双方应提供详细的资料信息，积极配合。

（6）告知处理意见：向患者及医疗机构当事人分别通报事件调查结论及处理意见。按照相关法律法规和医疗机构管理规定要求，对存在违规行为的当事人或责任部门进行处理。

（7）结案报告：医疗纠纷解决后，由医疗机构按照相关要求向所在地卫生行政部门进行结案报告。卫生行政部门再逐级将发生的医疗事故以及行政处理情况上报上一级卫生行政部门。

三、医疗纠纷沟通策略和技巧

（一）医疗纠纷的防范

1. 加强医院制度建设　医疗机构应当制订并实施医疗质量安全管理制度，设置医疗服务质量监控部门或者配备专（兼）职人员，加强对诊断、治疗、护理、药事、检查等工作的规范化管理，优化服务流程，提高服务水平。医疗机构应当加强医疗风险管理，完善医疗风险的识别、评估和防控措施，定期检查措施落实情况，及时消除隐患。建立医疗纠纷档案和管理制度，对发生的医疗纠纷进行总结分析，及时采取措施防范类似事件再次发生。

2. 加强对医务人员职业素养的教育，树立依法行医理念　医疗机构及其医务人员在诊疗活动中应当以患者为中心，加强人文关怀，严格遵守医疗卫生法律、法规、规章和诊疗相关规范、常规，恪守职业道德。医疗机构应当对其医务人员进行医疗卫生法律、法规、规章和诊疗相关规范、常规的培训，并加强职业道德教育。从而提高医护人员法律意识，做到依法执业，并将依法执业的理念贯彻于诊疗护理活动中。

3. 重视患者权利　医务人员在诊疗活动中应当向患者说明病情和医疗措施。需要实施手术，或者开展临床试验等存在一定危险性、可能产生不良后果的特殊检查、特殊治疗的，医务人员应当及时向患者说明医疗风险、替代医疗方案等情况，并取得其书面同意；在患者处于昏迷等无法自主作出决定的状态或者病情不宜向患者说明情形下，应向患者的近亲属说明，并取得其书面同意。紧急情况下不能取得患者或者其近亲属意见的，经医疗机构负责人或者授权的负责人批准，可以立即实施相应的医疗措施。

4. 加强医患沟通　医疗机构应当建立健全医患沟通机制，对患者在诊疗过程中提出的咨询、意见和建议，应当耐心解释、说明，并按照规定进行处理；对患者就诊疗行为提出的疑问，应当及时予以核实、自查，并指定有关人员与患者或者其近亲属沟通，如实说明情况。医疗机构应当建立健全投诉接待制度，设置统一的投诉管理部门或者配备专（兼）职人员，在医疗机构显著位置公布医疗纠纷解决途径、程序和联系方式等，方便患者投诉或者咨询。

5. 加强质量管理，提升服务水平　医疗机构应当按照有关法律、法规规定，严格执行药品、医疗器械、消毒药剂、血液等的进货查验、保管等制度。禁止使用无合格证明文件、过期等不合格的药品、医疗器械、消毒药剂、血液等。

（二）医疗纠纷处理中的沟通

1. 沟通原则和途径　基于医患在诊疗过程中的共同目的，医患双方应本着依法与知情同意原则、平等与尊重原则、理解与宽容原则、保密原则，以事实为依据，进行全面的沟通。

沟通途径形式多样，可采取面对面、电话、视频、书面沟通方式，或者通过媒体、新闻发布会等形式进行沟通，可以一种或多种方式结合。医患双方大多采取面对面沟通的方式；当患者或医护人员与卫生行政部门、司法机关、公安机关等进行沟通时，可采取书面沟通的方式，较为正式；在面临重大医疗事故时，通常情况下会采取媒体报道和新闻发布会的形式，向人民群众说明事件过程，有较强的公信力。根据不同需求，采取不同的沟通方式，对于医疗纠纷的处理和解决有重要意义。

2. 医疗纠纷中沟通　医疗纠纷发生后，应沉着冷静、积极应对，并妥善解决，将对患者的伤害降至最低。并做好如下准备：

（1）与患者沟通：这也是解决医疗纠纷的关键环节。沟通过程要有耐心，认真倾听、与之共情、并采取积极的态度应对：①耐心倾听，认真记录：沟通接待人员要诚信、耐心、专心倾听患方的投诉，并认真记录；对能够当场处理的事情，应尽可能当场协调处理；对不能当场处理，需要调查、讨论的，患者还需要进一步治疗的、损害后果没明确还需要时间康复的情况，应将争议焦点及患方的问题进行认真记录。②尊重患者，及时反馈：沟通中不要轻易打断患方的讲述，恰当地运用肢体语言或语气词表明接待人员的真诚，尽可能让医疗纠纷带给患方的不良情绪得到释放。在患方陈述结束后，对患方提出的问题或争议焦点进行概括性归纳，并当场与对方进行核对，以便对焦点问题达成共识。③针对焦点，耐心解释：对患方陈述的问题及处理程序进行解释时，可预先提示："你刚才的讲述中，有部分内容存在明显偏颇，我没有反驳，但不代表我认同；因此，在我接下来的讲述中，也请你认真听完，不要中途打断我，"并为对方准备笔和纸，便于记录。④真诚理解，寻求共识：沟通接待人员要适当运用同理心，也就是站在患方的角度和位置上，客观地理解患方的内心感受，并将这种感受传达给对方，在把握自己的角色和责任时，尽可能从患方的角度思考问题。如某案例中的胎儿娩出后死亡，患者及家属不能接受，患方在承受胎儿死亡的同时，更担心产妇的身体恢复、未来是否再次生育对其家庭稳定性的影响，此时，应从医者角度尽可能帮助患方配合治疗，接受现实。在医疗纠纷的沟通处理中，患方多表现为情绪失控，其诉求往往让人觉得"无理"，这就需要沟通者从表象下看到患方真正的利益诉求，结合医疗过程的客观情况，找寻可以达成共识的解决点来调解。尽管有时双方对可调解的问题本质看法不一样，但可以就利益诉求进行调和。

因此，在医疗纠纷处理时的医患沟通中，要求沟通者不要被患方的表面立场所迷惑，要善于引导、发现患者表面立场背后的潜在利益诉求。

（2）与其他医护人员沟通：针对诊疗过程，事件当事人，相关人员及部门，梳理流程，对关键时间点及重点诊疗措施在尊重事实的基础上形成统一意见；患者尚在救治过程中的，医院各部门之间要互相配合，在医疗主管部门的组织协调下，积极做好抢救工作，保证沟通顺畅，防止新的问题出现；病情特别复杂的，及时组织相关科室和专家进行联合会诊，统一治疗意见，努力救治患者。

（3）与卫生行政部门沟通：根据医疗纠纷事件的严重程度，及时向卫生行政部门汇报，上报事件经过、患者受损害程度、已采取措施、患者诉求等，同时争取上级部门的指导帮助及调解。

（4）与司法机关沟通：寻求司法专业人员的帮助，通过纠纷案例分享，向医护人员进行普法教育，提高医护人员法律意识，了解法律知识，知晓工作中的行为风险，主动规避风险，对预防及处理医疗纠纷有着积极的作用。

（5）与公安机关沟通：当医疗机构面对患者恐吓医护人员，在医院内破坏医疗秩序、打砸医疗设备等行为时，可寻求公安机关的帮助，使其协助医疗机构恢复医疗秩序，保障医护人员人身安全。

（6）与媒体沟通：近年来，媒体在医疗纠纷中发挥着重要的引导作用，因此，当面临重大医疗事故时，要主动与媒体沟通，说明事实情况，帮助人民群众了解真相，防止因调查不全面导致的不实报道，引发社会对医疗机构的误解。对于媒体反馈的人民群众意见及建议，要充分重视并采取改进措施。

思维导图11.3

（7）与社会机构沟通：根据《医疗纠纷预防和处理条例》，医疗纠纷的处理往往需要其他社会机构协助进行调解，如：患者所在工作单位、社会维稳部门、第三方调解机构等。因此，也要注重与他们沟通的及时性及有效性，达到沟通顺畅的目的，防止医疗纠纷进一步扩大化。

11.7小结

思 考 题

一、选择题

1. 患儿，8岁，因肺感染高热入院，入院时家属主诉曾有头孢类药物过敏史，医嘱开具非头孢类抗生素，应用药物三天后，体温未见明显控制，医务人员根据血培养药敏结果将抗生素更换为头孢类药物静脉输入（忽视了患儿对头孢类药物过敏），且未告知家属已更换抗生素，液体输毕后家属发现所输药物为头孢菌素，患儿未有不适主诉，家属担心会有迟发的反应，因此投诉医务人员，此纠纷属于（　　　）

A. 有过失医疗纠纷　　B. 无过失医疗纠纷　　C. 医源性纠纷　　D. 非医源性纠纷

2. 发生医疗纠纷后，患者及家属向医疗纠纷人民调解委员会发起申请，属于（　　　）

A. 自愿协商　　　　　B. 人民调解　　　　　C. 行政调解　　　　　D. 法院诉讼

3. 护士因疏忽大意，忘记将止血带及时取下，造成患者上肢肿胀，轻度水肿，护士与患者及家属达成一致意见，进行道歉，患者家属表示接受，属于（　　　）

A. 自愿协商　　　　　B. 人民调解　　　　　C. 行政调解　　　　　D. 法院诉讼

4. 因患者术后并发感染造成多器官衰竭死亡，患者家属要求追究当事人医务人员的法律责任，并起诉该医务人员，属于（　　　）

A. 自愿协商　　　　　B. 人民调解　　　　　C. 行政调解　　　　　D. 法院诉讼

5. 某家妇幼保健医院，产检未能发现胎儿手指缺失，胎儿出生后家属不能接受，要求市卫生健康委员会针对此事进行调查及处理，属于（　　　）

A. 自愿协商　　　　　B. 人民调解　　　　　C. 行政调解　　　　　D. 法院诉讼

二、案例分析题

在以下情境中，医务人员与患者出现冲突的原因是什么？如果您是该医务人员，您将如何处理？

1. 患者亓某，女，58岁，因尿路感染入住肾内科，检验结果示真菌感染，遵医嘱给予两性霉素B治疗，用药期间，亓某质疑道："我有糖尿病，为什么还静脉输注葡萄糖？"护士："医生就这么下的医嘱。"亓某生气地说："那医生如果下错了呢，错了你也给我用啊？"护士不耐烦地说："我这会忙着呢，你去问医生吧。"亓某认为护士态度极差，不负责任，投诉至政府热线，要求医院对该护士进行处理。

2. 张女士，35岁，因43周妊娠入住某医院产科，入院后查体正常，上午11时胎膜破裂，下午1时宫口开全，医务人员评估产妇过期孕，先露下降较慢，且胎儿较大，向家属及产妇建议行剖宫产术，并对手术的必要性及可能发生的并发症进行说明，签订了《手术协议书》。15时25分，通过查体，主治医师决定采取胎吸助产。16时10分，行会阴侧切加胎吸术助娩一女婴，但娩出后无自主呼吸，心率148次/分，肌张力略高，紧急给予清理呼吸道，气管插管等抢救措施，症状无好转，于17时治疗无效宣告患儿死亡。张女士及家人非常悲痛，难以接受现实，以医院违反医疗服务合同为由向法院提起诉讼。

三、沟通实践训练

三人一组，选择目前媒体报道的医疗纠纷案例，分别从患方、医方及第三方角度进行事件分析，找出问题的关键点并讨论如何避免此类医疗纠纷。

11.8参考答案

（解文君　张会娟　李秋环）

参 考 文 献

［1］　王锦帆. 医患沟通 [M]. 北京: 人民卫生出版社, 2018.

［2］　隋树杰. 护理人际沟通 [M]. 北京: 人民卫生出版社, 2010.

［3］　李莉. 医疗纠纷预防的法律措施——《医疗纠纷预防和处理条例》解读 [J]. 中国卫生法制. 2019, 27 (2): 7-11.

［4］　司嘉欣. 医务社会工作介入医疗纠纷人民调解机制的实践思考 [J]. 护理研究, 2022, 36 (7): 1262-1266.

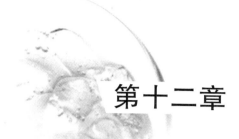

第十二章

职业发展中的
沟通实践

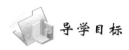 **导学目标**

基本目标：

理解

1. 归纳学业答辩、医学科研、健康教育、随访的目的。

2. 归纳学业答辩及面试前的准备。

3. 说明临床教学沟通的特点及健康教育的分类。

运用

1. 运用沟通技巧向患者提供合适的信息，与患者建立良好的医患关系。

2. 在模拟交谈中掌握沟通技巧，协助医务人员在学业和职业发展的不同阶段，建立良好的人际关系，拓宽职业发展道路。

发展目标： 培养学生学以致用的能力，使其在不同场所及环境，与不同对象沟通时，能够选择合适的沟通形式及技巧，锻炼医务人员整体、联系、动态的多元化思维方式。

思政目标： 通过本章节学习，使学生认识到掌握适当的沟通技巧，不但对于个人职业发展具有重要作用，而且恰当的沟通可以减轻患者所受病痛的折磨和痛苦，提高患者满意度，最终营造和谐的社会医疗大环境，培养学生树立生命至上、全心全意为人民服务、爱岗敬业的职业观。

导　言

　　坚持以患者为中心，始终将人民群众的健康放在第一位，把个人的理想追求融入国家和民族的事业，实现价值观的升华，是当代医学生成才的必修课。医务人员应弘扬社会主义核心价值观，树立生命至上，人文关怀的理念。将新时代卫生职业精神融入更好地为人民群众健康服务中来。有效的沟通对于医务人员的整个职业发展过程发挥着重要的作用。良好的沟通能力有助于建立积极的工作关系，展示医务人员的从容自信，树立正确的价值观，从而提升工作效率，为自身职业发展打开扩展渠道。如何帮助医务人员建立良好的人际关系，并为个人职业发展打好基石？职业发展中的沟通是实现这一目标的重要桥梁。

案例

小张是一名医学生，正面临毕业答辩的挑战。他的研究方向是高血压病的预防和治疗，他投入了大量时间和精力在这项研究上。然而，他意识到在学术交流和表达方面，自己还存在诸多不足。尤其是在答辩这样正式的场合，如何把自己的研究成果有效地传达给评委，让他感到非常焦虑。

小张的答辩日到了，他紧张地站在台上，面对着严肃的评委们。他开始描述自己的研究内容，但很快发现自己的表达不够清晰，逻辑也不够严谨。当他试图解释一些复杂的医学概念时，更是显得语无伦次。当评委提问时，他因为过度紧张而没能听清问题，只能模糊地回答，这使得场面更加尴尬。答辩结束后，小张心情不佳，对自己的表现感到非常失望。

思考：小张在答辩中出现了什么问题？请思考在答辩过程中遇到上述问题应该如何处理呢？

12.1案例分析

第一节　医学生学业发展中的沟通实践

一、学业答辩中的沟通技巧

（一）学业答辩的概述

学业答辩是指高校学生在完成毕业论文后，以汇报和答辩的形式进一步审查论文的过程。在这个过程中，答辩人需要对毕业论文进行全面系统地阐述与展示，介绍论文题目、研究目的、研究方法、结论以及论文的优缺点等，同时对答辩委员会和各位评委老师提出的问题做好解释与讨论工作。这个过程旨在展示答辩者的研究成果，并接受评委老师的评判和指导，以达到毕业要求。对于答辩人自身来说，答辩也是一次宝贵的经历和成长机会，能提升自己的学术素养和汇报表达能力，为日后的学术研究和职业发展奠定基础。

（二）学业答辩的目的

校方组织学业论文答辩的目是为了进一步审查论文，既考查和验证答辩人对所撰写论文论题的认识程度和当场论证论题的能力，又考查其对专业知识掌握的深度和广度。

（三）学业答辩前的准备

学业答辩前，答辩人应了解学校组织答辩的目的与意义，对个人所撰写论文的整体思路与优缺点问题有充分的掌握与思考，尽早做好答辩材料与口头汇报的准备，同时做好心理建设，树立信心，克服紧张情绪，以最佳的状态进行汇报，从容应对答辩环节。

1. 掌握论文整体构思，列好答辩提纲

（1）掌握论文构思：答辩人要对个人论文有深刻、全面、准确的认识与思考，理解论文主题延伸出的概念，做到与时俱进，了解社会热点与学术动态，并能够结合自己的论题进行深度思考。

（2）列好答辩提纲：答辩提纲是帮助答辩人梳理论文整体构思的重要方式，可以帮助答辩人在答辩中围绕论点、论据、论述方法以及研究进展和结果等关键点，条理清晰地进行叙述，避免了思维混乱与偏离主题的问题。

（3）注重细节问题：需注意细节问题，打印装订答辩材料前，需根据论文格式要求，做好排版工作，并精读论文，避免出现错字病句等问题。

总之，严谨的态度是一名科研工作者必须保持的，整齐规范的答辩材料是体现答辩人科研态度的重要书面依据，也是评审专家透过资料了解答辩人的主要途径。因而，切不可轻视答辩前的诸多准备工作。

2. 多角度剖析论文，做好答辩预测

答辩情境下，多数答辩人会因为紧张焦虑的心理或对自身论文的整体掌握程度不够而表现得不尽如人意，因而提前预设答辩过程和专家提问是十分必要的。

（1）掌握论文整体脉络：答辩过程要求答辩人在规定的时间内通过语言表达与图文展示向专家传达论文的全部内容。因而，答辩人需要达到脱稿状态下能完整叙述论文题目、背景、目的、意义、研究方案等内容的程度。答辩人只有保持思路清晰并掌握论文脉络，才能在他人提问时或对汇报内容出现理解偏差时，能够及时梳理问题，引导对方回归论文主题。反之，答辩人往往在答辩中因为不熟悉自己论文内容，而导致在问答环节处于被动。

（2）多角度剖析论文：正所谓"将军不打无准备之仗"，答辩人的答辩预测不能仅以掌握论文整体脉络为目标，还应该多角度剖析论文，站在专家的角度，重新审视论文，预设专家可能关注的重点部分以及可能提出的问题。答辩人进行多角度剖析论文的方法可以从两方面进行：首先，答辩人可以尝试辩证看待自己的论文，思考从专家的角度会提出什么问题；其次，答辩人可以请导师或小组成员进行讨论交流，相互评价与提问，记录反馈内容；最后，结合个人与小组讨论过程提出的问题，思考当前论文是否存在相应问题，并查找能够回答这类问题的依据，从而达到预设专家提问并及早解决的效果。

3. 优化答辩使用的幻灯片，备好口头阐释

（1）幻灯片制作需符合相应情境：幻灯片（PPT）的制作需根据不同场景、受众、目的、时间等层面考虑。答辩人关于学业论文的汇报在整个学业中至少要经历3

次，即开题报告、中期汇报、毕业答辩。不同时期对同一主题所要汇报的内容有不同的要求，如开题报告以讲明立题依据为重点，因而前期背景与准备工作为主要内容；中期汇报则以课题进展为主，答辩人汇报重点需聚焦于研究过程与进度；毕业答辩是整个学业论文的尾声，是对过去几年科研成果的展示，因而重点应放在研究结果与成果部分。因此，答辩人在制作PPT前，首先要明确目的与重点，并根据时间要求对PPT有整体的构思再开始制作。

（2）合理借助幻灯片传达信息：答辩PPT是答辩人向评审专家传达个人学业论文的方式，评审专家以看和听的方式需要在短时间内了解答辩人课题做什么，如何做，结果怎样。这提示答辩人应当注意选用简约的模板，PPT内容以条理清晰，简洁明了为主。值得注意的是，PPT是为了方便专家评审理解所借助的工具，而不是供答辩人读的"文稿"，要注意优化PPT内容，将重点信息以图文形式呈现在PPT中，具体的内容还是以答辩人口头讲述为主。这也提示答辩人正式答辩前，要多计时演练几遍，注意控制时间、语调、语气，达到重点突出、详略得当、表达流畅、口齿清晰的效果。

4. 做好心理预设，从容应对答辩

心理预设是人们在特定情境下对某种行为或事物的预先期望和判断，其对于注意力和思维有着很大的影响。良好的心理预设可以帮助答辩人保持平常心，缓解答辩焦虑。答辩前，答辩人首先可通过多种方式预先了解答辩流程，对答辩情境有大致的预想；其次要理解答辩目的是帮助答辩人解决问题，提高研究质量；最后要接纳自己的论文，答辩前要保持慎独精神，高标准要求自己的科研论文，答辩时要学会接纳不足，要自信地将论文的亮点传达给评审专家。答辩人答辩前，做好各种准备工作也是帮助自己形成良好心理预设的底气，拥有自信的态度，以平常心看待答辩，方能从容应对。

（四）学业答辩过程中的沟通技巧

答辩人在答辩前除做好各种准备外，还应针对论文选题设计和准备评审专家可能提出的问题做出进一步解释和论述。答辩中的技巧可以帮助答辩人消除紧张心理，举止大方而有礼貌，突出重点，最终获得优异的成绩。

1. 答辩程序

（1）自我介绍：自我介绍作为答辩的开场白，包括姓名、专业。介绍时要举止大方、态度从容、面带微笑，礼貌得体地介绍自己，争取给评审专家一个良好的印象，好的开端就意味着成功了一半。

（2）答辩人陈述：自述的主要内容归纳如下：①向评审专家报告论文的题目，标志着答辩的正式开始。②简要介绍课题背景、选择此课题的原因及课题现阶段的发展情况。③详细描述有关课题的具体内容，其中包括答辩人所持的观点看法、研究过程、实验数据、结果。④重点讲述答辩人在此课题中的研究模块、承担的具体工作、解决方案、研究结果。⑤侧重讲解创新的部分，这部分要作为重中之重，这是评审专家比较感兴趣的地方。⑥结论、价值和展望是对研究结果进行分析，得出结论。⑦答辩人对自己的研究工作进行评价，要求客观，实事求是，态度谦虚。

（3）提问与答辩：在答辩过程中，评审专家的提问环节是一个关键环节，也是相对灵活的环节。该环节旨在通过提问和答辩人的回答，实现相互交流和深入探讨，帮助评审专家更好地了解论文的内涵和价值。在提问环节，答辩人需要认真聆听评审专家的问题，仔细思考，并尽可能全面、准确、有条理地回答问题。评审专家的提问范围通常会局限于论文所涉及的领域，重点关注论文的核心部分，并对关键问题进行深入的展开和讨论。同时，评审专家也会对论文中的漏洞和错误进行提问，以检验答辩人的学术态度和知识水平。对于一些口语化的表述或明显的错误，答辩人需要保持镇静，认真思考后再作答。对于一些判断类的题目，答辩人需要保持清醒的头脑，精神高度集中，正确作答。当遇到无法回答的问题时，答辩人可以请评审专家给予提示或采用启发式的、引导式的问题，以便更好地理解问题并给出合适的答案。在整个答辩过程中，答辩人需要表现出认真、严谨、自信、有礼的态度，并与评审专家进行文明而有礼貌的交流。这些方面的表现将对答辩结果产生积极的影响。

（4）总结：答辩总结可以在答辩现场或者答辩后进行。在答辩现场，答辩人可以根据评委的提问和自己的回答进行简单的总结，例如：在回答某个问题时，自身思路不够清晰，需要加强相关方面的思考和研究。在答辩后，答辩人可以对整个答辩过程进行全面的总结，包括自己的表现、回答问题的质量、语言表达和逻辑思维能力等方面，以及评委的评价和建议。此外，答辩人还可以从答辩中获得很多有价值的启示和经验，例如：如何更好地准备答辩、如何更好地表达自己的观点和思想、如何更好地回答问题等。

（5）致谢：在答辩过程中，需要表达对评审老师和观众的尊重和感谢，感谢他们的出席和关注。因此，可以在答辩的最后，当所有陈述和提问环节都完成后，进行致谢。致谢时可以简单明了地表达自己的感激之情，并再次强调自己的研究或作品的意义和价值。例如："感谢各位评委老师和观众的耐心听取，请提出宝贵意见，谢谢大家！"等。

2. 答辩注意事项

（1）仪态与风度：①克服紧张、不安、焦躁的情绪，相信自己一定可以顺利通过答辩。②注意自身修养，有礼有节，无论是听评审专家提出问题，还是回答问题都要做到礼貌应对。③答辩时语速要快慢适中，不能过快或过慢，过快会让评审专家难以听清楚，过慢会感觉答辩人对这个问题不熟悉。

（2）回答问题：①听明白题意，抓住问题的主旨，弄清评审专家出题的目的和意图，充分理解问题的根本所在再作答，以免出现答非所问的现象。②若对某一个问题确实没有搞清楚，要谦虚地向评审专家请教，用积极的态度面对遇到的困难，努力思考作答，不应自暴自弃。③不论是自述，还是回答问题，都要注意掌握分寸，强调重点，略述枝节，研究深入的地方多讲，研究不够深入的地方最好避开不讲或少讲。

二、面试中的沟通技巧

（一）面试的概述

面试是求职过程中非常重要的一部分。在特定的场景下，面试官通过与求职者的双向沟通，进一步了解求职者的专业能力与整体素质，从而挑选出与需求岗位合理匹配的适宜人选。在现行的大学生就业制度下，面试求职是大学生实现就业的主要渠道。掌握面试求职中的沟通技巧，对大学生而言极为重要。

（二）面试的重要性

面试是指用人单位相关人员对求职者进行有目的面谈。面试官通过与求职者的交流，考察其专业技能、人文素质、职业道德、学习能力、表达能力及团队协作精神等综合素质。

（三）面试的准备

在进入面试考场之前，要进行有针对性的准备。一般包括以下四个方面的内容。

1. 准备个人资料　熟悉自己的求职书和个人简历，并提炼要点。个人简历是概括介绍求职者的个人基本情况，并对个人的教育背景、专业特长、学习成绩、科研情况、实践经验、自我评价、求职意向等进行说明的材料。面试时面试官很可能会根据求职者的自荐材料来进行发问。要把自己发表的文章以及获得的各种奖励证书复印件或原件准备好，以备必要时向面试官展示，还要携带相关证件，以便招聘单位查阅。所有材料要排列有序、了然于胸，以免临场慌乱。

2. 了解用人单位基本情况　充分了解用人单位的性质、业务范围、经营业绩、发展前景、核心理念，对求职者岗位职责及所需的专业知识和技能等要有一个全面的了解。要确认面试的方式、过程和时间安排，尽可能预想一些面试官会问到的问题，这样有利于自己在进入面试考场时能够有针对性地回答问题，展示自己的能力。

3. 注意自己的着装　着装应与职业的性质、文化相吻合，与职位相匹配。仪表是一个人内在素养的外在表现，得体的打扮不仅体现求职者的精神面貌，也可以表示求职者的诚意以及个人修养。在求职面试过程中应着装得体大方，给面试官留下较好的印象。

4. 清晰把握自我认知　要自信地应对面试，就必须对自己有一个清醒的认识，要利用面试前的准备，对自己的性格、个性、兴趣、志向等进行深入的自我评价，力求发现与应聘岗位需求的契合点。要准备和演练一个简短的自我介绍，包括自己的长处、特点，以及具备什么样的专业知识、专业技能和胜任应聘岗位的能力等，评估自己是否适合这份工作，不要盲目应聘。

（四）面试的沟通技巧

1. **注意面试礼仪**　明礼修身，知礼明德，行礼明事，礼仪作为面试环节的第一块敲门砖，其重要性不言而喻。面试礼仪有守时守约、双手递物、入室敲门、手机静音或关机等。面试前，通常要提前10～15分钟到达面试地点，以表示求职者的诚意，给对方以信任感，同时也可以给自己调整心态，整理仪表预留足够的时间。进入面试场合时，应先敲门，得到允许后再进入。求职者应保持微笑，主动向面试官点头致意并礼貌问候，如使用"您好""见到您很高兴"之类的话。如需个人将资料递给面试官，注意双手递物，要提前将资料准备好，避免当场胡乱翻找，从而向面试官传达淡定从容的心态。另外面试过程需谈吐得当，举止大方。以实事求是的态度，如实回答面试官的问题，态度诚恳。

2. **回答问题的技巧**

（1）条理清楚，简洁明了：回答面试官问题时，要结论在先，论述在后，可以先阐述自己的观点，然后再作叙述和论证。回答前应先明确问题，切忌答非所问。

（2）突出个性，扬长避短：用人单位会对求职者询问相同的问题，求职者可以在基础框架之上结合自身特点、优势进行作答。只有独到的个人见解和特色的回答，才会引起对方的兴趣和注意。回答问题时应极力宣扬个人的长处，并阐释个人长处在工作岗位中的优势。同时注意，对自己不了解的部分，应注意避重就轻或坦诚表明自己的不足，切不可不懂装懂，胡乱作答。

（3）目光交流，及时反馈：回答问题时，应礼貌地正视对方，目光注视的部位最好是面试官的鼻眼三角区，目光平和而有神，专注而不呆板。面对多位面试官时，目光不要只集中在一人身上，要适当扫视一下其他人，以示尊重。回答问题前，视线可投在对方头顶上方5厘米左右，思考时间以两三秒为宜，回答问题时再把视线收回来。

3. **注意表达技巧**　交谈时要注意发音准确、吐字清晰。还要注意控制说话的速度，以免磕磕绊绊，影响语言的流畅性。面试时要注意语言、语调、语气的正确运用。应注意修辞，忌用口头禅，更不能有不文明的言语，语气平和、语调恰当、音量适中。做自我介绍时，最好多用平声和缓的陈述语气，不宜使用感叹语气或祈使句，音量的大小要根据面试现场情况而定。两人面谈且距离较近时声音不宜过大，群体面试且场地开阔时声音不宜过小，以每个主面试官都能听清讲话为原则。交谈时还可适当加入幽默的语言，既可增加轻松愉快的气氛，也可以展示自己的优雅气质和从容风度。尤其是当遇到难以回答的问题时，机智幽默的言语会显示自己的聪明智慧，有助于化解难题，并给人以良好的印象。

4. **请教问题**　交谈过程中不要打断面试官的谈话，非说不可时应取得对方的允许："老师，对不起，可以请教一个问题吗？"对方同意后才可阐述自己的观点，阐述结束要致谢并请对方继续。切忌滔滔不绝，造成喧宾夺主的局面。

5. 结束面试 面试官认为该结束面试时，往往会说一些总结性的话语，如："我们作出决定会很快通知你""很感谢你对我们医院的关注"等。求职者在听到诸如此类的话语后，可安静地收好自己的东西，平稳起身，面带微笑，行鞠躬礼或点头礼，并感谢对方给自己面试的机会。

6. 询问结果 招聘单位如果没有通知求职者什么时间回复面试结果，求职者可以在两周后主动询问，既可以显示出求职者对这份工作的重视，又不会因为太过心急而给对方留下不好的印象。询问时最好使用电子邮件，语言要简明，语气要委婉，为方便对方进行查询可对自己的基本情况作以简单介绍，最后一定要对招聘方表示感谢。

思维导图12.1

第二节　医务人员职业发展中的沟通实践

一、科研中的沟通技巧

（一）医学科研的概述

医学科研是指在医学专业理论的指导下，以正确的观点和方法，围绕人类身心健康，探索医学领域的未知或未全知的事物或现象的本质及规律的一种认识和实践，旨在揭示人体生命运动的本质和规律，探索人体疾病的本质和发生发展的规律，提出防治疾病的有效措施和方法。医学科研在提高医疗水平、促进医学发展、提升人类健康等方面发挥着重要作用。

（二）医学科研沟通的目的

沟通是医学科研项目管理的重要环节，有效沟通是确保科研工作顺利进行、提高研究质量、增强团队协作精神、确保研究结果可信度以及推动医学进步的重要环节。因此，在医学科研中，有效的沟通技巧对于成功的项目和成果至关重要。

（三）科研中的沟通技巧

医学科研的沟通对象多种多样，需要根据具体情况选择合适的沟通对象和方式。以下主要介绍科研中与导师、科研团队成员及患者的沟通技巧。

1. 与导师沟通技巧 在医学科研中与导师进行及时有效的沟通是确保科研项目顺利进行的必要环节。沟通中以简明的方式向导师介绍研究者完整的想法，有利于沟通的高效性。例如："老师，我看了某篇文献，决定选一个这样的题目，您看怎么样？"这样的表达仅向导师传达了学生的题目，对于其中具体的科研思路并没有做到很好的传达。学生应从选题、研究方法、实施步骤、工具以及预期结果等方面预先做好充分准备，与导师沟通时对课题进行全方面介绍，以叙事的方式向导师传达事情的起因、经过、结果，以便于导师对学生整体思路的把控，为学生提供进一步指导和改进。

2．与科研团队成员的沟通技巧

（1）明确沟通目标：沟通前应制订详细的沟通计划，明确沟通目标和目的，确保沟通内容与目标相符，便于成员间围绕主题进行沟通，提高合作效率，实现共同目标。

（2）有效倾听：沟通时，倾听者需集中注意力，具有耐心，对方充分表达自身想法时，切忌打断对方讲话，急于发表个人观点。倾听过程中应适时给予对方回应，如点头，眼神交流等，对方结束讲话，可进行反馈表示对对方的理解或核实对事情理解是否正确，如："我理解您的意思"或"您的意思是这样的吗？"

（3）清晰表达：团队成员进行会议讨论前，需积极准备所需资料，列出要点和关键信息。发表个人观点时，注重以简洁清晰的措辞表达观点、理由和依据，以语调的轻重向团队成员传达重点信息。

（4）总结与跟进：定期举行团队会议，是对项目进行阶段性总结与跟进的良好途径，可以促进团队成员间的协作和配合，推动项目的顺利进行，确保团队目标得以实现，同时可以增强团队凝聚力和信任感，提高团队效率。

3．与患者的沟通技巧

（1）完善沟通准备：医学科研很多情况下需要对患者展开调研。在确定调研对象后，首先要了解患者背景及健康状况，以便于医务人员对患者信息的全面掌握，从而获取患者的信任，规避沟通中意外事件的发生。此外，医学科研的研究对象以人、动物为主要群体，涉及伦理问题，因而在医学科研上应当以尊重生命为前提，在与患者沟通中应体现对患者的尊重、关心与维护。同时，患者享有对受试内容的知情权与选择权，在实施调研前，需向患者充分说明研究目的与实施流程，并明确患者在全程享有的权利与义务，征得对方同意并签署知情同意书后方可开展调研。

（2）沟通环境适宜：人多嘈杂的环境，易扰乱患者思路，使患者在沟通过程中回避对隐私或敏感性问题的回答，从而限制了沟通的深度和效果。过大或过小的空间，均会对患者的安全感和舒适感造成影响。因此，沟通者应为患者提供舒适整洁、空间大小适宜的环境，以便患者放松心情，拉近彼此距离。

（3）注重开场：双方第一印象对沟通结果有较大影响，科研人员应首先向患者介绍自己，清楚说明交谈与收集资料的目的、交谈的时间。征得对方同意后，礼貌性向对方表达谢意，并表示沟通中对于疑问可随时提出，从而了解科研人员用意，解决患者困惑，促使患者交谈中放松紧张情绪、主动表达个人情况。

（4）有效提问：有效的提问能确保沟通围绕主题持续进行，为科研人员提供更多准确的信息。提问方式主要包括开放式与闭合式两种。开放式提问没有范围界限，访谈者无须过多的引导，患者可围绕问题自由回答，从而便于科研人员挖掘更多有用信息。但开放式提问要注意避免患者在讲述过程中偏离主题，所以沟通中，若患者出现偏离主题的苗头，访谈者需通过适当的引导，使沟通回归主题。闭合式提问与开放式提问相反，其特点是将问题限定在特定范围，缩小了患者回答问题的选择性，甚至可用"是"或"否"回答，这种方式有利于短时间获取大量信息，但限制了患者表达自己想法的机会。此外，无论哪种提问方式，均需注意在沟通中不可随便打断对方，需选择恰当的时机进行提问。

（5）掌握结束时机：结束沟通与良好的开场同等重要。沟通中，要注意结束交谈的时机是否恰当，结束谈话的时机应选在患者话题告一段落时，切不可突然中断患者谈话。另外，在沟通中，应当注意观察患者的"小动作"暗示，如频繁看时间，改变坐姿，眼神游离，对访谈者的交谈内容表示不感兴趣等。当患者出现这些现象时，应及时结束访谈，事后应当进行反思，了解此次访谈无法进行的原因，修改研究设计并如实记录，同时访谈者也应当保持开放的态度，正视未能按计划进行访谈的情况，从经验中吸取教训，学到更多额外的沟通知识。另外，对于访谈终止导致资料收集不完整的情况，应当在决定是否再次访谈前进行充分的评估，包括：患者的可用性（确定患者是否有时间接受访问，并且没有反对再次访谈的意见）、数据的重要性（评估不完整数据对研究的影响程度，若数据对结果十分重要，则有必要再次进行访谈）、时间限制（考虑是否有足够的时间再次访谈）、潜在的偏见（访谈者最主要的是思考再次访谈是否会导致患者给出的答案与之前不同，从而造成研究偏倚）、伦理考量（任何访谈都需要遵循研究伦理，因而再次访谈前需充分确定患者知情同意，对患者无任何伤害）、资源的分配（考虑再次访谈的成本与效益）、沟通与透明（应与团队和资助者进行沟通，讲明决定再次访谈的原因，从而建立团队共识并确保研究过程的透明度）。当充分评估后认为再次访谈是可行的方案，那么重新安排访谈是合适的。在结束语的应用上，应根据不同沟通场景进行选择，道谢式结束语适用范围较广，如"谢谢您的配合（或指导、帮助、支持等)，"这种结束语具有较强的礼节性，在上下级沟通、医患沟通、同事沟通等各场合普遍适用。另外，征询式结束语在与患者的沟通中较为常见，表达在沟通结束后，征询对方意见，是否还有问题等，如"您还有什么意见吗？"道歉式结束语，多发生于医患沟通中，由于时间，言语沟通不当等给对方带来不适感或表现出不礼貌行为时，可应用此种结束语，如"真对不起，耽误您这么长时间。"

12.2 科研沟通

二、健康教育中的沟通技巧

（一）健康教育的概述

健康教育是通过信息传播和行为干预，帮助个人或群体掌握科学的健康知识，树立健康观念，掌握健康技能，作出健康决定，有效执行有益健康的生活方式的过程。患者健康教育是指为维持健康状态和促进疾病的康复，医务人员通过计划、准备、实施、评价的教育过程，使患者认识健康的重要性，获得疾病知识，提高健康意识，自觉采取有益于健康的行为和生活方式，使患者向有利于康复的方向发展。

（二）健康教育的目的

健康教育的目的是通过教育手段，向健康宣教对象传授卫生保健知识，使其养成良好的健康行为，提高自我护理和自我保健能力，纠正不良习惯，最大限度降低危险因素，以达到患者健康行为的建立，健康水平的提高和疾病的预防。

（三）健康教育的规范

1. 门诊教育　门诊教育内容包括候诊教育、随诊教育、康复教育、门诊咨询教育和健康教育处方等。

（1）候诊教育：候诊教育是针对患者在候诊时可能产生焦虑、不安的心理，就其关心的问题，给予简明的答复和指导。主要内容包括候诊知识以及专科常见病、多发病的健康指导。如为患者介绍医院的环境、布局、专科特色、专家医务人员等。可采用口头讲解、个别交谈、健康宣传栏、教育手册、多媒体宣传等。

（2）随诊教育：随诊教育是指医务人员对患者进行定期或不定期检查、复查时所给予的教育。包括患者疾病相关问题或患者关心的问题。教育形式包括讲解、健康教育手册和推荐学习材料、多媒体视频等。

（3）康复教育：康复教育是指应用理论知识文化、技能等教育方法针，对功能障碍者的躯体和心理上的创伤进行康复教育指导。教育形式为讲解内容、个别交谈和传授康复技术等。

（4）门诊咨询教育：门诊咨询教育是指针对候诊患者及社会人群的需要而实施的综合性咨询教育，主要内容有心理咨询、慢性病咨询、营养咨询、亚健康咨询等。教育的主要形式为门诊咨询或电话咨询。

（5）健康教育处方：健康教育处方是指医护人员针对不同病种、不同患者的特点，在休息与运动、饮食护理、用药护理、病情监测等方面制订的指导性意见。教育形式一般为医嘱。

2. 住院教育　依据患者住院期间不同时期的特点，实施全程和分期教育模式。全程教育是针对患者从入院到出院整个过程的系统式教育；分期教育是指患者在入院、住院、手术前、手术后和出院时所进行的阶段式教育。

（1）入院教育：入院教育是指在办理入院手续、接诊患者等入院过程中，对患者及其家属所进行的教育。其主要内容是介绍病区环境、规章制度、主管医护人员、医辅人员、病室人员等。教育方法多为讲授、设置健康教育宣传栏、科普栏等。

（2）在院教育：在院教育是住院期间对患者进行的针对性教育。其主要内容包括疾病相关知识，实验室检查目的，治疗配合要点，饮食护理等，还要解释用药相关知识，患者休息与活动的方式和方法，同时对患者进行心理护理，解释情绪与疾病的关系。教育方法可采用讲解、观看录像、放映幻灯片、展示模型，患者咨询会、医患座谈会、床前训练表演、展示传授等。

（3）术前教育：术前教育是对择期手术患者进行的与手术相关知识的教育。主要内容包括简单解释手术的过程、术前准备、术中配合等，消除患者紧张及恐惧心理；另外针对患者健康问题和手术性质、部位及范围，给予患者不同的饮食指导；向患者解释睡眠和活动对于手术的意义，进行作息指导；告知术前用药后的注意事项，进行术前特殊准备（灌肠、导尿、留置胃管等）等指导。教育形式多为个别访谈、发放教育手册等。

（4）术后教育：术后教育是完成手术后，针对术后的一些注意事项对患者进行的教育。主要内容包括术后留置各种管道的目的、注意事项，术后康复的方法，饮食原则，术后并发症的临床表现及护理措施等。教育方法包括个别指导、病房科普宣传栏、教育手册、科普录像等。

（5）出院教育：出院教育是针对病情稳定或康复后的患者，在出院时对其进行的教育。出院教育须考虑到患者的接受程度、文化理解能力、患病时间等因素。主要包括疾病预后的注意事项、药物、生活、康复、复查等指导。

3. 出院后教育 出院后教育主要围绕疾病诊断和治疗新进展，家庭护理，药物应用等内容开展。教育方法包括入户健康指导和电话咨询、网络线上咨询等、专题讲座和举办出院患者联谊会等。

4. 社区教育 社区教育主要包括社区居住环境及个人卫生、基本健康知识和优生优育知识等。教育形式可以为定期开展健康咨询，专题讲座，悬挂卫生标语、宣传画，发放卫生传单、卫生报刊等。

（四）健康教育中的沟通技巧

健康教育是维持人类健康的一项有效措施。目前，许多发达国家都把健康教育作为培训医务人员的一项基本要求。在我国，健康教育早已应用于临床，并成为医务人员工作中的重要任务之一。在进行健康教育时，良好的沟通技能对于患者及家属来说相当重要。充实完善的健康教育内容、合理科学的追踪教育、热情合适的态度都影响着患者及其家属对健康教育内容的理解和遵从程度。

1. 拉近与患者距离，建立良好关系 在进行健康教育前，问候患者并进行自我介绍，对沟通的初始阶段和患者建立良好的关系有着不言而喻的意义，即要给患者留下良好的第一印象。医务人员在交谈开始时，要面带微笑，礼貌地称呼患者，主动地介绍自己，简要地向患者说明交谈的目的。患者处于陌生的环境中，对将要发生的事情处于未知情境下，极易产生紧张不安的情绪，提高警惕心理，因而简单地向患者介绍环境及沟通的内容与目的，便于患者对整体内容的了解，从而放松心态，充分配合，以达到迅速拉近与患者距离的效果，取得患者信任。

2. 专业知识扎实 对患者进行健康教育前，医务人员需要充实自身，尽量了解与学习更多相关理论知识，才能以多样化、个性化的形式将健康教育的内容传达给患者，强化患者对健康教育内容的记忆。另外，在健康教育过程中，医务人员要勤观察患者及家属的反应，根据患者疾病特点与对自身疾病知识掌握程度的强弱进行及时的反应，快速形成适合该患者及家属的健康教育形式与健康教育的内容大纲。然而，医务人员想要做到将健康教育内容及时、准确、个性化地传达给患者及家属，离不开扎实的专业知识，需要医务人员在健康教育中不断强化精进。

3. 合理安排时间　由于临床工作繁忙，医务人员很少有完整的时间进行健康教育，导致很多患者认为医务人员没有时间进行健康教育，或者是认为医务人员只是边操作边进行宣教，造成患者及其家属忽视健康教育的内容，从而降低健康教育的效果。事实上，很多患者希望医务人员能够对其进行详细讲解健康知识，有接受健康教育的强烈愿望。因此，医务人员要重视健康教育，将健康教育合理规划到工作安排中，以便面对患者及家属时能够保持从容，应对自如。

4. 态度认真、真诚、有礼貌　真诚的态度，礼貌的谈吐能够使双方在沟通中保持愉悦的心情，使双方在沟通中更易相互理解，也便于问题的顺利解决。与此相反，粗鲁的举止、不当的言辞首先给患者留下了主观的不好印象，在之后的沟通中，较难引导患者配合，甚至造成医患矛盾的发生。因而，医务人员应耐心认真地进行健康宣教，详细讲解疾病相关知识、康复知识，真诚的态度会促进患者以同样认真的态度去学习，从而更好地进行疾病自我管理。同时对于患者提出的问题，医务人员应礼貌地予以解答，如遇不会解答的问题，要及时查阅相关知识或咨询他人，并将结果反馈给患者。帮助患者解答病情相关疑问，能够消解疑惑，增加患者战胜疾病的信心，满足患者对健康信息的需求。

5. 考虑患者特异性、有针对性的持续评估健康教育要点　遵循"因时而异、因人而异、持续评估"的原则，在进行健康教育时，要针对每个患者的性格特点、接受程度，采取适合该患者的方式进行宣教。另外，伴随患者住院期间病情的变化，健康教育的重点也应注意"动态持续评估"，如，患者术前、术后不同时期对锻炼方式、频次与量的侧重点是随着病情不断发生变化的。

6. 把握沟通环节，选择健康教育内容及方法

（1）入院后：医务人员可以应用视频、展板、图片及模型等方式，针对患者病情和心理状态，积极、耐心、细致地与患者进行交流。使用通俗、易懂、形象的语言讲解实施健康教育，解决患者存在的健康问题。在与患者交谈时医务人员采取接纳的态度，给予帮助、指导，避免批评、训诫，以免加重患者的心理负担。

（2）治疗中：医务人员根据医院的实际情况，结合患者的病情、各项检查结果、身心健康等状况，丰富健康教育形式，开展多样化的健康教育。健康宣教过程中将情感、知识、信任相结合，取得患者的信任和支持，利于患者乐于接受治疗，促进患者康复。

（3）出院前：出院前的沟通，可以从康复处方、出院后的延续治疗、复诊安排等方面进行交流，帮助患者建立起健康、良好的生活方式。

12.3 健康教育

三、随访中的沟通技巧

（一）随访的概念

随访是指医疗、科研工作中，为了解某些患者在医院期间医疗处理的预后情况、健康恢复情况、远期疗效及新技术临床应用效果，采取的家庭访视及预约到某医疗机构进行复诊检查或者用通信、电话方式了解病情的一种工作方式。

（二）随访的目的

随访的主要目的是有效解决患者出院后面临的康复问题，满足患者出院后对医疗服务的需求，改善预后，促进其身心健康，降低再住院率。通过随访，患者可以得到更为贴近生活的照顾和指导，同时也可以更好地了解自己的疾病状况，有利于提高患者依从性，还可以使医务人员与患者建立更好的医患关系，增强患者的信任感，提高满意度。

（三）随访的内容

1. 跟踪患者预后情况　通过随访，医务人员需要对患者的疾病情况进行全面的询问了解，包括目前病情、用药情况、症状变化、心理变化等，全面地跟踪患者的病情状态、预后情况。

2. 根据病情做好健康宣教及康复指导工作　在随访时，需要针对患者目前的情况，对其生活环境和生活方式进行评估和指导，例如，饮食、锻炼、睡眠等方面。此外，还需要对患者进行心理疏导，帮助患者减轻精神压力，缓解焦虑情绪。

3. 收集意见和建议　随访过程中要注意收集患者及家属住院期间对医院的医疗、护理、医技、后勤工作以及医院的环境、提供的其他各类服务的意见和建议，以便发现不足，促进改善。

（四）随访的方式

随访的方式包括：定期在门诊举办科普知识讲座、定期电话随访、固定复诊医务人员或专业组随访门诊。

（五）随访的注意事项

医务人员在进行随访时应使用良好的沟通技巧，与患者会谈时需注意：①体现以患者为中心的原则；②对患者要有同情心、责任心，关心患者，使患者感觉自己被尊重，被重视，受到了特别的关照和照顾；③随访内容要保密，做好随访记录；④把握随访时间，适时结束随访，避免随访时间过长导致患者劳累。

（六）随访中的有效沟通技巧

1. 完善前期准备　随访人员在随访前要充分了解患者的病情资料，列出询问重点。针对患者出院时或上次随访时存在的问题应重点关注，注意有无承诺予以解答或解决的问题，在随访前要认真准备好随访提纲。注意随访环境安静整洁，避免外界干扰。随访人员备好纸笔，做好记录准备。

2. 保持同理心　随访时多从患者角度考虑，多理解患者的需求。对于患者的牢骚，随访人员要耐心倾听，换位思考，切不可中途打断患者或忙于解释，对于患者的情绪，允许发泄并表示理解，待其平缓和冷静后，再耐心沟通解释，主动消除隔膜，避免患者认为随访人员不耐烦，让患者更信任医务人员，更有安全感。

3. 有效的服务补救　在诊疗过程中，会存在不同表现形式、不同严重程度的服务失误，随访时要根据患者不同的性格、心理预期、综合素质等，要采用个性化的补救服务缺陷策略，提供有效的服务补救，包括认真倾听患者的诉求、沟通解决的方案等。随访人员做到灵活变通，对于患者反映的并非医院责任的意见，或者是由于疾病的客观原因或患者本身主观因素造成的问题，如诊疗中出现药物本身的毒性反应、患者及家属对目前医疗水平的望值过高等，医务人员要以委婉的态度与患者解释沟通，使患者理解。

4. 恰当语言交流　在语言交流时，要注意语言清楚、真诚、尊重和有分寸。在开始随访时，随访人员要主动热情地进行自我介绍，之后礼貌地询问患者病情及出院后生活情况。向患者说明随访目的，语气要和善，语音、语调及语速适中，说话要流畅简洁，尽量少用或不用医学术语，保证患者理解。随访结束时，对患者及家属的配合要表示感谢，并且适当使用祝福语，如"祝您身体健康、平安顺意"等。如是电话随访，注意等患者挂机后再挂断电话，以示尊重。

5. 适当非语言表达　在非电话随访时，使用非语言沟通技巧，包括面部表情、目光、身体姿势、肢体动作和行为、空间距离和方位等方面。在随访过程中，医务人员准确识别、理解并运用非语言信息，对提升随访效果，提高患者满意度有非常重要的作用及意义。如真诚的目光、善意的微笑等，都会让患者感受到医务人员对自己的重视。

6. 规范化健康指导　规范、专业的指导既能体现医务人员的专业性，提高随访的质量，也能将医院的优质诊疗护理服务延伸到院外。针对不同疾病、不同病情发展阶段，制订相应的规范化指导用语，如针对留置胃管患者的出院后规范化指导语："您好，今天随访的目的是了解您胃管留置情况，留置胃管可有效保证肠内营养的摄入，改善营养状态，由于您还不能自主进食，需要保留一段时间后拔管，给您的生活造成一些不便，为了早日康复，您一定要保证每次进食后冲洗管路，避免堵管。请问您的管道是否通畅；在休息或活动时，请您把胃管妥善固定，避免牵拉、脱出，一旦脱落，请到医院重新置管；有没有鼻黏膜破损、咽痛、腹胀、恶心的表现。最后感谢患者的配合，并送上早日康复的祝愿。"制订并使用规范化指导语，展现医务人员专业性，提高患满意度。

7. 正确把握安全尺度　随访时医务人员回答患者的问题时要谨慎，对于患者提出的问题给予正确回答和科学指导；对疾病的解释和病情的判断要有根据，不能简单地判断病情和随意指导，更不能给患者确诊。随访的目的是跟踪患者的康复情况，了解患者满意度，而不是复诊医疗。对随访中患者存在的问题不能解决的，切不可不懂装懂，要指导患者预约复诊，确保诊疗安全。医务人员诚恳的态度能够拉近与患者之间的距离，使患者配合随访。

四、临床教学中的沟通技巧

（一）临床教学沟通的概念

临床教学沟通是教师与学生在教学环境中发生信息传递、交流和理解的过程，是教学活动的主要手段和表现形式，也是完成教学任务的重要保证。

（二）临床教学沟通的特点

1. 教学沟通具有双向性　在教学活动中，信息是双向交流的，教师通过教学手段把教学内容传授给学生，引导学生学习；学生把所学信息转化为自己的知识或技能，再将学习效果反馈给教师。教师进一步调整教学活动、手段和方法，同时形成对学生的评价和期望。这些评价和期望再次反馈传给学生，使学生自觉地调整自己的行为。

2. 师生在教学沟通中的依存性　在教学过程中，教师和学生作为信息沟通的双方相互依存，互为因果，双方信息相互传递，相互反馈、相互影响，同时相互促进，完成复杂的知识传递过程。

3. 师生在沟通中的主导与主观能动性　在传统的教学中，教师是课堂的主导者，负责传授知识。然而，在现代教育中，师生在沟通中的主导与主观能动性显得尤为重要。教师不仅要传授知识，更要引导学生发现问题、解决问题，激发他们的学习兴趣和思考能力。学生也需要发挥自己的主观能动性，积极参与学习过程，与教师共同探索知识的奥秘。目前教育中PBL（problem-based learning）和翻转课堂这两种教学模式从不同方面体现了教师和学生的主导和主观能动性。在PBL中，教师主要起引导作用，设计问题、提供资源、指导过程和评估反馈，而学生则需发挥主观能动性，自主解决问题、合作和自我管理。在翻转课堂中，教师转变为学习的引导者和促进者，主导视频制作、课堂活动和个性化指导，学生则需要自主预习复习、积极参与课堂和自我检测反思。因此，PBL和翻转课堂都强调了学生的主体作用和教师的引导作用，而具体主导和主观能动性略有不同。

4. 人际信息沟通的情感性　在教学过程中，教师与学生间的人际互动和信息沟通不仅有专业知识和技能信息的传递，也有以教师和学生的性格、气质、爱好、人生观、价值观等为主要内容的非理性的信息沟通，二者相伴存在，相互影响，共同构成临床教学活动的整体。

（三）临床教学沟通中的技巧

1. 临床教学中的师生沟通

（1）合理运用语言技巧：教师要注意语言沟通艺术，语言要准确、简练、规范，语音要清晰，语调要平缓。在与学生交谈时，引发学生提问，不能只是单向沟通，要鼓励学生表达自己的想法和见解。提问学生时，要围绕课程内容的主题，善于运用肢体语音与学生交流，站在学生的立场去倾听、理解学生的想法。

（2）鼓励互动：教师要鼓励学生表达自己的意见，有助于了解学生对知识的掌握程度，同时让学生感觉到被尊重和重视，学生也会因此而更乐于表达自己的观点，这样也有益于锻炼思维能力。另外，对于临床工作，教师往往习以为常，而学生因为不熟悉、不了解临床，反而更容易发现临床工作中存在的问题，对教师也会有启发作用，体现教学相长。

（3）肯定和表扬学生：在陌生的临床环境中，临床实习生缺乏自信，非常渴望被人肯定。如果能够得到教师的肯定和表扬，对于增强学生自信、保持好学的行为非常有益。另外，在临床教学中，如果没有原则性问题，对学生尽量不要进行过于直接的批评。可以在批评前，对学生优秀的方面给予表扬，使学生在一种肯定的氛围中听取意见，从心理上更好接受。

（4）不在公众环境下指责学生：教师要注意保护学生的自尊心，不要在患者、同学面前批评学生，避免使患者不信任学生，从而不愿意接受学生在他（她）身上进行治疗或操作。这样不仅伤害学生自尊心，也会影响临床教学效果，甚至影响医患关系。

（5）提前通知学生教学内容：临床教学时，治疗或操作前，应明确向学生告知治疗操作的目的和注意事项，让学生知道如何操作、观察要点、注意事项等。

（6）根据情境选择沟通方式：在临床教学中，教师需根据不同的情境选择合适的沟通方式，以更好地与学生互动，提高教学质量。例如，当面对学生提出的问题时，教师应首先判断问题的性质。如果问题较为简单，教师可以给予直接的解答；而如果问题较难或涉及复杂的病例，教师则可以引导学生进行思考，启发学生自己寻找答案。此外，教师还需根据学生的个性差异选择沟通方式。对于较为内向的学生，教师应给予更多的鼓励和关怀，帮助他们克服紧张情绪；而对于较为外向的学生，教师则可以引导他们进行更深入的思考和讨论。在临床教学中，教师还需注意沟通时的语言和非语言信息。教师应使用简单易懂的语言来解释医学概念和知识，避免使用过于专业的术语。同时，教师还需注意自己的非语言信息，如眼神、表情和肢体语言等，以保持与学生良好的互动和沟通。总之，在临床教学中，教师应根据不同的情境选择合适的沟通方式，以更好地与学生互动，提高教学质量。这不仅有助于培养学生的医学知识和技能，更有助于培养学生的品德和人文素养，为未来的医学事业作出贡献。

（7）个性化沟通：在临床教学中，教师也可以通过与学生接触，了解学生的特点，再根据学生的特点采取个别沟通的方式。一般情况下，大多数学生都能在教学计划下顺利完成临床学习，但也会遇到有些学生因为性格、环境等因素不能很好地适应临床学习。对于这部分学生，个性化沟通是很必要的。教师能及时与这些学生个别沟通，可以了解个别需求，解决学生遇到的个别问题，使其顺利完成学习。另外，个性化沟通也可以体现教师的人格魅力，部分学生也可以因此提高对临床知识学习的热情。

（8）教师勇于承认自身不足：医学本身是不断发展的，有时新的知识也会否定以前的知识，所以教学相长是临床中一直存在的。在处理学生问题时如有偏差，教师应主动承认自身错误或不足，以身作则，以端正的教学作风收获学生的尊重。

2. 临床教学中的护患沟通　临床教学，必然要接触患者，询问病史及体检是临床教学中的重要组成部分。但带教时，因为有很多学生参与，可能会出现长时间询问病史或在病史中涉及隐私、体检的情况，部分患者可能会感觉不适，从而影响与患者的关系，导致临床教学无法进行。为保证临床教学顺利开展，同时创造和谐、健康的医患、护患关系，在临床教学时应注意有效护患沟通。

（1）良好的第一印象：临床教学过程需特别重视与患者的第一次沟通，良好的第一印象将为临床教学的顺利开展打下基础：①自我介绍：患者入院后面对的是陌生的医务人员，教师要在接触患者前通过病例对患者进行全面的了解，在教师进入病房后，为了便于与患者建立信任关系，首先应礼貌自我介绍，关切地询问病情，同时表明交谈的目的，能为患者提供的服务，请求患者配合，并告知临床教学的时间。②说明配合带教的重要性：向患者解释临床学习阶段是学生从基础理论学习走向临床实习的重要环节，是学生进入临床的重要阶段。向患者做好带教的解释工作，寻求患者的配合，并请患者及其家属放心，说明教学时不会影响治疗效果及疾病的康复，更不会引起损伤，但会占用患者一部分休息时间，以求得到患者的配合。良好的解释沟通工作能使患者主动提供个人病史，较易接受教师及部分学生的体格检查行为。

（2）使用语言沟通技巧：语言沟通在临床教学中起着非常重要的作用。应注意使用礼貌性语言、安慰性语言，并根据患者的年龄、病情情况、社会家庭文化背景等，针对性地使用易于患者理解的语言。同时要尊重患者隐私，使患者感到亲切、温暖，建立信任，从而有利于对患者病史的收集、病情的掌握。

（3）关心患者：在临床教学过程中，教师及学生要注意关心患者，与患者共情。教学查体时注意动作轻柔，切忌粗暴，冬天要注意保暖，注意保护患者隐私。检查完后帮助患者整理床褥并表示感谢。让示教患者感受到来自医务人员真正的关心。另外，鼓励学生帮助患者做些力所能及的事情，如给患者喂饭，协助输液患者去卫生间，陪同患者进行检查等，促进医患关系，为学生创造更多学习机会。

（4）尽量满足患者合理需求：在临床工作中由于多方面原因，有时患者的需求得不到充分满足，导致医患关系受到影响。在临床教学时要鼓励学生及时洞察患者的心理需要，对于合理需求及时满足，不能满足时要有针对性地讲解原因，提前做好心理疏导，取得患者配合。

12.4临床教学
沟通案例

五、公务活动中的沟通技巧

（一）公务活动的概述

公务活动是一种职务活动，公务活动的基本特征，主要表现为与职权相联系的公共事务以及监督、管理公共财产的职责，在所从事的活动中代表团体利益。公务活动包括出席会议、考察调研、学习交流、检查指导、请示汇报工作等。

（二）公务活动沟通的含义

公务活动沟通指在公务活动中，通过有意识地运用各种方法和技巧，促进人与人、人与组织之间的有效沟通，以达到促进各参与者间相互理解与合作，提高公务活动效率，确保公务活动顺利完成的目的。这种沟通不仅包括公务信息的传递和交流，还包含个人情感、思想和观点的交流。

（三）公务活动的沟通技巧

公务活动中，有效的沟通技巧在提高工作效率、提升个人能力、促进协调合作、推动组织发展并实现资源共享等方面具有重要的意义。

1. 明确活动目的　任何一种公务活动都有其目的性，明确活动的目的，有助于我们更好地进行每次公务活动。

2. 提前发布消息、征询意见　公务活动往往是召开之前就已经确定了日期及相关内容，需要提前发布消息，通知相关人员。对于沟通方式需根据实际情况选择，如面对面会议、电话、电子邮件等，从而确保能够覆盖到所有相关人员。对于发布的消息要求内容简洁，避免术语或行话，同时要保证信息准确无误。发送消息征询意见时，要鼓励受访者自由发表观点和意见，避免使用引导性语言从而限制了受访者的思考范围，同时对于收到的反馈和意见要积极给予回应，如感谢对方的参与、解释某些建议未能采纳的原因等，从而提高参与者的积极性，增加对方对公务活动的信任和支持。

3. 做好活动前准备　公务活动成功与否，在很大程度上取决于前期的准备工作是否充分，公务活动主办人要提前确定活动的主要内容、做好活动时间、地点的安排。

4. 把握公务活动的开场

（1）恰当称呼：称呼指日常交往应酬中彼此的称谓语，在公务活动中，得体的称呼，既表达对对方的尊重，也能拉近双方关系。在公务活动中，常用称呼包括"行政职务""技术职称""泛尊称"三类，值得注意的是，使用泛尊称时，称男性为"先生"，称女性为"女士"。但"先生"这个称呼有时也可以用在德高望重的女士身上。如称宋庆龄为"宋先生"。此外，在称呼的使用中，应注意对他人称呼应遵循"就高不就低"的原则，对有多重职务的人，可考虑双方关系进行称呼，如普通关系，则以职称为优，称呼对方时，应当加重语气，称呼完需有短暂停顿再谈要说的事，以示尊重。

（2）自我介绍与介绍他人：在公务活动中，与他人进行自我介绍，是人与人之间认识、沟通、交流的出发点，可以增进彼此的了解，还有助于自我展示和自我宣传。另外，介绍他人也是一个重要的礼仪环节。作为介绍人，态度应该热情友好，语言清晰明了。在介绍过程中，要保持微笑，语速适中，表达出尊重和友善。应根据目的和侧重点选择介绍他人的方式，如标准式和推荐式虽都适用于正式场合，但标准式介绍内容主要为对方姓名、单位、部门、职务，推荐式介绍者更强调将某人推荐给他人，更注重对此人优点的介绍。

（3）安排活动日程：活动主持人应向与参与人说明活动的目的、预期效果、活动结束的时间、基本规则、主要日程等。

5. 引导讨论、控制活动进程

（1）参与者提问：在提问时，要使用礼貌用语，尽量以清晰、简洁的方式表达问题，避免使用过于复杂或者模糊的措辞，明确问题是什么，希望得到的答案是什么，以及为什么想知道这个答案。如果对方提供的答案不够详细或不够准确，可以进一步追问，以便获得更准确的信息。在正式的公务活动沟通中，应注意提问的场合以及问题的敏感性和私密性，保持文明举止。

（2）尊重文化差异：不同文化背景的人可能有不同的价值观和思维方式，要尊重对方的差异并适应不同的文化环境。如在西方国家，个人隐私和独立性非常重要。因此在问题讨论、提问、沟通时，应该考虑到这些文化差异，避免出现冒犯或误解的问题。

（3）表达简单清晰明确：在公务活动中，时间往往很宝贵，因此表达时应该语言清晰明确、简洁明了，直接切入主题。避免使用冗长的句子和含糊不清的措辞，明确表达自己的意图和要求，以便让对方更好地理解。

（4）展现自信并表达感谢：在公务活动中，要有信心地面对挑战和困难，以积极的态度展示自己的专业知识和能力，自信地表达自己的观点，增强自己的说服力。另外，在得到帮助或支持时，应该及时表达感谢，让对方感受到自己的真诚，这样也可以增强人际关系，促进合作。

（5）反馈式沟通要①倾听：在沟通中，倾听是反馈的基础。医务人员需要认真听取他人的意见和建议，并理解他们的观点和需求。通过积极的倾听，你可以更好地理解对方的意图和需求，从而提供更准确的反馈。②建设性反馈：反馈应该是建设性的，旨在促进问题的解决和改进。避免提供批评或指责的反馈，而是尝试提供积极的建议和解决方案。通过积极的态度和建设性的语言，可以帮助对方接受反馈并采取行动。③关注细节：在公务活动中，细节往往决定成败。因此，在提供反馈时，要关注细节并给予适当的建议。可以提供具体的案例或数据来支持对方的观点，或者提出具体的建议和解决方案来帮助对方解决问题。④保持跟进：在提供反馈后，要保持跟进并与对方保持沟通，跟进也可以帮助双方建立更好的关系并增强信任感。

（6）做好总结：公务活动结束前，要预留足够的时间做活动总结。总结主要是重新回顾一下本次活动的目标、取得的成果和已经达成的共识，以及需要执行的行动。

（7）适时宣布结束：活动组织者需严格把控时间，提高活动效率且有效地解决问题，并按时结束活动。

12.5公务活动案例

思维导图12.2

12.6小结

思 考 题

一、选择题

1. 在诊疗过程中，医务人员以医嘱形式对患者给予健康生活方式指导。此教育属于（　　）

A. 住院教育　　　　　　　　　　B. 候诊教育

C. 咨询教育　　　　　　　　　　D. 随诊教育

E. 健康教育处方

2. 患者健康教育的分类，下面不正确的是（　　）

A. 手术前教育　　　　　　　　　B. 急诊教育

C. 社区教育　　　　　　　　　　D. 住院教育

E. 出院后教育

3. 与科研团队成员的沟通时，下列不正确的是（　　）

A. 沟通前需明确沟通目标，制订详细的沟通计划

B. 沟通时，倾听者需集中注意力，保持耐心和理解

C. 发表个人观点时，注重以简洁清晰的措辞表达观点、理由和依据，

D. 定期举行团队会议，推动项目的顺利进行

E. 在对方表达自身想法时，有个人观点可以随时插入，充分表达

4. 下列不属于在临床教学沟通的特点的是（　　）

A. 教学沟通具有单向性　　　　　B. 师生在教学沟通中具有依存性

C. 教师在沟通中占主导性　　　　D. 学生在教学沟通中具有主观能动性

E. 人际信息沟通具有情感性

二、多项选择题

1. 在学业论文答辩回答问题时，需要注意（　　）

A．听明白题意，抓住问题的主旨

B．对问题没有搞清楚，要谦虚向教师请教

C．注意掌握分寸，强调重点，略述枝节

D．回答问题不需要控制时间

2．面试的时候的自我介绍一般包括哪几项（　　　）

A．自己的姓名、毕业院校和专业

B．自己的特长

C．具备的专业知识及技能

D．胜任应聘岗位的能力

三、案例分析题

1．某大学应届护理专业毕业生小王，得知某医院预招聘护士，而且还是自己心仪已久的医院，所以决定去应聘。面试当天，小王特意化了淡妆，尽量把自己打扮得大方得体。临出发前又仔细检查了个人简历及自荐信等物品，前往应聘医院。

思考：如果你是小王，如何做好面试前的准备工作？如何在面试时恰当进行沟通？

2．护士小王对患者李阿姨进行术前宣教时询问："上午麻醉医生来看过您了吗？"李阿姨很茫然："刚才确实有个医生过来，和我讲了一些手术麻醉时的注意事项，还让我在纸上签了姓名，但我不知道他是谁。"李阿姨递给护士小王的正是"××医院麻醉方式记录单"，这才确认刚才那位医务人员正是麻醉医师。

思考：这位麻醉医师与患者沟通中哪些地方有欠缺？如果麻醉医师是你该如何进行自我介绍？

3．某高校文史馆会议厅内正在召开"中国健康教育教学管理"研讨会。会议进行期间，就健康教育的发展方向，不同的参会者提出了不同的看法。有的认为健康教育教学应该以"案例教学"为主，有的则认为应以理论培养为主，也有的主张像国外一样采用大量的案例教学，甚至可以取消传统的教师讲解。转眼讨论时间即将接近尾声，但参会代表们争论激烈，为了充分表达自己的主张，很难停止。

思考：如果你是这次研讨会的主持人，面对这种不同主张分立的局面，你如何应对？你又如何就研讨的问题作总结？

四、沟通实践训练

两人一组，就下面病例进行简单的随访交谈，在交谈过程中使用随访沟通技巧。

患者李某，男性，65岁，因患"左肺上叶微浸润腺癌"于某医院胸外科行肺叶切除术，术后患者恢复良好出院。出院时陈医生向患者介绍术后注意事项，嘱咐其三个月及半年后复查胸部CT。三个月后陈

12.7参考答案

医生对患者进行电话随访,得知患者因感觉身体无不适,未按出院医嘱复查胸部CT。如果你是陈医生,你该怎么办?

（刘海迎　沈悦好　赵　珊　高雅杰　林　梅）

参 考 文 献

［1］　惠亚娟. 人际沟通与交往 (3 版) [M]. 北京: 科学出版社, 2022.

［2］　单伟颖, 李晓玲. 护理人际沟通与礼仪 (2 版) [M]. 北京: 高等教育出版社, 2017.

［3］　秦东华. 护理礼仪与人际沟通高职护理 (2 版) [M]. 北京: 人民卫生出版社, 2019.

［4］　刘强, 林静, 王静. 人际沟通 [M]. 上海: 上海交通大学出版社, 2017.

［5］　赵爱平, 单伟颖. 护理礼仪与人际沟通 [M]. 北京: 北京大学医学出版社, 2018.

［6］　王锦帆, 尹梅. 医患沟通 (2 版) [M]. 北京: 人民卫生出版社, 2018.

［7］　汝勇健. 沟通技巧 [M]. 北京: 旅游教育出版社, 2019.

［8］　郑哲, 左秀丽. 医患沟通技能训练 (2 版) [M]. 北京: 人民卫生出版社, 2020.

［9］　刘均娥. 护理人际沟通 [M]. 北京: 人民卫生出版社, 2020.

［10］　赵爱平, 单伟颖. 护理礼仪与人际沟通 [M]. 北京: 北京大学医学出版社, 2018.